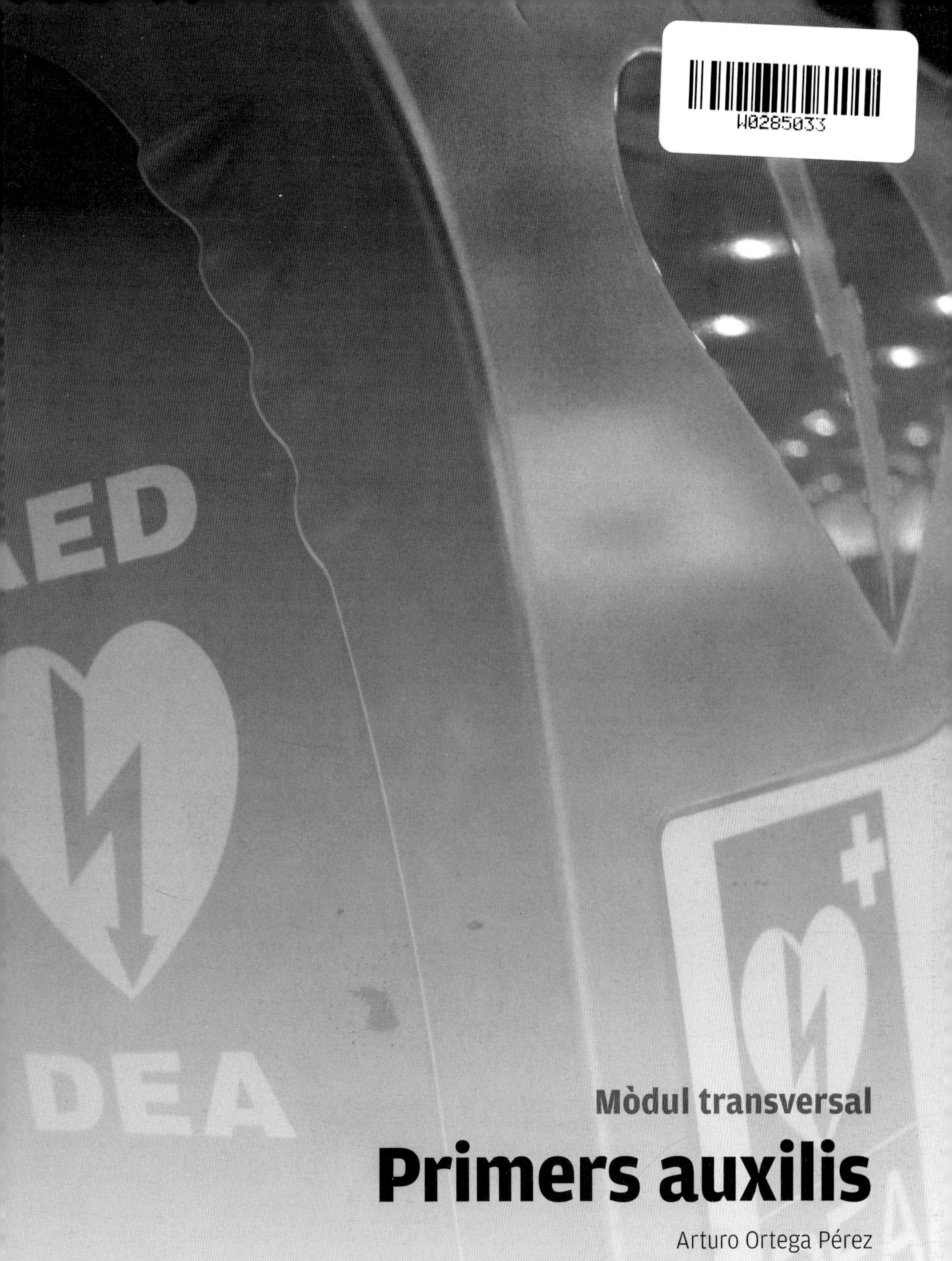

Mòdul transversal

Primers auxilis

Arturo Ortega Pérez

Altamar

Primers auxilis

C/ Medes, 8-10
08023 (Barcelona)

ISBN: 978-84-16415-30-4
Dipòsit Legal: B 5912-2016

Disseny de coberta: **Oriol Miró Genovart**
Fotografia de coberta: **Oriol Miró Genovart**
Disseny d'interiors: **Oriol Miró Genovart**
Fotografies: **Bigstockphoto, istockphoto, Fotolia i Fondo Altamar**
Il·lustracions: **Marta Freixa, Joaquín Romero Regueiro i Roger Pibernat**
Composició: **Cristina Payà Sanson**
Imprès a: **GRAFO**

Imprès a Espanya – *Printed in Spain*

Presentació

Aquest llibre desenvolupa els continguts del mòdul de **PRIMERS AUXILIS**, que és tranversal a diferents famílies professionals i cicles formatius.

La finalitat d'aquest mòdul és capacitar l'alumnat en l'aplicació de tècniques de primers auxilis, emprant els protocols establerts, per donar resposta a situacions d'emergència i de risc per a la salut en el desenvolupament de la seva activitat professional.

Seguint les orientacions del currículum del Departament d'Ensenyament, el llibre està organitzat en tres UNITATS FORMATIVES.

- **UNITAT FORMATIVA 1. Recursos i trasllat d'accidentats**. Inclou els NUCLIS FORMATIUS 1, 2 i 3. S'hi descriu l'organització del sistema sanitari a Catalunya, l'avaluació de l'estat de la víctima en situacions de primers auxilis i els procediments d'immobilització i mobilització.
- **UNITAT FORMATIVA 2. Suport vital bàsic (SVB) i ús de desfibril·ladors**. Correspon al NUCLI FORMATIU 4. Es fonamenta en l'aplicació de l'algoritme de Suport Vital Bàsic amb DEA, d'acord amb les orientacions de l'ILCOR 2015 en casos d'aturada cardiorespiratòria i d'obstrucció de la via aèria per cossos estranys (OVACE).
- **UNITAT FORMATIVA 3. Atenció sanitària d'urgència**. S'hi dediquen els NUCLIS FORMATIUS 5, 6, 7 i 8. Es tracten les mesures de primers auxilis que cal aplicar en situacions d'accidents, de patologia orgànica i de part imminent. També es donen una sèrie de consells per canalitzar l'ansietat dels diferents protagonistes en situacions de primers auxilis, així com l'atenció a les seves necessitats psicològiques.

Els coneixements i les tècniques que els i les alumnes aprendran amb aquest llibre els permetran actuar de manera adequada si, alguna vegada, han d'intervenir en una situació de primers auxilis.

Esperem que aquest llibre sigui útil tant a alumnat com als professors i professores que imparteixin aquest mòdul i que ajudi aquests últims en la tasca docent. En aquest sentit, estarem encantats de rebre qualsevol opinió o suggeriment que ens ajudi a millorar-lo.

Índex

Unitat formativa 3
ATENCIÓ SANITÀRIA D'URGÈNCIA

1 *Nucli formatiu* Valoració inicial de l'assistència en una urgència

Continguts

- El sistema sanitari català.
- L'atenció sanitària i els primers auxilis.
- El marc legal i ètic de la prestació de primers auxilis.
- Fases en la prestació de primers auxilis.
- La farmaciola d'urgències.

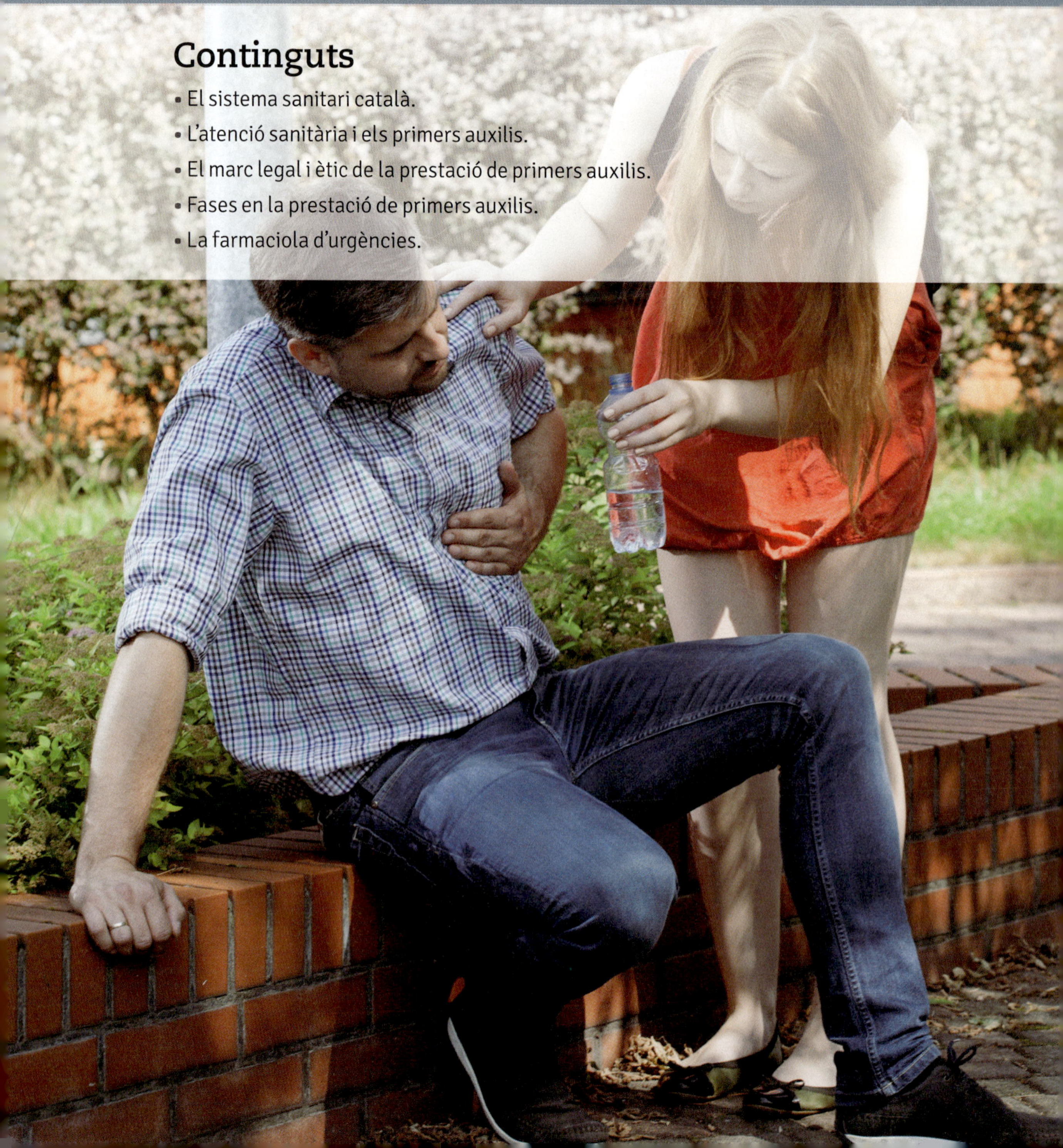

1.1. El sistema sanitari català

Per atendre els problemes de salut de la població, cada lloc organitza el seu propi *sistema sanitari*.

> El **sistema sanitari** és el conjunt de recursos sanitaris d'una comunitat i la manera com s'organitzen, amb la finalitat d'atendre els problemes de salut de la població.

El sistema sanitari català es va començar a concretar el 1990 amb la *Llei d'ordenació sanitària de Catalunya* (LOSC), que creà el *Servei Català de la Salut* (SCS), l'entitat que havia de ser l'eix vertebrador del sistema sanitari.

L'any 2001 l'SCS va canviar el nom pel de **CatSalut** i va centrar la seva acció en la provisió dels serveis sanitaris a la ciutadania.

El sistema sanitari català es defineix com un sistema mixt que integra en una sola xarxa d'utilització pública tots els recursos sanitaris, siguin o no de titularitat pública. Per tant, en formen part:

- Els **centres públics**, finançats per l'Administració amb els impostos.
- Els **centres concertats**. Són centres privats que tenen acords amb l'Administració, pels quals aquesta els paga perquè atenguin els pacients del sistema públic.

D'altra banda, hi ha els professionals i els serveis **privats**, que el pacient paga directament. Hi ha dues modalitats:

- Pagament per cada acte mèdic.
- Pagament amb primes periòdiques. Les entitats amb les quals es contracta són les **entitats d'assegurança privada** o **mútues**.

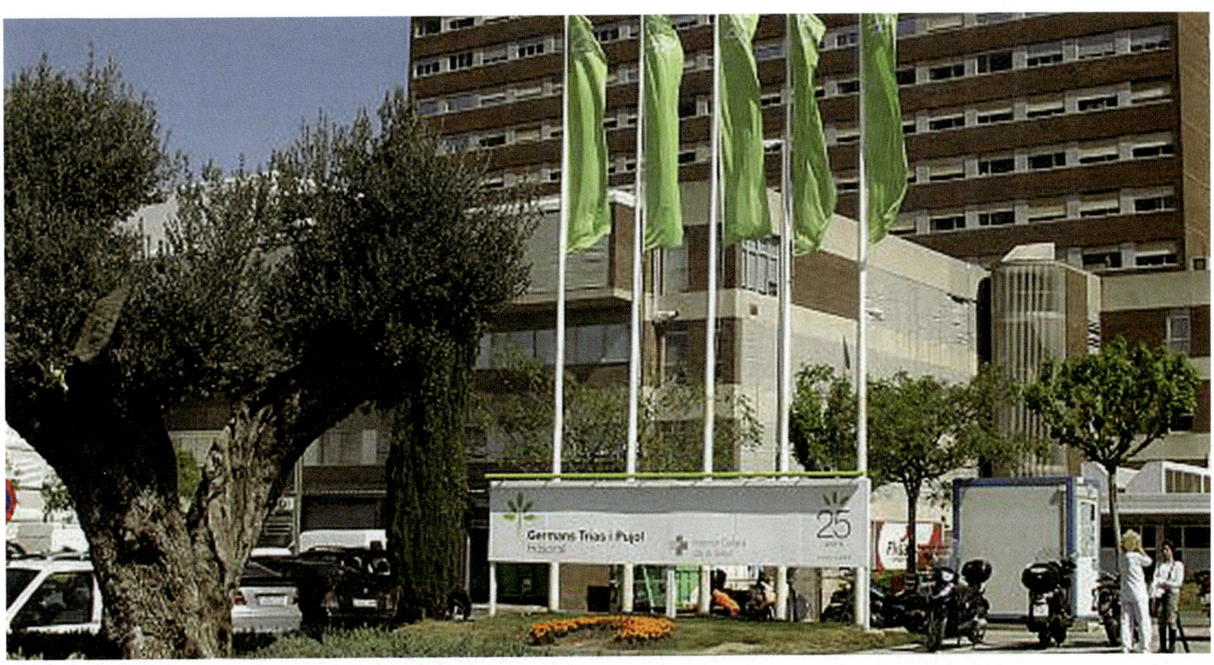

Fig. 1.1. El sistema sanitari català es defineix com un sistema mixt que integra en una sola xarxa d'utilització pública tots els recursos sanitaris, siguin o no de titularitat pública.

1.1.1. L'organització territorial dels serveis sanitaris

Catalunya s'ordena en unitats territorials, delimitades d'acord amb factors geogràfics, socioeconòmics, laborals, epidemiològics, culturals, climàtics, de vies de comunicació homogènies i d'instal·lacions sanitàries existents, tenint en compte l'ordenació territorial de Catalunya. Els serveis s'organitzen en tres nivells:

- **Regions sanitàries**. Són les unitats del sistema sanitari, demarcacions que compten amb prou recursos per donar una atenció sanitària completa a les persones que hi viuen, tant primària com especialitzada. Per això en cada una hi ha d'haver com a mínim un hospital d'utilització pública. A Catalunya n'hi ha set.
- **Sectors sanitaris**. Constitueixen un nivell intermedi entre la *regió sanitària* i les *àrees bàsiques de salut*. Coordinen les activitats de promoció de la salut, prevenció de la malaltia, salut pública i assistència sociosanitària de l'atenció primària i l'especialitzada.
- **Àrees bàsiques de salut (ABS)**. Són la unitat territorial que gestiona els serveis d'atenció primària. El seu àmbit territorial abasta tan sols una part d'una gran ciutat, un poble sencer (si té entre cinc mil i deu mil habitants), o un conjunt de pobles petits.

Fig. 1.2. Organització territorial dels serveis sanitaris, prenent com a exemple la comarca de l'Anoia.

REGIONS SANITÀRIES	SECTORS SANITARIS	ÀREES BÀSIQUES DE SALUT
		Anoia Rural
		Calaf
Alt Pirineu i Aran	Solsonès-Bages-Berguedà	Capellades
Barcelona		Igualada 1
Catalunya Central	Anoia	Igualada 2
Camp de Tarragona	Osona	Piera
Girona		Santa Coloma de Queralt
Lleida		Santa Margarida de Montbui
Terres de l'Ebre		Vilanova del Camí

1.1.2. Els nivells d'atenció sanitària

La prestació del serveis sanitaris segueix un circuit organitzat en dos nivells: un primer, d'*atenció primària*, i un altre d'*atenció especialitzada*.

Tingues-ho *en compte!*

A l'atenció primària s'hi atenen vora del 85 % dels motius de consulta, que són problemes lleus i que tan sols necessiten tècniques senzilles.

L'atenció primària

L'atenció primària ha de ser, en la majoria de casos, el primer punt de contacte dels individus amb el sistema sanitari. Es duu a terme als **centres d'atenció primària** (CAP) i també, en pobles petits, als **consultoris locals** (CL), en els quals es passa visita un o més cops per setmana.

També hi ha els **centres d'atenció continuada** (CAC), que són CAP que estan oberts més hores, en alguns casos també els dies festius. Presten serveis d'urgències.

El conjunt de persones que treballen en una àrea bàsica de salut constitueix l'**equip d'atenció primària**. Està format per professionals amb activitats interdependents: metges i metgesses de família, pediatres, personal d'infermeria, etc.

L'atenció especialitzada

El segon nivell d'atenció és l'atenció especialitzada, que s'ocupa dels motius de consulta més greus o complexos, i que requereixen coneixements més profunds de l'especialitat i recursos tècnics superiors.

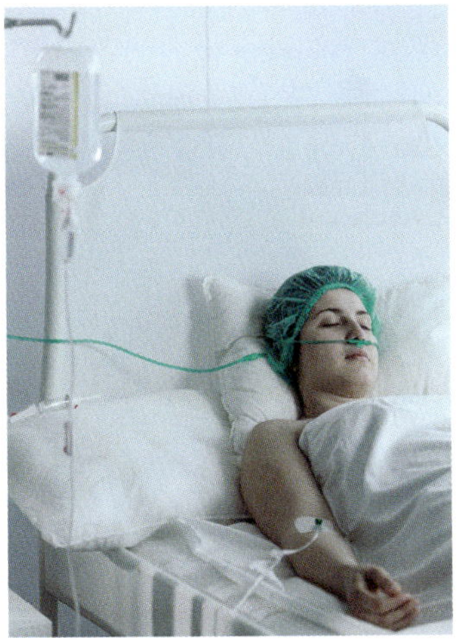

Fig. 1.3.
Als centres d'atenció especialitzada es disposa de recursos per atendre problemes més complexos que a l'atenció primària.

S'hi accedeix per derivació des de l'atenció primària o des dels serveis d'urgències hospitalàries, i es duu a terme tant als *centres d'especialitats* com als *hospitals*.

- Als **centres d'especialitats** s'hi atenen els pacients que han de ser visitats per especialistes (per exemple de cardiologia, oftalmologia, neurologia, etc.) o que s'hi fan proves complementàries específiques (ecocardiografies, per exemple).
- L'**hospital** és l'establiment on s'atenen les persones malaltes en règim d'internament. Els hospitals estan organitzats en diferents nivells de complexitat, segons els recursos que tenen disponibles. Hi ha hospitals generals bàsics, hospitals de referència, hospitals d'alta tecnologia i hospitals lleugers.

A Catalunya l'atenció especialitzada inclou altres serveis, com ara: l'atenció sociosanitària, l'atenció psiquiàtrica i de salut mental, l'atenció a drogodependències, l'atenció farmacèutica la dispensació de productes ortoprotètics, la teràpia respiratòria, etc.

1.1.3. L'accés al sistema sanitari

La via ordinària d'accés al sistema sanitari és l'atenció primària, mitjançant una visita programada amb el metge o metgessa que cada persona té assignada al CAP. Per accedir-hi, la persona s'ha d'identificar amb la **targeta sanitària individual** (TSI). (DOC. 1.1)

L'accés als serveis d'atenció especialitzada, com les proves diagnòstiques o les consultes amb determinats especialistes, és per derivació, és a dir, per indicació del metge o metgessa de família.

Quan es requereixi una atenció mèdica que no pot esperar els processos ordinaris, es pot accedir al sistema sanitari per altres vies. Hi ha diferents recursos disponibles, bàsicament segons que siguin una *urgència* o una *emergència*.

- Les **urgències**. Són situacions que s'han d'atendre en poc temps, però que no posen en perill la vida de la persona: un mal de queixal, una ferida poc profunda, una insolació, etc. En aquests casos s'ha d'anar directament al CAP assignat, si el fet té lloc dins de l'horari d'atenció, o al CAC, que està obert més hores. Convé evitar d'anar directament als serveis d'urgències dels hospitals. Una alternativa és trucar al **061** *CatSalut respon*, on assessoren sobre el que es pot fer i, si cal, envien un metge o una ambulància al domicili en qüestió.
- Les **emergències**. Es tracta de situacions que s'han d'atendre en minuts, perquè la vida de la persona està en perill. En aquestes ocasions cal trucar al telèfon d'emergències **112**, per mobilitzar els equips d'emergències sanitàries. (DOC. 1.2)

L'atenció d'aquestes situacions fora de l'hospital, i fins que se'n facin càrrec els equips d'emergències, s'anomena *primers auxilis*, a l'estudi dels quals dedicarem tot aquest mòdul.

Document 1.1

La targeta sanitària individual

La targeta sanitària individual és el document que identifica i acredita les persones com a assegurades del CatSalut. Permet accedir als centres i serveis de la xarxa sanitària pública i també obtenir a les farmàcies els medicaments finançats pel Servei Català de la Salut.

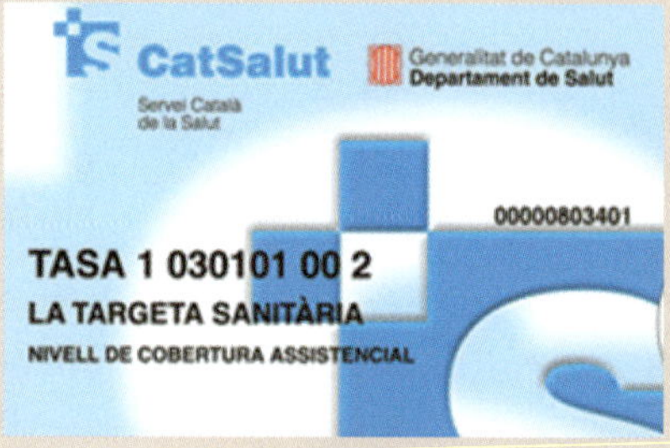

Per això és personal i intransferible, i cada membre de la família ha de disposar de la seva pròpia TSI, tingui l'edat que tingui. Convé portar-la sempre a sobre, fins i tot en els desplaçaments. Fora de Catalunya també convé portar una còpia de la cartilla de la Seguretat Social.

La TSI es demana al CAP. Per obtenir-la cal estar empadronat al municipi on es resideix i identificar-se amb el document pertinent: NIF, passaport o NIE.

Document 1.2

Els equips d'emergències a Catalunya

El SEM (Sistema d'Emergències Mèdiques) és l'empresa pública encarregada de gestionar i respondre les demandes d'assistència d'urgència i emergència sanitària extrahospitalària a Catalunya, rebudes a través del telèfon únic d'emergències **112**.

Hi presten servei professionals de la medicina, la infermeria, la teleoperació, el transport sanitari, etc. Assisteixen les urgències i les emergències sanitàries extrahospitalàries 24 hores al dia, 365 dies l'any. S'organitza en dos àmbits:

- Un centre coordinador, que rep la demanda d'assistència i la gestiona en cada cas, donant consell telefònic o mobilitzant l'equip més apropiat en cada situació.
- Els recursos mòbils (ambulàncies, helicòpters i vehicles d'atenció continuada), repartits per tot Catalunya.

Activitats

1. Respon les preguntes següents:
   a) Què és el CatSalut?
   b) Què vol dir que el sistema català es un sistema mixt integrat en una sola xarxa d'utilització pública?
   c) Què és una mútua?
   d) Què és un servei concertat?
   e) Què és un consultori local?

2. Al lloc web del CatSalut, localitza a quina àrea bàsica de salut pertanys. A quin sector sanitari i a quina regió sanitària correspon? Quin és el teu hospital de referència?

3. Indica amb detall com s'accedirà al sistema sanitari en les situacions següents i quins circuits seguirà:
   a) La darrera setmana et fan mal les cervicals i et costa més concentrar-te.
   b) T'has fet una anàlisi de sang a la farmàcia i la concentració de colesterol està disparada.
   c) T'has aixecat amb un dolor insuportable a l'orella.
   d) Un avi ha caigut a la dutxa i no contesta quan hi parles.
   e) Has de portar la teva filla de tres anys a la revisió programada.
   f) Et sembla que la teva germana s'ha contagiat de la passa de varicel·la a l'escola.

1.2. L'atenció sanitària i els primers auxilis

De vegades una persona pot necessitar atenció sanitària immediata al lloc on es troba, i aquesta atenció l'ha de dur a terme personal no sanitari, almenys fins que no se'n facin càrrec els equips sanitaris professionals. Aquestes actuacions reben el nom de *primers auxilis*.

Els **primers auxilis** són el conjunt de mesures sanitàries urgents que s'han d'adoptar per ajudar una persona que hagi patit un accident o una malaltia sobtada.

El ventall de situacions és molt ampli: una senyora que ha patit un infart de miocardi, un avi que ha caigut a la dutxa, un infant que s'ha empassat una peça d'una joguina, una noia que ha estat atropellada o una nena que s'ha fet un tall amb unes tisores, per posar-ne uns quants exemples. En tots aquests casos caldrà actuar correctament i per fer-ho haurem de tenir els coneixements suficients sobre primers auxilis.

La prestació de primers auxilis és la primera baula de la cadena d'assistència. Unes vegades serà suficient per resoldre la situació i unes altres es continuarà amb l'atenció sanitària professional.

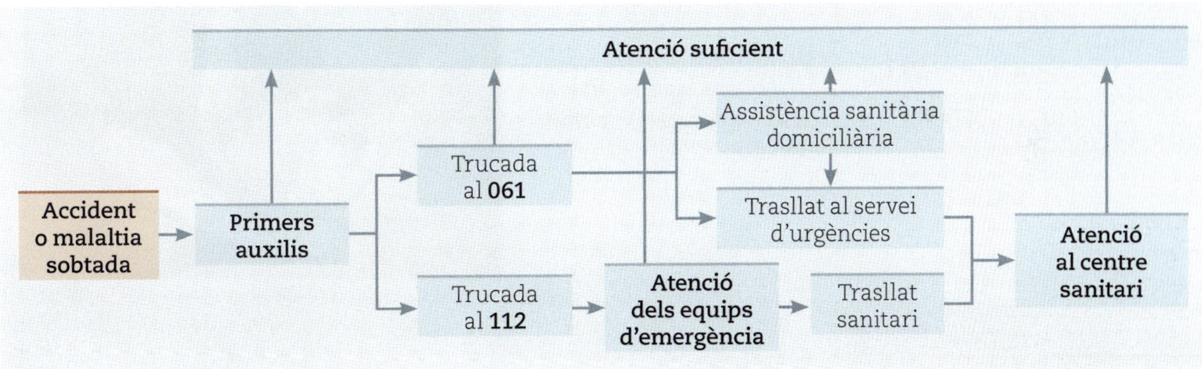

Fig. 1.4.
Esquema de la cadena d'assistència.

Després de valorar l'estat de la víctima i les seves necessitats d'atenció, li donarem algun d'aquests tres nivells d'atenció urgent:

- El *primer nivell* és el de **primers auxilis**, és a dir, l'atenció per part de personal no sanitari al mateix lloc del fets amb els mitjans que tingui a l'abast. Té tres finals possibles:
  - Els problemes lleus es podran solucionar en poc temps, per exemple aplicant petites cures. Això serà suficient si tens prou confiança en els resultats obtinguts. Tot i així, en molts casos és recomanable la visita de seguiment al centre de salut.
  - Si el problema no és greu però la teva atenció no hi pot donar una resposta suficient, caldrà traslladar la víctima al centre sanitari o trucar al 112 o al 061 i seguir les instruccions que et donin.
  - En cas de problemes que amenacin la vida de la víctima, cal trucar al 112, sol·licitant atenció especialitzada. Mentre aquesta arriba, instruiran telefònicament sobre els procediments de primers auxilis que cal seguir per mantenir la víctima en el millor estat.

- El *segon nivell* és l'atenció sanitària professional, duta a terme pels **equips d'emergències** al mateix lloc dels fets, però amb els mitjans adequats.
- El *tercer nivell* és l'atenció per part de personal sanitari especialitzat, ja al **centre hospitalari**, amb tots els recursos necessaris a l'abast.

Diferències entre l'assistència en primers auxilis i l'atenció professional		
	Primers auxilis	**Atenció sanitària professional**
Qui actua	Personal no sanitari, que pot tenir o no formació en primers auxilis	Professionals sanitaris
Quan actua	Quan troba una víctima i fins que arriben els professionals	Quan reben la víctima
Amb quins recursos	Amb els que té a l'abast en aquell moment	Amb els recursos adients
Amb quins objectius	Mantenir la persona viva o evitar-li complicacions fins a l'atenció professional	Atenció completa

Tingues-ho en compte!

En la prestació de primers auxilis cal limitar-se a fer allò que sigui imprescindible i que se sàpiga fer, perquè els primers auxilis no poden tenir (ni cal que tinguin) el mateix nivell que una assistència professional.

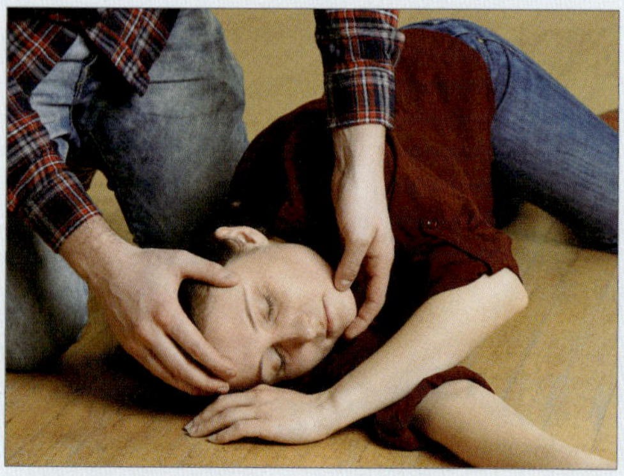

Activitats

4. Respon individualment les preguntes següents i reflexiona-hi:

a) Què esperes aprendre en aquest mòdul?

b) Et sembla que tindràs el coratge per enfrontar-te amb situacions que necessitin primers auxilis?

Debateu en grup les vostres respostes.

5. Indica quin nivell o nivells d'atenció d'urgència seran necessaris en cada una d'aquestes situacions:

a) Un dia de pluja, una nena toca un fanal, pateix una enrampada i cau inconscient.

b) En una acampada, un nen agafa una serp, que li mossega la mà. Se l'hi infla i es comença a trobar malament.

c) Un empleat del servei de neteja d'una indústria pateix cremades al braç després de tocar un tub roent.

d) Al vestíbul d'un centre de dia una senyora es desmaia.

e) En una discussió acalorada, a una senyora jubilada li ve un dolor intens al tòrax.

f) En un accident de trànsit un vehicle s'ha convertit en un munt de ferralla i els ocupants hi estan atrapats.

1.3. El marc legal i ètic de la prestació de primers auxilis

Abans de la prestació de primers auxilis és comú preguntar-se: què passa si no atenc una persona que necessita una assistència urgent?, he de demanar permís a la víctima abans d'ajudar-la?, què passa si la persona que atenc pateix una lesió greu o si es mor mentre li estic prestant assistència?

Totes tres qüestions són importants, i configuren les repercussions legals de les teves actuacions i de les teves omissions a l'hora de prestar l'assistència. Per això ens centrarem en aquests tres aspectes:

- L'obligació d'actuar.
- La necessitat d'obtenir el consentiment de la persona atesa.
- La responsabilitat legal de les teves actuacions assistencials.

1.3.1. L'obligació ètica i legal d'actuar

Totes les persones tenim el deure ètic de fer el bé i ajudar la gent que ho necessita, perquè qualsevol de nosaltres voldríem rebre ajut si mai ens calgués. Aquest deure és especialment exigible quan la persona ha patit un accident o pateix una malaltia greu, que la pot matar o li pot deixar seqüeles importants. I és més exigible quan tens la formació suficient per oferir aquesta assistència.

L'obligació ètica es correspon amb una obligació legal d'atendre les persones que ho necessiten, i per això la llei castiga les persones que no ajuden els qui es troben en un perill greu.

Al DOCUMENT 1.3 veiem que la llei exigeix que ajudis les persones que es troben en un perill greu i clar, però no ordena actuacions heroiques: si per ajudar t'has de posar en perill, aquesta exigència legal decau. Però, tal com es diu al segon punt, si tu no pots oferir ajuda és imprescindible que demanis auxili, ja sigui a altres persones del carrer, als cossos de seguretat o bé als professionals sanitaris. El càstig que esmenta el Codi Penal és una multa, d'un import que varia segons la capacitat econòmica de la persona implicada.

Document 1.3

L'obligació del deure de socors en el Codi Penal

- **Article 195.1**. El qui no socorri una persona que es trobi desemparada i en perill manifest i greu, quan ho pugui fer sense risc propi ni de tercers, ha de ser castigat amb la pena de multa de tres a dotze mesos.
- **Article 195.2.** Incorre en les mateixes penes el qui, impedit de prestar auxili, no demani amb urgència auxili aliè.
- **Article 195.3.** Si la víctima ho fou per accident ocasionat fortuïtament pel qui va ometre l'auxili, la pena serà de presó de sis a divuit mesos, i si l'accident fos a causa d'imprudència, la de presó de sis mesos a quatre anys.

1.3.2. La necessitat d'obtenir el consentiment de la persona atesa

Tu tens l'obligació d'ajudar una persona en perill greu, però aquesta no està obligada a acceptar el teu ajut. Pot preferir esperar-se a ser atesa per professionals amb la titulació suficient, amb els mitjans adients o simplement que li mereixin més confiança. Per això la llei exigeix que demanis permís a la víctima abans de tocar-la o manipular-la, sobretot si la teva actuació de primers auxilis li pot causar lesions o li pot agreujar les que ja pateix. En paraules tècniques, li has de demanar el consentiment.

Pel que fa als requisits legals per poder declinar aquesta assistència, la víctima ha de ser major d'edat i ha d'estar en possessió de les seves facultats mentals per tal d'entendre què li pot passar si no rep assistència urgent.

Perquè el rebuig de la víctima sigui vàlid legalment i puguis deixar d'oferir el teu socors evitant implicacions posteriors, és important que la persona accidentada faci aquesta declaració en presència de testimonis o, si la situació pot arribar a tenir repercussions molt greus, fins i tot mitjançant un document signat.

Del que diem es desprèn que les víctimes inconscients, les que són menors d'edat i aquelles que pateixen trastorns que afecten la seva capacitat de raonament, no poden manifestar un rebuig que es pugui considerar vàlid legalment. En aquests casos s'entén que has d'actuar i prestar-los els primers auxilis.

1.3.3. La responsabilitat legal de les teves actuacions

Ara cal descriure quina responsabilitat legal pots tenir per les teves actuacions; per exemple, *què pot passar si la víctima mor* o *si li queden seqüeles més o menys greus*, malgrat la teva actuació o fins i tot com a conseqüència directa del que has fet.

El que la llei i l'ètica demanen als ciutadans i ciutadanes és que ajudin els qui ho necessiten i que ho facin tan bé com sàpiguen i puguin, d'acord amb els coneixements i els mitjans que tenen a l'abast.

Amb tot, hi ha casos en què es podran tenir responsabilitats legals. Seran aquells en què es prenguin decisions molt equivocades respecte al que es podia esperar de la formació de la persona que presta l'atenció, especialment si és un professional sanitari.

Tingues-ho *en compte!*

La regla d'or en l'atenció de primers auxilis és no fer mal. Per això fes tan sols allò que sàpigues fer i que saps que pot ajudar la víctima, i no assumeixis riscos que no cal assumir.

Activitats

6. Discutiu a classe el cas següent:

> Caminant per la ciutat has posat el peu dins d'un clot d'una vorera i has notat la sensació d'haver-te trencat algun os del turmell. Has caigut a terra, amb molt de dolor, i se t'apropa una persona que et diu que te formació en primers auxilis i que t'explorarà el peu i t'ajudarà a decidir si cal anar a l'hospital o si n'hi ha prou anant al metge de família.

a) Donaries el consentiment perquè el socorrista et fes una exploració del turmell? Li permetries que et traslladés a un hospital?

b) Ara imagina que ets el socorrista. Què li diries a la persona accidentada per obtenir el seu consentiment?

7. Sovint a la premsa apareixen notícies com aquesta:

> Un automobilista va atropellar un matrimoni que passejava per la vorera, el va matar i va fugir del lloc dels fets. La policia va localitzar el vehicle i el presumpte conductor, a qui s'imputa un delicte d'homicidi imprudent i omissió del deure de socors.

a) Quina és l'obligació de qualsevol automobilista que atropella una persona?

b) Quina és l'obligació de qualsevol persona que veu un fet com aquest?

c) Què els pot passar, en tots dos casos, si no compleixen amb la seva obligació?

8. Posa uns quants exemples d'actuacions o omissions en primers auxilis que poden dur a responsabilitats legals. Té la mateixa responsabilitat legal un ciutadà sense coneixements específics de sanitat que una persona amb titulació sanitària?

1.4. Fases en la prestació de primers auxilis

Tot i que al llarg del llibre anirem veient quines actuacions i protocols cal seguir en cada situació, el criteri general és una cadena de tres baules, anomenada PAS, per les inicials de les seves actuacions: **P**rotegir, **A**lertar i **S**ocórrer.

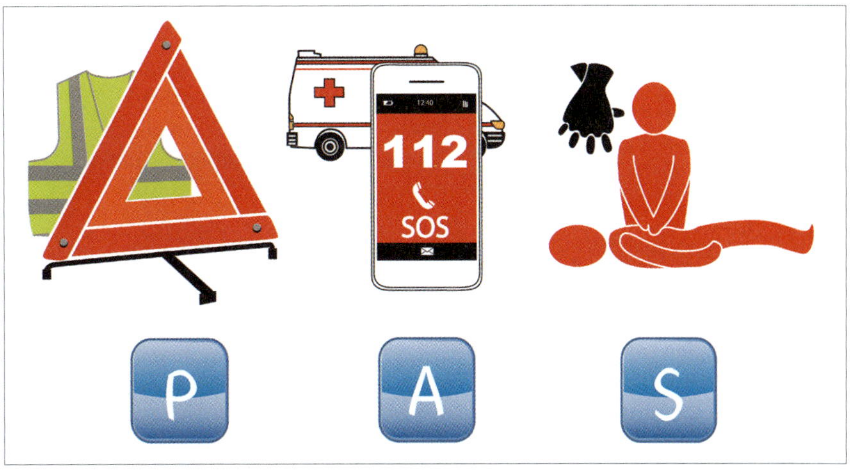

Fig. 1.5. Protegir, Alertar i Socórrer, són les tres baules de la cadena PAS.

Tingues-ho *en compte!*

Sovint, com que la necessitat de prestar primers auxilis es presenta de sobte, tendim a respondre immediatament, sense reflexionar, i això és un error que pot tenir conseqüències. Cap de les persones que ajudeu hauríeu de prendre mal mentre presteu primers auxilis.

És important seguir la cadena en aquest ordre, sense saltar-se cap pas, perquè en l'atenció de primers auxilis no hi ha dreceres.

1.4.1. Protegir

La primera mesura que has de prendre és la protecció, tant *la teva*, com la de *la víctima*, com *la de la resta de persones* implicades.

Prioritzar les mesures de protecció pròpia

Quan prestis primers auxilis a algú, el primer que has de fer és tenir cura de la teva seguretat, per evitar convertir-te en víctima. Per això, cal que analitzis l'entorn, valoris els possibles riscos i prenguis les mesures adients per evitar-los i operar en un entorn segur.

Un exemple senzill el trobem en els accidents de trànsit: si quan circules amb el teu vehicle per una carretera trobes un altre vehicle accidentat amb víctimes, caldrà que t'aturis i que baixis a atendre-les. Tot i això, per tal d'evitar que un tercer vehicle t'atropelli, cal que et posis una armilla fluorescent mentre siguis a la carretera o al voral. És una mesura de sentit comú, a més de ser una obligació legal.

Però hi altres situacions perilloses, com ara les que tenen risc d'electrocució, d'incendis, d'inhalació de tòxics, de despreniments, d'infeccions, etc. En cada cas les mesures de protecció variaran, i per això no podem donar normes aplicables en tots els casos. L'única consideració general és que abans de començar a prestar l'atenció dediquis uns segons a valorar la seguretat de la situació (Doc. 1.4)

Quan expliquem els diferents procediments, hi inclourem les mesures de protecció específiques que caldrà adoptar.

Document 1.4

Quan ajudis els altres tingues sempre cura de la teva seguretat

Cap a les 23.30 hores d'una nit de febrer va morir en un poblet de muntanya un monitor de 24 anys d'edat. Estava amb un grup que feia activitats nocturnes al voltant de la casa de colònies i un dels nois que cuidava, de 12 anys, havia caigut per una roca a la vora del barranc; en baixar per rescatar-lo, el monitor va relliscar, va caure des d'uns vint-i-cinc metres d'alçada i va morir. El noi, per la seva banda, va patir un traumatisme cranioencefàlic i diferents contusions.

A un altre monitor li va passar un cas semblant. Un noi d'11 anys anava d'excursió amb un grup de colònies i va caure al buit des d'una alçada de deu metres, a prop d'una cascada. El monitor, que va intentar evitar la caiguda, va caure pel penya-segat i va patir diversos traumatismes, de pronòstic greu.

Protegir la víctima i altres persones

La protecció de la víctima consisteix a allunyar-la de la zona en la qual hi hagi un perill que li pugui causar noves lesions.

Per això cal avaluar l'entorn on s'està la persona i, si consideres que es troba en una zona perillosa, portar-la a una zona segura. La traslladaràs fent servir les tècniques de mobilització que estudiarem al NUCLI FORMATIU 3. La tècnica concreta variarà segons com es trobi la víctima i el nombre de persones disponibles per ajudar.

Si no cal moure la persona, pot ser necessari senyalar la zona, amb els recursos que tinguis a l'abast. En els accidents de trànsit ho has de fer amb els triangles de senyalització, que és obligatori portar a cada vehicle (DOC. 1.5). Les mesures de seguretat les han de seguir totes les persones que es trobin al lloc del sinistre, tant si estan implicades en l'accident com si no ho estan.

Document 1.5

Exemple d'aplicació de mesures de protecció. Un accident de trànsit

Per protegir la víctima i evitar nous accidents, en un accident de trànsit, aquestes són les actuacions que has de dur a terme:

1. Deixa el voral lliure, perquè ha de quedar reservat per als vehicles de socors. Aparca el teu vehicle fora de la via i del voral. El millor lloc per deixar-lo és uns vint metres més endavant d'on hi ha els vehicles accidentats.
2. Apaga el contacte dels vehicles accidentats, posa'ls el fre de mà i els llums d'emergència, i treu-ne els extintors.
3. Assenyala la presència de l'accident amb els triangles de perill, amb els llums d'emergència dels vehicles, amb cons, etc. Alguna persona pot complementar la funció del triangle, avisant els conductors que circulen de l'existència de l'accident, o regulant el pas dels vehicles.

   S'han de posar a prou distància perquè el següent conductor que s'apropi tingui temps de reaccionar i de frenar sense fer maniobres sobtades ni haver de sortir de la carretera.
4. Assegura't que no queda cap vehicle en punts perillosos ni al voral, i que totes les persones que poden ocupar la via porten posada l'armilla de seguretat.
5. Evita que algú fumi o apagui les cigarretes prop de l'accident, perquè els vapors de gasolina, que sovint són poc visibles, es poden encendre.

Document 1.5 *cont.*

6. Fixa't si en l'accident hi ha implicat algun vehicle que transportava mercaderies perilloses. En aquests casos, els senyals de perill del vehicle et permetran decidir a quina distància cal que us n'allunyeu i també avisar els serveis professionals que puguin ser necessaris.

Senyals de perill en els vehicles que transporten mercaderies perilloses

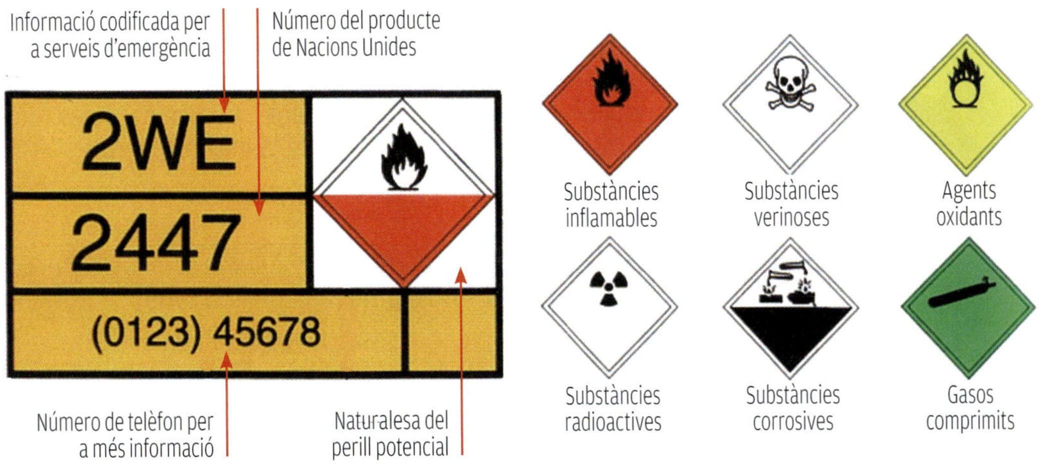

1.4.2. Alertar

La segona actuació de la cadena PAS és **alertar**, que consisteix a avisar els serveis d'atenció urgent i donar-los la informació necessària.

On s'ha de trucar?

Tot i que hi ha diferents circuits d'alerta segons que es tracti d'una emergència o una urgència, en cas de dubte truca al telèfon **112**, perquè també resoldran els dubtes immediats. Convé que el tinguis apuntat a l'agenda electrònica del telèfon mòbil, tot i que és fàcil aprendre-se'l de memòria. És un telèfon gratuït, al qual pots trucar encara que no tinguis saldo.

Com a telèfon únic d'emergències, el 112 atén tant demandes sanitàries com policials, de salvament i d'extinció d'incendis, que sorgeixin en qualsevol lloc i a qualsevol hora del dia. A més, poden atendre't en diferents idiomes i coneixen els recursos que hi ha en cada comarca per cobrir les urgències i les emergències.

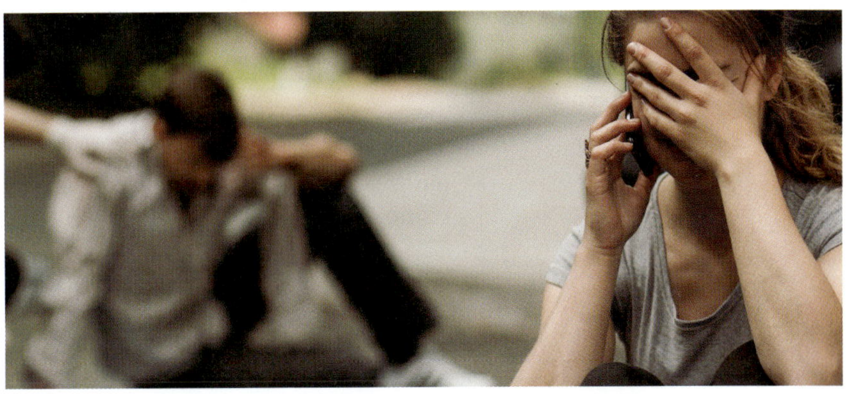

Fig. 1.6. El 112 és el telèfon únic d'emergències i sempre està operatiu.

Quina informació cal donar?

No és la mateixa si es tracta d'una *malaltia sobtada* o d'un *accident*.

En cas de malaltia sobtada

Abans de trucar als serveis sanitaris per demanar consell o una intervenció urgent, convé recollir la informació necessària.

L'obtindràs de la mateixa persona afectada, de les que eren amb ella en el moment de manifestar-se la malaltia, dels seus familiars o coneguts que puguin informar sobre antecedents mèdics d'interès, etc. A la taula següent disposes d'orientacions sobre la informació que has de recollir en aquests casos.

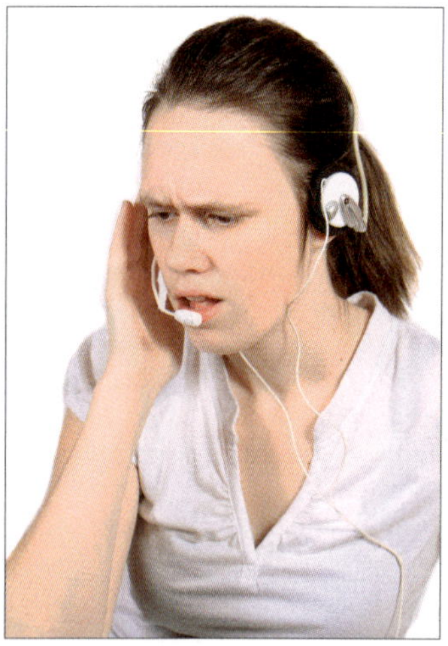

Fig. 1.7.
Les persones que t'atenguin al telèfon d'emergències et sol·licitaran la informació que necessiten per mobilitzar els recursos més adients.

Informació que cal tenir per transmetre un avís d'urgència en cas de malaltia sobtada	
Què?	Què ha passat, amb els detalls suficients.
Qui?	L'edat, el sexe i els antecedents mèdics de la víctima.
Quan?	A quina hora ha començat.
Com?	Com ha anat evolucionant la situació.
On?	L'adreça on s'està o la ubicació exacta.

En cas d'accident

D'altra banda, quan avisis els professionals per tal d'alertar-los que hi ha una víctima d'un accident, caldrà donar-los totes les dades necessàries perquè l'ajut arribi amb rapidesa i amb els mitjans humans i materials que siguin més adequats. Per exemple, no és el mateix necessitar una ambulància que dues o que una UCI mòbil, o que calgui també l'ajut del cos de bombers.

Abans de transmetre l'avís hauràs de disposar de la informació adequada, que exposem a la taula següent. Com abans, bona part de la informació l'obtindràs preguntant a la víctima o a les persones han presenciat els fets.

Informació que cal tenir per transmetre un avís d'urgència en cas d'accident	
Què?	Què ha passat, amb els detalls suficients.
On?	El lloc on ha passat, el carrer, el número de la casa i el pis, o bé el quilòmetre o la situació aproximada a la carretera. Si s'ha produït en una autovia o en una autopista, cal dir en quin dels dos sentits de la marxa.
Quan?	En quin moment, quant temps fa...
Quines víctimes?	Quantes persones lesionades hi ha, quina edat tenen, si hi ha gent amb malalties prèvies...
Com estan?	Quines lesions pateixen, com tenen la respiració i el pols, si estan conscients...
Cal ajut tècnic?	Per exemple, dels bombers, perquè hi ha gent atrapada; cal confirmar si els heu avisat o no.

Com cal donar la informació?

Cal que tinguis prou tranquil·litat per obtenir la informació necessària i ordenar-la. Tan sols amb informació precisa i real es podran mobilitzar els recursos adequats. Primer dóna el teu nom i el número de telèfon des d'on truques, fix o mòbil, de manera que et puguin localitzar si es talla la comunicació o si tenen dificultats per trobar el lloc del sinistre. Parla amb calma i respon amb precisió les preguntes que et faran. Tingues clar que parlar més ràpid no agilitzarà el procés, sinó al contrari.

Tingues-ho *en compte!*

Si és possible, cal que una persona se situï en un lloc ben visible, prop de l'accident, per esperar l'ambulància.

1.4.3. Socórrer

L'última part de la cadena PAS consisteix a **socórrer**, és a dir, passar a auxiliar la víctima. Ara és el moment de fer una avaluació més acurada de la víctima:

- Si té risc vital, caldrà seguir els protocols establerts, com ara: obrir la via aèria, iniciar les maniobres de ressuscitació o estroncar l'hemorràgia.
- Si no té risc vital, cal identificar les lesions que pugui haver patit, valorar-ne la gravetat i prestar les ajudes necessàries, o deixar la persona en una posició còmoda i segura, esperant que arribi l'ajuda.

Per actuar en primers auxilis cal decisió i responsabilitat, i més quan s'actua sense cap supervisió. De l'actuació, en depenen en bona part el pronòstic de la lesió i fins i tot la vida de la persona; per això al DOCUMENT 1.6 apuntem un decàleg de consells, molts de sentit comú, que t'ajudaran.

Document *1.6*

Decàleg per a l'actuació en primers auxilis

1. **Mantingues la serenitat i podràs actuar de manera ràpida i coordinada**. L'ansietat i el pànic s'escampen ràpidament entre la víctima i les persones de l'entorn, però la serenitat i l'habilitat tècnica del socorrista els contraresten i donen confiança a l'una i a les altres.
2. **Comença per una avaluació general**. Aclareix quantes persones accidentades hi ha, quina és la gravetat de cada una i si hi ha elements perillosos a l'àrea, com ara tubs de gas, corrent elèctric, fums tòxics, persones ferides sota la runa, circulació de vehicles, etc.
3. **Tingues cura de la teva seguretat**. No confonguis socorrisme i heroisme. Tan sols les persones preparades físicament i mentalment poden intentar rescats heroics en circumstàncies de risc. Si prens riscos innecessaris i pateixes un accident, els altres socorristes hauran d'ajudar dues persones ferides i no una de sola. A més, si et lesiones, no podràs ajudar ningú.
4. **Explora bé la persona lesionada**. No et donis per satisfet en trobar una lesió, perquè n'hi pot haver més. Fes un càlcul sobre l'afectació general que li produiran les lesions.
5. **Mou-la amb molt de compte** per tal de no agreujar-li les lesions.
6. **Tranquil·litza la víctima**. Sigues amable amb ella, evitant els comentaris negatius sobre el seu estat i, en general, impedint que vegi les seves lesions. Dóna feina a les persones que miren, especialment a aquella que atabala més que ajuda.

Document 1.6 *cont.*

7. **Mantingues-la escalfada**. A les persones ferides els costa regular la temperatura, i els anirà bé una peça de roba per damunt. Si és possible, una manta; si no, una tovallola o una americana també poden fer el fet.
8. **No li donis menjar ni beguda**. Si té una disminució de la consciència (hi ha risc d'aspiració a les vies respiratòries), si té ferides abdominals o si ha de ser operada en les properes hores. No li donis begudes alcohòliques ni tampoc, en principi, medicaments.
9. **Fes que rebi atenció mèdica**. Totes les lesions greus han de ser avaluades per un metge o una metgessa. Procura ser-hi present quan rebi aquesta atenció, o com a mínim deixa ben clara la teva actuació: què has fet i què no has fet.
10. **Accepta els teus límits**. Els resultats de l'ajut estaran limitats pel temps de què disposis, pels mitjans que tinguis a l'abast i pels teus coneixements i habilitats. I no sempre obtindràs el resultat que hauries volgut.

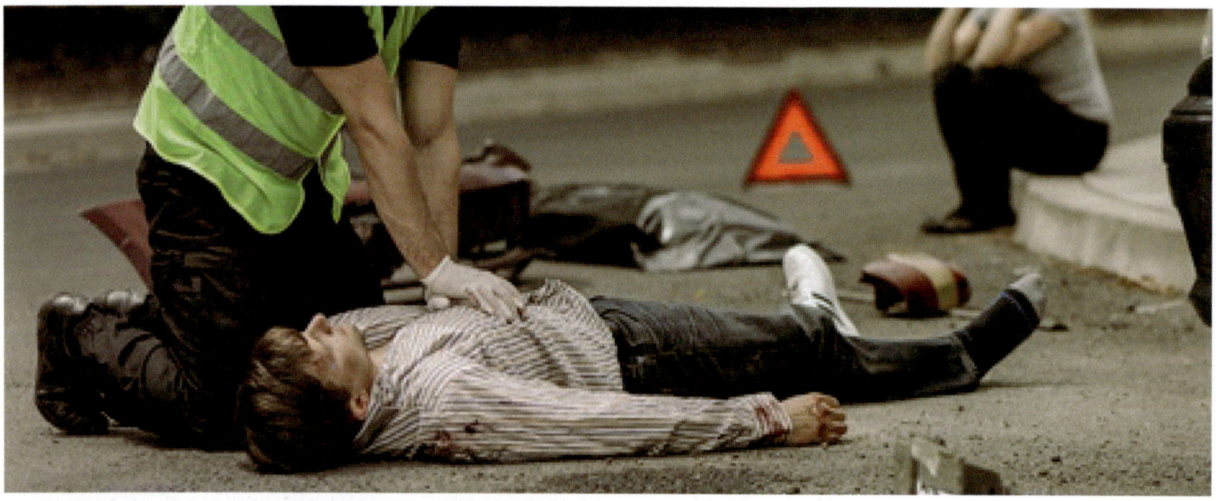

Fig. 1.8. Socórrer una víctima consisteix a prestar-li l'atenció sanitària que necessita.

Activitats

9. Per parelles, imagineu les situacions següents i:
   a) Analitzeu els riscos a què us exposeu i indiqueu quines mesures de protecció adoptaríeu.
   b) Concreteu a quins telèfons trucaríeu i totes les dades que us caldria transmetre als serveis d'emergències. Després representeu la comunicació entre socorrista i operador telefònic.

Situació 1. En una sortida a la muntanya una companya del grup ha relliscat i ha caigut per un esvoranc al qual és difícil accedir. Sembla que es mou una mica, però no contesta quan la crideu.

Situació 2. Us trobeu un camió bolcat i travessat a la carretera amb el líquid de la càrrega vessat. Sospites que pot ser una substància perillosa, tot i que no sents cap olor estranya. El conductor està atrapat a la cabina, però et crida demanant ajut i no sembla que tingui ferides greus.

Situació 3. En un bar, durant una baralla, un home cau a terra amb tanta mala sort que ho fa sobre els vidres d'un got trencat. Alguns vidres se li claven al braç i d'altres li fan ferides, que sagnen força.

Situació 4. Un senyor gran que caminava amb un bastó ha caigut i es queixa que li fa molt mal el maluc i que no es pot aixecar.

Situació 5. En un centre infantil, un nen ha caigut del gronxador, s'ha donat un cop al cap i sembla que ha quedat inconscient uns segons.

1.5. La prevenció en primers auxilis

Ja deus haver sentit que és millor prevenir que curar, evitar els problemes que atendre la persona després que els hagi patit. Aquesta norma és vàlida en qualsevol ambient i especialment en aquells en què hi ha moltes persones, sobretot als llocs de treball. Per això s'insisteix tant en aspectes com la prevenció de riscos laborals.

A part de l'atenció dels treballadors i treballadores, la prevenció s'ha d'extremar en la cura de les persones que atenguis (com passa en els àmbits sanitaris, educatius, d'atenció social, etc.), especialment si es troben en situació de vulnerabilitat: gent gran, persones amb discapacitat, malaltes, infants, etc.

1.5.1. La prevenció d'accidents

La **prevenció** és el conjunt de mesures destinades a evitar l'aparició d'accidents o a minimitzar-ne les conseqüències, en cas que hagin aparegut.

Tingues-ho en compte!

A banda d'intentar reduir a zero la probabilitat d'accidents, hem de tenir preparats els mecanismes d'alarma i les pautes d'actuació per reduir-ne les conseqüències. Com millor ho hàgim preparat tot, més a prop serem de l'objectiu.

Aquestes mesures s'articulen en tres nivells, segons l'aspecte sobre el qual incideixen:

- La **prevenció primària**. Inclou totes les accions destinades a evitar que es produeixin els accidents: l'adopció d'hàbits de treball prudents, el disseny d'espais segurs, com ara el mobiliari amb vores arrodonides perquè els cops no siguin tan lesius, l'ús de substàncies químiques menys perilloses, el manteniment del terra lliure d'obstacles per evitar caigudes, etc.
- La **prevenció secundària**. Té com a objectiu agilitzar l'arribada ràpida d'auxili si es produeix l'accident. En són exemples l'ús de mecanismes automàtics d'alarma, la trucada al 112 o el fet de disposar d'una farmaciola d'urgències.
- La **prevenció terciària**. La seva finalitat és reduir o anul·lar les conseqüències d'un accident que hagi tingut lloc. Per exemple, l'aplicació de cures a un tall, una ferida, una cremada, etc.

Una de les mesures de prevenció obligatòries als centres de treball, i aconsellable en altres entorns, és la farmaciola d'urgències.

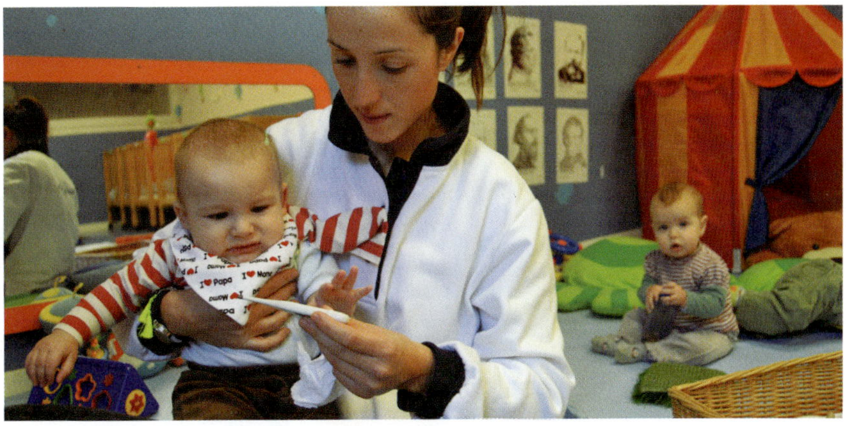

Fig. 1.9. Els i les professionals que treballen amb persones n'han de garantir la seguretat.

1.5.2. La farmaciola d'urgències

La **farmaciola** és l'armariet on es guarden els estris i els medicaments per atendre les urgències sanitàries que es produeixin en un espai determinat.

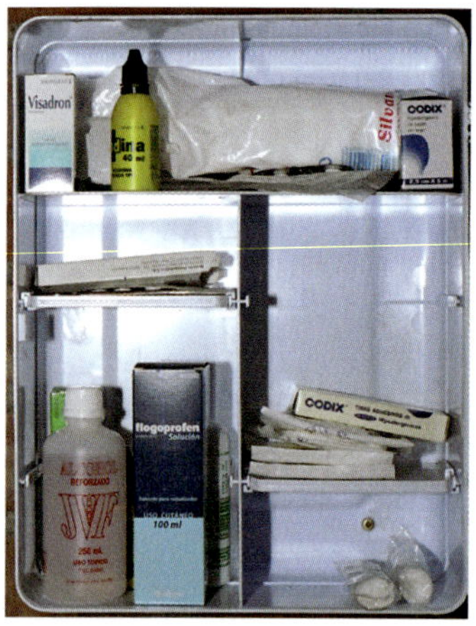

Fig. 1.10.
Farmaciola d'urgències.

Els accidents i les complicacions de les malalties s'acostumen a produir per sorpresa; per tant, cal tenir a l'abast uns mitjans d'atenció sanitària, i la farmaciola d'urgències és un mitjà bàsic. Convé que hi hagi farmacioles a casa, a l'escola, a l'oficina, a la fàbrica, al bar, al cotxe, al supermercat, a l'hotel, a l'estació, etc.

La farmaciola estarà més o menys assortida segons:

- La proximitat i l'accessibilitat de l'atenció sanitària professional. No és el mateix una casa de colònies a tres quarts d'hora d'un centre sanitari que un institut que tingui un hospital al davant.
- Les urgències que s'espera atendre. En una escola pots esperar petits traumatismes; en canvi, en un aeroport es poden arribar a atendre malalties greus.
- Els coneixements de socorrisme de qui utilitzarà els estris de la farmaciola.

Tingues-ho en compte!

Perquè la farmaciola sigui útil:

El material sanitari ha d'estar...	Perquè així...	I per aconseguir-ho...
Endreçat	Quan hagis d'atendre una urgència no perdis el temps buscant allò que necessites	Enganxa a la porta de l'armari o a la tapa de la caixa una llista de tot el material que conté, per repassar amb més facilitat si hi és tot
Ben conservat	No trobis caducats o fets malbé els medicaments ni els productes esterilitzats quan els necessitis	Revisa la farmaciola i renova allò que s'hagi fet malbé o que estigui caducat; evita que la humitat o els insectes entrin a la farmaciola

Document 1.7

Disposicions legals respecte a la farmaciola en el lloc de treball

Els centres de treball han de disposar de material per a primers auxilis en cas d'accident. Aquest material haurà de ser adequat, pel que fa a la quantitat i les característiques, al nombre de treballadors, als riscos a què estiguin exposats i a les facilitats d'accés al centre d'assistència mèdica més proper.

El material haurà d'estar ubicat en un punt o distribuït pels llocs de treball o haurà de poder ser desplaçat on calgui, per tal de garantir la prestació de primers auxilis amb la rapidesa que requereixi el tipus de dany previsible. Haurà d'estar clarament senyalitzat. El material mínim per a qualsevol lloc de treball és una farmaciola portàtil amb desinfectant i antisèptic, gases estèrils, bena, esparadrap, apòsits adhesius, tisores, pinces i guants d'un sol ús. Caldrà revisar-lo periòdicament i reposar-lo quan caduqui o sigui utilitzat.

Tingues-ho en compte!

Enganxa a la porta de la farmaciola els números de telèfon 061 i 112. Et facilitarà la feina quan hagis d'atendre algú.

Al marge que és convenient que hi hagi un manual de primers auxilis, els elements bàsics que cal tenir en una farmaciola són els següents:

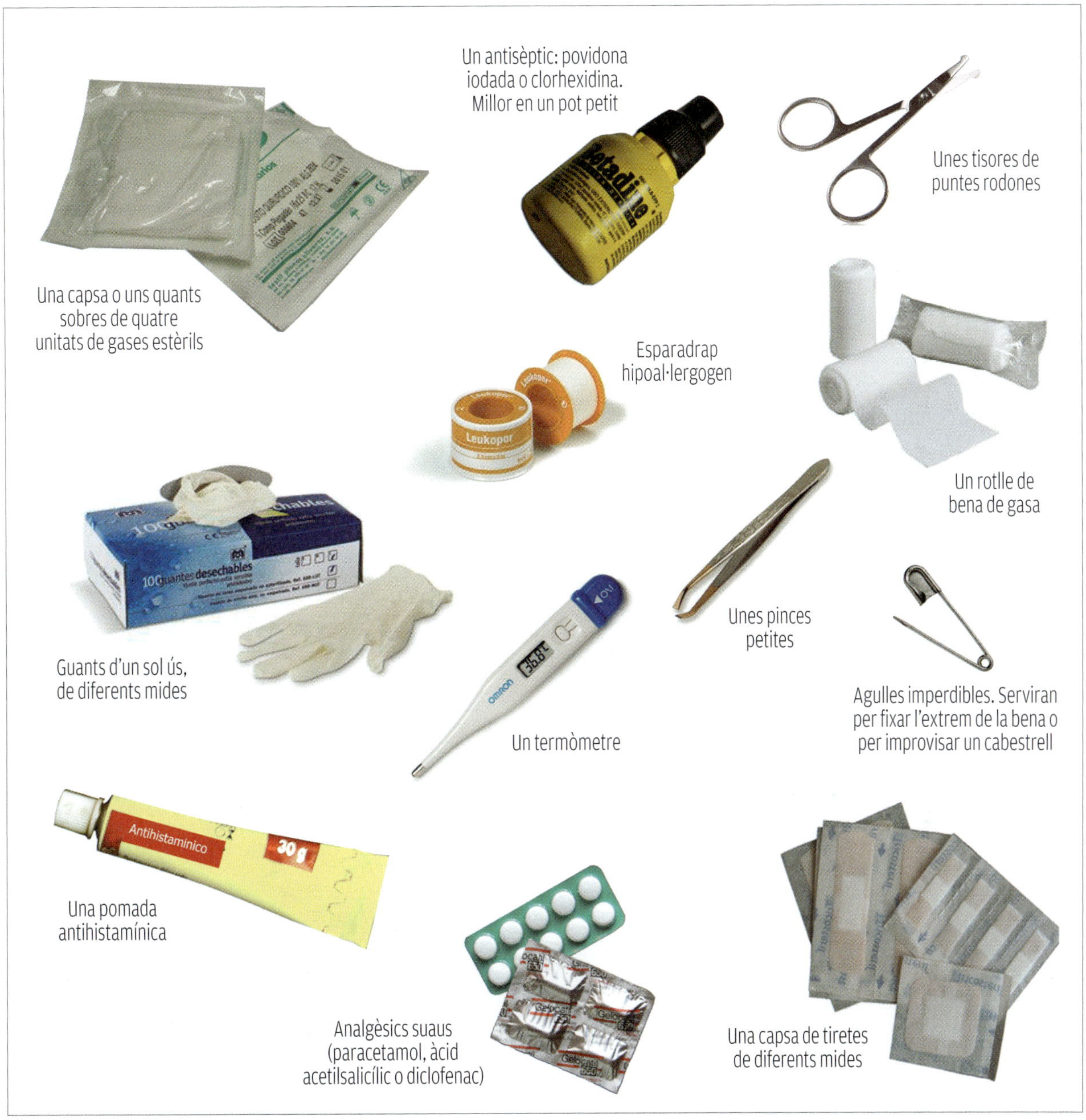

Activitats

10. Explica les diferències entre prevenció primària, secundària i terciària. Posa un exemple de cada un d'aquests nivells en l'àmbit de la seguretat viària.

11. Digueu entre tota la classe deu llocs on seria convenient tenir una farmaciola.

12. Quins medicaments i quins estris tens a la farmaciola de casa teva? Quan els heu fet servir per darrera vegada? Per a què? És en un lloc fora de l'abast dels infants?

13. Discutiu a classe quins altres elements podria ser útil tenir a la farmaciola, com ara: cotó fluix, aigua oxigenada, alcohol, benes de gasa de mides diferents, un mocador d'1 m × 1 m per fer un cabestrell, una pomada per a cremades, una pomada antiinflamatòria, etc. Elaboreu una taula amb les raons a favor i en contra de cadascun d'aquests articles.

2 *Nucli formatiu* L'avaluació de l'estat de la víctima

Continguts

- Les funcions vitals de l'organisme.
- L'avaluació de les funcions vitals.
- Com cal avaluar l'estat de la víctima?
- Les prioritats d'actuació amb moltes víctimes.

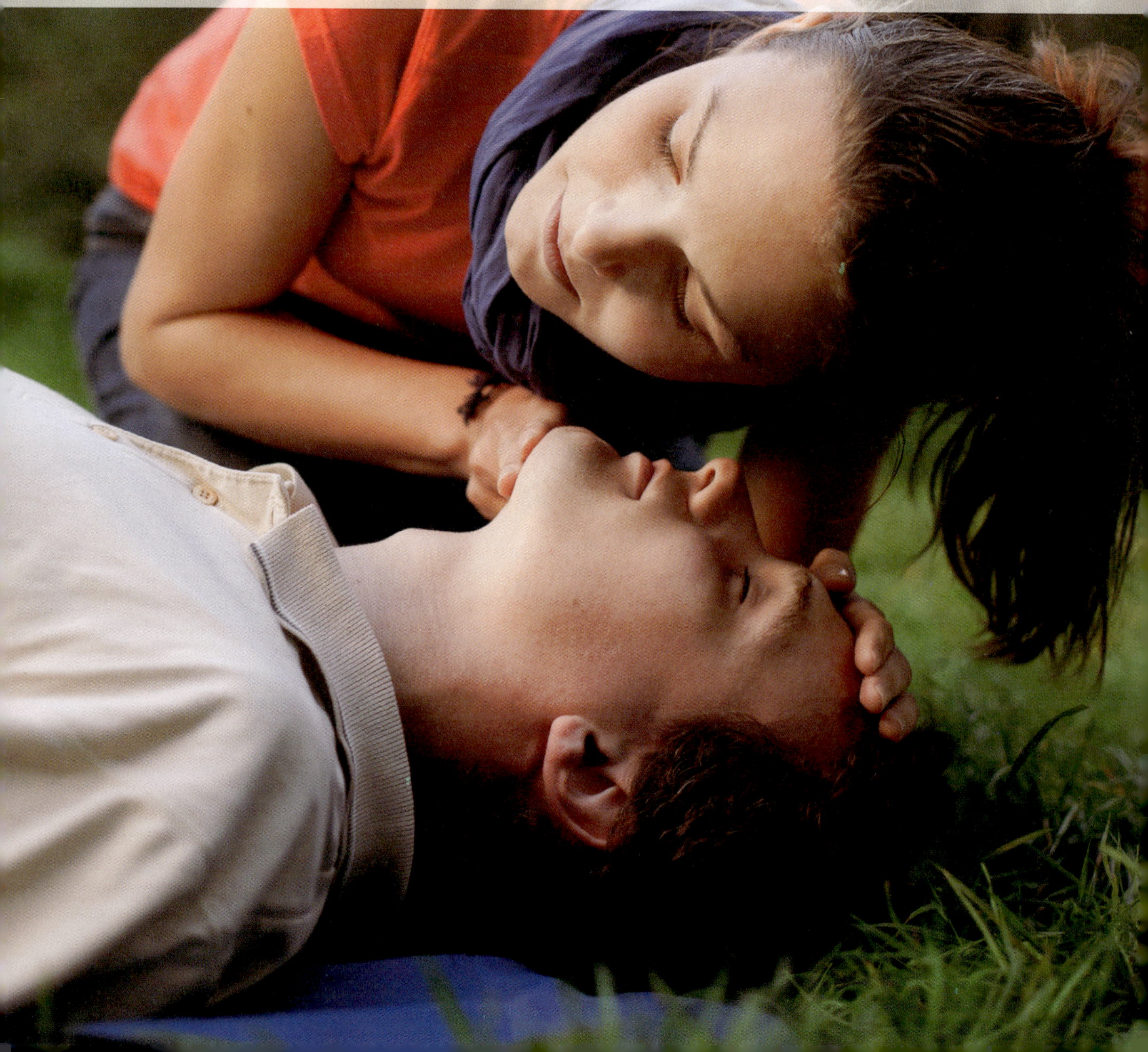

2.1. Les funcions vitals de l'organisme

En una situació de primers auxilis, una vegada s'han pres les mesures de protecció necessàries, cal centrar-se a avaluar l'estat de la víctima. Començaràs fixant-te en l'estat de les funcions vitals: la *consciència*, la *respiració* i la *circulació de la sang*.

Per fer-ho, has de conèixer com es porten a terme aquestes funcions i quins són els aparells i els òrgans que hi intervenen.

2.1.1. La funció neurològica

La **funció neurològica** integra totes les funcions de regulació de l'organisme i coordinació de les diferents accions.

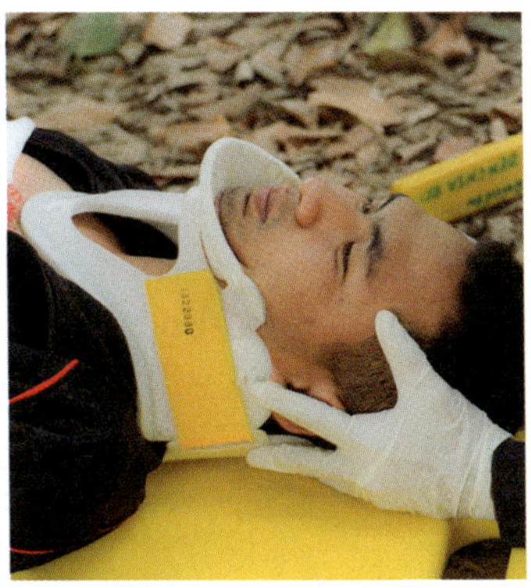

Fig. 2.1.
La lesió d'un centre nerviós afecta la funcionalitat de les activitats que governa.

El sistema nerviós és el responsable de la funció neurològica. Està format per uns centres nerviosos (el cervell, el cerebel, el tronc encefàlic i la medul·la espinal) que reben informació de l'exterior (a través dels sentits) i del medi intern del cos. Amb tota aquesta informació elaboren respostes per atendre les necessitats de cada moment, i les envien, a través dels nervis, als músculs i les glàndules. Així fan possible el moviment del cos i el funcionament dels òrgans.

Cada centre nerviós és responsable de diferents activitats. Per exemple, el tronc encefàlic regeix algunes funcions inconscients (com el ritme respiratori o el cardíac); el cerebel, algunes activitats motores bàsiques, i l'escorça cerebral, diverses funcions (sensitives, del llenguatge, moviments voluntaris, etc.).

Si es produeix una lesió greu en alguna d'aquestes àrees, ja sigui a causa d'un traumatisme (un cop o una sacsejada) o bé d'una malaltia (un ictus, un tumor o una infecció), les activitats que porta a terme es poden veure afectades i, per exemple, es pot donar una pèrdua de visió, de mobilitat, de la parla, del raonament, etc.

També cal tenir en compte la importància de la medul·la espinal, que és la via per on transiten moltes de les ordres de les diferents parts del cos cap a l'encèfal i viceversa. Per això una lesió medul·lar (per exemple a causa d'un accident de trànsit o una caiguda des d'una certa alçada) pot interrompre aquesta transmissió i fer que la part del cos per sota de la zona medul·lar afectada quedi insensible o paralitzada. El sistema nerviós, tan sensible, disposa d'un complex sistema de protecció per a la porció central. (DOC. 2.1)

***Document* 2.1**

La protecció del sistema nerviós

El sistema nerviós central està protegit per ossos, per les meninges i pel líquid cefaloraquidi.

- Els ossos del crani protegeixen l'encèfal i els de la columna vertebral protegeixen la medul·la espinal.
- Les meninges són tres membranes, situades entre els ossos i el sistema nerviós, que col·laboren en la protecció.
- El líquid cefaloraquidi és un líquid transparent, que omple els espais entre el sistema nerviós central, les meninges i els ossos. Esmorteeix les sacsejades i els cops.

2.1.2. La funció respiratòria

Podem aguantar dies sense menjar, però a penes un parell de minuts sense respirar. Què és el que fa que l'aire sigui tan imprescindible? A continuació veurem el funcionament de la respiració i per què és tan important.

La **respiració** és un procés complex, pel qual l'oxigen (O_2) de l'aire ambiental arriba a cada una de les nostres cèl·lules (on és utilitzat en les reaccions químiques de producció d'energia), i el diòxid de carboni (CO_2) que s'hi genera s'evacua a l'exterior.

Aquesta energia la necessitem per mantenir la temperatura del nostre cos, per mantenir el cervell en funcionament i, en general, per continuar seguint vius.

El procés complet de la respiració es dóna en dues fases:

- En la primera, anomenada **respiració externa** o **ventilació**, l'oxigen passa des de l'aire ambiental fins a la sang, i el diòxid de carboni, des de la sang fins a l'aire.
- En la segona, la **respiració interna**, l'oxigen va des de la sang fins a totes les cèl·lules de l'organisme, on és utilitzat per obtenir energia. En aquesta reacció es produeix diòxid de carboni, que s'abocarà a la sang.

Així doncs, per poder completar el procés de la respiració cal l'acció conjunta dels aparells respiratori i circulatori.

Fig. 2.2.
Una visió completa de la respiració.

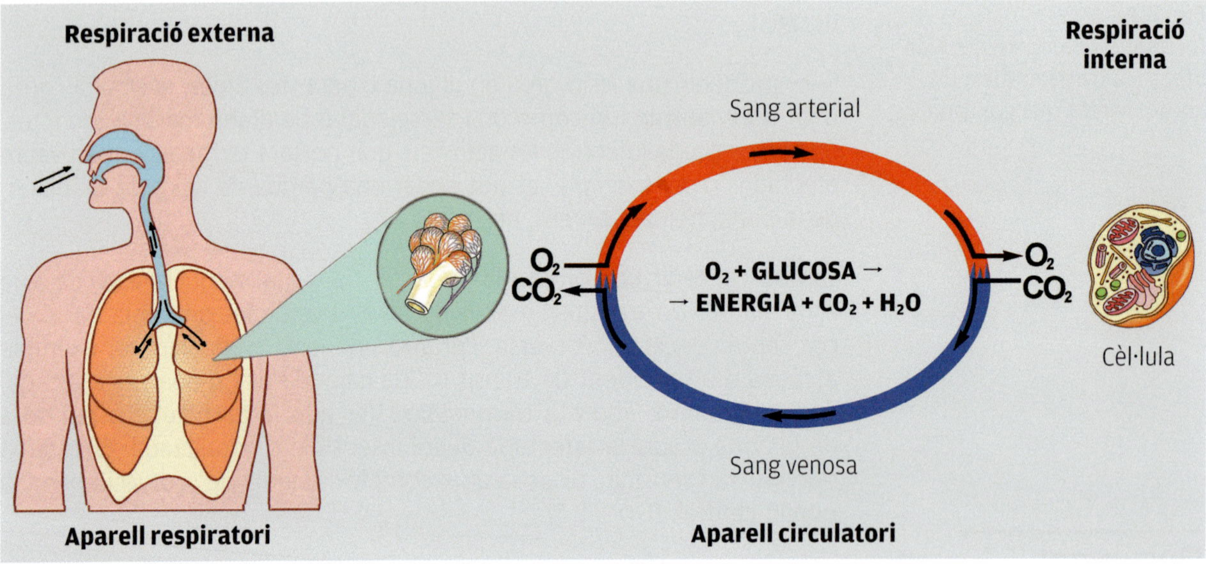

L'aparell respiratori

L'aparell respiratori està format per les *vies respiratòries* i els *pulmons*:

- Les **vies respiratòries** són els conductes que hi ha entre l'exterior i els pulmons. A través d'aquestes vies entra i surt l'aire. Ho són, successivament, les fosses nasals i la boca, la faringe, la laringe, la tràquea i els bronquis.
- Els **pulmons** són dos òrgans formats per una xarxa espessa de sacs d'aire minúsculs, anomenats alvèols.

Tingues-ho *en compte!*

Qualsevol lesió o cos estrany que obstrueixi el pas de l'aire impedirà la ventilació.

Els **alvèols** són esferes microscòpiques, agrupades com en forma de raïms, que pengen dels bronquis més petits. Dins dels alvèols hi ha aire i, envoltant-los, hi ha els capil·lars plens de sang. Als alvèols es produeix l'intercanvi de gasos.

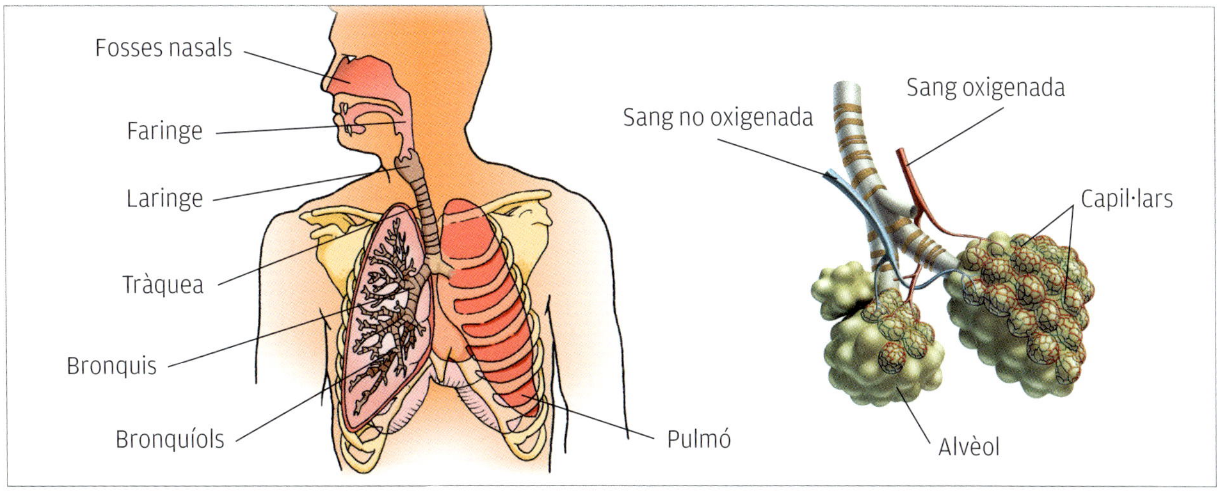

Fig. 2.3.
L'aparell respiratori.

A l'aparell respiratori es porta a terme la respiració externa. Aquesta es divideix en dues fases: la *ventilació pulmonar* i l'*intercanvi de gasos*.

La ventilació pulmonar

La **ventilació pulmonar** és el procés mitjançant el qual s'omplen i es buiden els alvèols pulmonars.

Es produeix en un moviment cíclic en dues fases:

- La **inspiració** o aspiració de l'aire exterior, carregat d'oxigen.
- L'**expiració** o expulsió de l'aire pulmonar, carregat de diòxid de carboni.

***Tingues-ho** en compte!*

Si l'individu sent dolor a l'hora de respirar o ha perdut força, la ventilació serà més dificultosa.

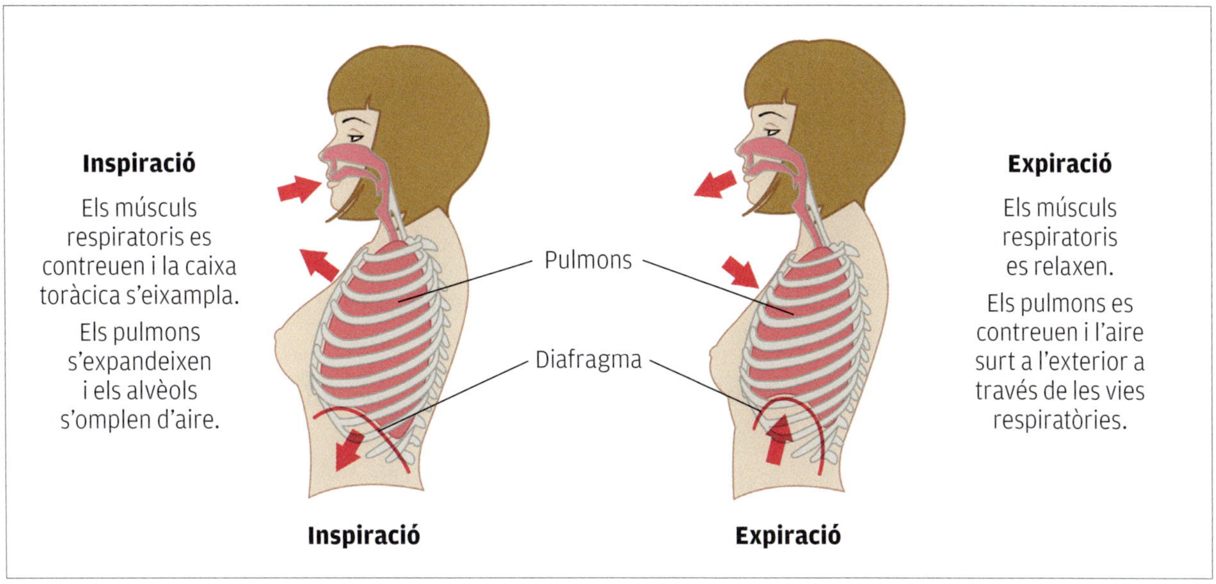

Fig. 2.4. Mecanisme d'entrada i sortida de l'aire dels pulmons.

L'intercanvi de gasos

L'**intercanvi de gasos** és el procés de transferència d'oxigen i diòxid de carboni entre els alvèols pulmonars i la sang.

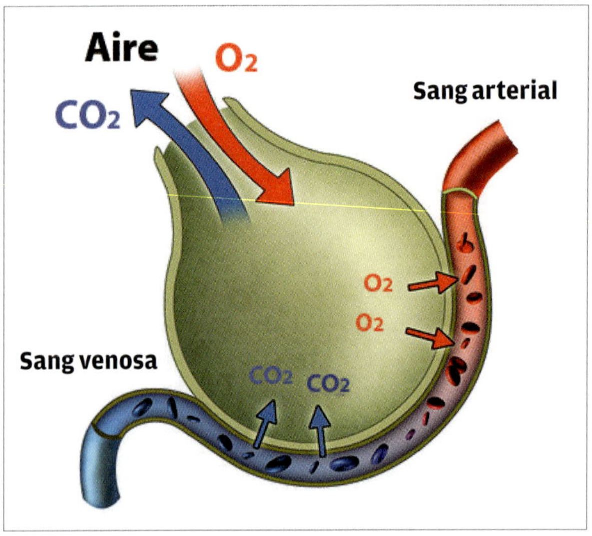

Aquesta funció s'efectua contínuament, mitjançant dos processos simultanis:

- L'**oxigen**, procedent de l'exterior, arriba als alvèols i en travessa les parets, que són molt fines, fins a arribar a la sang, on entrarà a les hematies.
- El **diòxid de carboni**, que viatjava dissolt a la sang venosa, passa als alvèols.

Amb aquest intercanvi, la sang venosa, amb molt diòxid de carboni, es converteix en sang arterial, carregada d'oxigen.

Fig. 2.5. L'intercanvi de gasos als alvèols.

2.1.3. La funció circulatòria

La **funció circulatòria** transporta la sang per tot l'organisme. En aquest recorregut distribueix l'oxigen i els nutrients que necessiten les cèl·lules i recull les substàncies de rebuig que aquestes generen.

L'encarregat de dur a terme aquesta funció és l'aparell circulatori o cardiovascular. Aquest aparell està format per:

- La **sang**, el medi líquid en el qual es transporten les substàncies.
- Els conductes pels quals circula la sang per tot el cos: són les **artèries**, els **capil·lars** i les **venes**.
- El **cor**. És un múscul que es contreu i es relaxa alternadament, actuant com una bomba impulsora.

El cicle cardíac

Per la seva configuració, el cor, en relaxar-se, fa que es dilatin les cavitats internes i, a l'inrevés, en contreure's, fa que es comprimeixin. Per això en dilatar-se s'omple de sang i en contreure's la buida, impulsant-la cap a les artèries.

Aquest moviment rítmic de contracció (*sístole*) i relaxació (*diàstole*) s'anomena cicle cardíac:

- A la **sístole** el cor es contreu i es buida, tot impulsant la sang cap als conductes.
- A la **diàstole** el cor es relaxa i es dilata, de manera que s'omple de la sang que aspira de les venes.

El cicle cardíac es reprodueix de manera contínua i ininterrompuda durant tota la nostra vida.

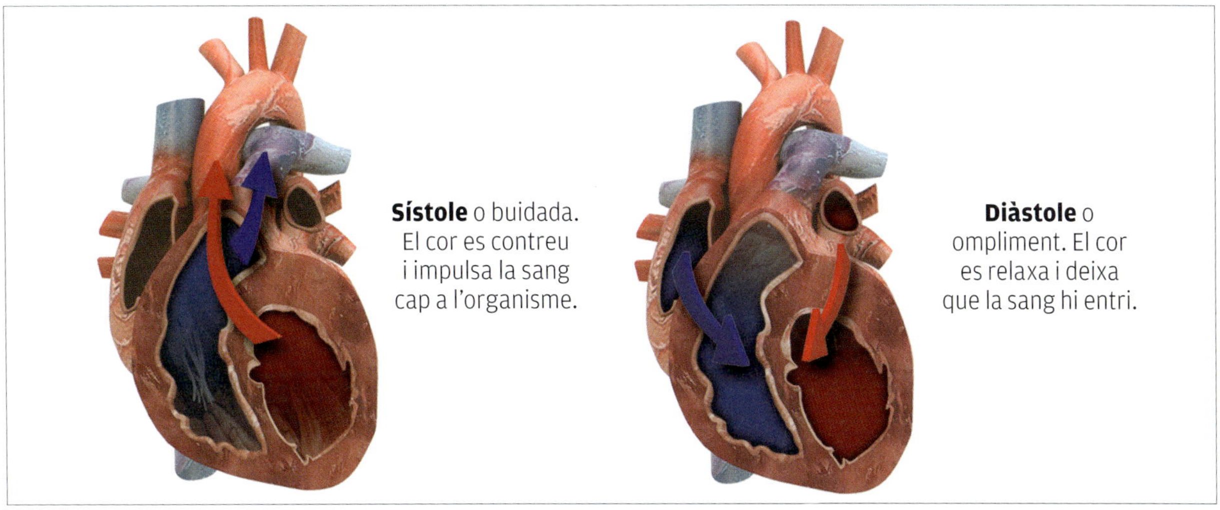

Fig. 2.6. Moviments del cicle cardíac.

El sistema elèctric del cor

Perquè totes les fibres musculars es contreguin d'una manera coordinada, és a dir, en el moment oportú, el cor disposa d'un sistema de generació d'impulsos nerviosos i de difusió d'aquests impulsos mitjançant el múscul cardíac.

El ritme de generació d'impulsos (i el ritme de batecs cardíacs consegüents) s'adapta a les necessitats del cos gràcies al sistema nerviós. Així, per exemple, si fem esport o quan ens trobem en situacions de tensió, s'accelerarà el ritme.

D'altra banda, en alguns trastorns els impulsos circulen de manera caòtica. Quan passa això, la contracció cardíaca es descontrola i el bombament de sang és ineficaç. Aquest trastorn, anomenat **fibril·lació ventricular**, pot portar a la mort, per la qual cosa és una emergència mèdica que, com veurem, necessita una intervenció ràpida i encertada.

2.1.4. L'aturada cardiorespiratòria

Una altra situació molt compromesa que podem trobar-nos en la prestació de primers auxilis és l'*aturada cardiorespiratòria.*

> L'**aturada cardiorespiratòria (ACR)** és la suspensió, generalment inesperada i de vegades reversible, de les funcions respiratòria i circulatòria espontànies.

Quan es produeix, s'interromp l'arribada d'oxigen als òrgans. El cervell és el més sensible de tots, ja que pot patir danys irreversibles si la interrupció es prolonga més enllà de 4 o 6 minuts.

L'aturada cardiorespiratòria pot estar causada per un infart cardíac, per asfíxia, per inhalació de gasos o fums tòxics, per electrocució, per un tall de digestió, per sobredosi de drogues o medicaments, etc.

Davant d'una aturada cardiorespiratòria, com veurem en nuclis formatius posteriors, cal iniciar en molt poc temps la *ressuscitació cardiopulmonar* (RCP).

Tingues-ho en compte!

Localització del cor i les artèries

El cor està situat a l'interior del tòrax, entre els dos pulmons, just darrere de la meitat inferior de l'estern. Per tant, és on hauràs d'aplicar les compressions toràciques durant la ressuscitació cardiopulmonar.

També cal que aprenguis els trajectes de les artèries principals, perquè el fet de comprimir-les en uns punts determinats és un procediment efectiu per aturar la pèrdua de sang en cas d'hemorràgia.

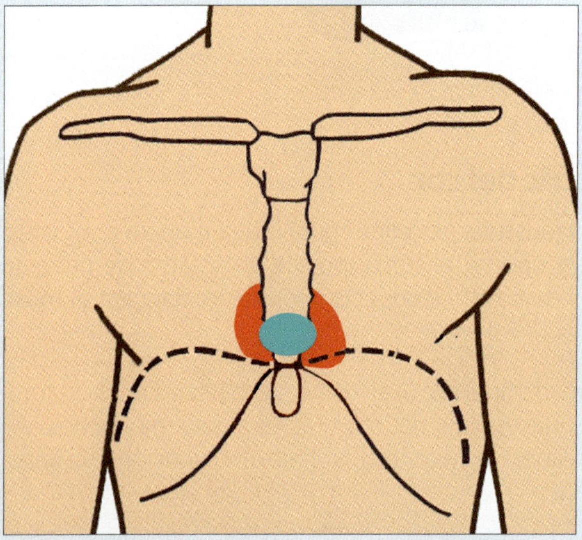

Ubicació del cor. El punt marcat és el lloc on s'han de fer les compressions toràciques.

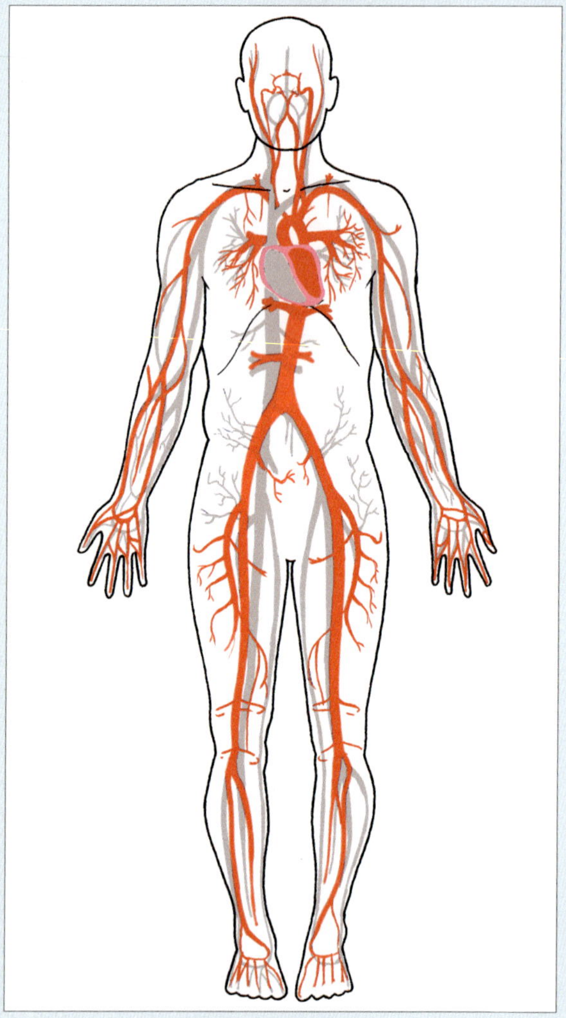

El trajecte de les artèries més grans.

Activitats

1. Indica quins efectes tindran sobre l'organisme els fets següents:

a) Una fractura vertebral greu.
b) La pèrdua de consciència.
c) L'obstrucció del pas de l'aire a la faringe.
d) La fractura de tres costelles.
e) Una fibril·lació ventricular.
f) La respiració d'un adult trenta vegades per minut.
g) Una aturada cardíaca.
h) Una hemorràgia arterial greu.

2. Busca informació sobre les característiques i la gravetat dels traumatismes cranials tancats i dels oberts. Sabent-ho, encara creus que no és necessari portar casc quan es va en motocicleta o en bicicleta?

3. Explica com combinen les seves funcions els aparells respiratori i circulatori per nodrir d'oxigen les cèl·lules i evacuar el diòxid de carboni que generen aquestes.

4. Revisa la figura de les artèries principals. En quins punts del cos una ferida pot ser més perillosa? Per què?

5. Explica el funcionament del cicle cardíac. Per què el cor no deixa mai de bategar?

6. Explica els conceptes de fibril·lació ventricular i d'aturada cardiorespiratòria. Explica com es relacionen i quina atenció necessiten.

2.2. L'avaluació de les funcions vitals

El procediment per a dur a terme l'avaluació de l'estat de la persona durant l'atenció de primers auxilis inclourà la valoració de la funció *neurològica*, *respiratòria* i *circulatòria*. També podràs valorar la *temperatura corporal* i el *dolor*.

2.2.1. L'avaluació neurològica

En primers auxilis s'avaluen l'*estat de consciència* i les *activitats sensitiva i motora*.

L'estat de consciència

L'estat de consciència de la víctima és el primer que caldrà avaluar, així ho recullen els protocols d'atenció. Sovint n'hi haurà prou amb un cop d'ull, però altres vegades t'hi hauràs d'entretenir més.

Tingues-ho *en compte!*

Has de saber que el nivell de consciència pot fluctuar amb el temps i, especialment, que es pot deteriorar ràpidament.

La **consciència** és la capacitat que tenen les persones de rebre i avaluar informació sobre si mateixes i sobre l'entorn.

Per avaluar-la, quan t'apropis a la víctima, parla-li en veu prou alta o prova de moure-la amb suavitat. La seva resposta t'indicarà si el nivell de consciència es normal o deprimit. (DOC. 2.2)

El nivell de consciència ja orienta sobre la gravetat de la lesió cerebral i el pronòstic de la víctima. Però a banda d'això, si la víctima mostra alguna mena de resposta als estímuls, és que la respiració i la circulació funcionen prou bé, de manera que en principi la seva vida no corre perill en els propers minuts.

En canvi, una persona que no dóna cap resposta pot estar patint una lesió respiratòria, circulatòria o de tots dos tipus. En aquests casos, caldrà atendre-la com una emergència.

Document 2.2

Els diferents nivells de consciència

Nivell	Manifestacions de la víctima
Normal	Pensa amb claredat i rapidesa.
Confusió	Està desorientada i li costa mantenir l'atenció i recordar. Pensa amb menys rapidesa i de vegades de manera incoherent. Pot alternar la irritabilitat i la somnolència.
Somnolència	Està semiadormida, però pot obeir ordres senzilles. S'adona molt poc del que passa al seu voltant. Pot dir poques paraules o frases curtes. Enfront dels estímuls dolorosos, es desperta ràpidament i fa moviments de defensa.
Estupor	Està adormida, tan sols la desperten els estímuls intensos o repetits. Dóna respostes lentes i incoherents.
Coma	Està adormida i tan sols reacciona al estímuls dolorosos intensos. En els comes més profunds no hi ha resposta al dolor i desapareixen els reflexos corneal, pupil·lar, faringi, etc. Manté la respiració i la circulació.

Les activitats sensitiva i motora

El sistema nerviós recull informació, principalment a través dels sentits (sensitiva), i activa respostes motores. Les lesions del sistema nerviós central o dels nervis sensitius i motors alteraran aquest funcionament i, per això, l'exploració bàsica d'aquestes funcions forma part de l'avaluació de primers auxilis.

Per esbrinar si la persona pateix una lesió cerebral, de vegades n'hi ha prou amb les manifestacions de la víctima: té problemes de visió, no nota alguna part del seu cos o pateix un mal de cap intens. Però a més pots portar a terme unes proves senzilles:

- Demana-li que somrigui. Serveix per explorar la mobilitat simètrica dels músculs de la cara.
- Demana-li que aixequi els dos braços. Permet explorar la paràlisi total o parcial en un costat del cos.
- Demana-li que pronunciï una frase amb sentit. Serveix per explorar els trastorns de la comprensió del llenguatge, del raonament o de la parla.

Les dificultats per complir qualsevol d'aquestes ordres senzilles fan sospitar lesions neurològiques greus, com ara un infart cerebral.

2.2.2. L'avaluació de la respiració

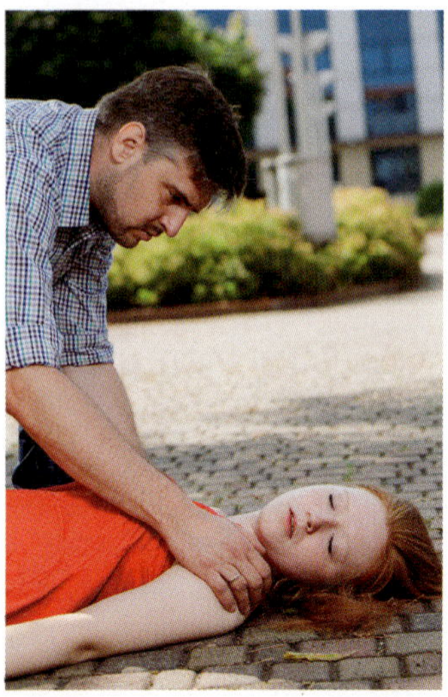

Fig. 2.7.
La freqüència respiratòria es determina observant com s'eixampla i es relaxa el tòrax.

L'avaluació de la respiració té com a missió assegurar-se que la persona respira i que ho fa amb l'eficàcia suficient.

De la respiració de la víctima, el més fàcil d'observar és la *freqüència*, però també són importants la *profunditat* dels moviments i el *dolor* que causen:

- La **freqüència respiratòria** és el nombre de vegades que una persona inspira cada minut. La pots valorar observant com se li eixampla i relaxa el tòrax o com li puja i baixa l'abdomen.

  Una persona adulta i sana ventila entre 12 i 16 vegades per minut en repòs, però el ritme augmenta en situacions de tensió, com en el cas de malalties o accidents.

  En els nadons i els infants la freqüència és més gran: un nounat ventila unes 40 vegades per minut, però a mesura que creix la freqüència es va reduint, i progressivament es va assemblant a la d'una persona adulta. De fet, cap als dotze anys ja és molt similar.
- L'**amplitud** o **profunditat respiratòria** és la quantitat d'aire mobilitzat en cada inspiració i cada expiració (uns 500 cm^3 cada vegada). Quan es mobilitza poc aire, diem que els moviments són superficials.
- El **dolor amb els moviments respiratoris** acompanya les ferides, les fractures, els esquinços, les lesions pleurals o pulmonars, etc.

Tingues-ho *en compte!*

Les ventilacions superficials no porten prou oxigen a la sang; per tant, requereixen una atenció d'urgència. L'absència de moviments respiratoris és una emergència que requereix una atenció immediata.

2.2.3. L'avaluació de la circulació

La circulació s'avalua prenent el pols i la tensió arterial. La segona difícilment la podràs valorar en primers auxilis, per la qual cosa ens centrarem en el primer.

El **pols** és la dilatació de les artèries quan es transmet l'impuls de la contracció cardíaca.

Document 2.3

Canvis de la freqüència cardíaca amb l'edat

Edat	Batecs per minut
De 0 a 6 mesos	100-140
De 6 a 12 mesos	100-120
D'1 a 6 anys	90-110
De 7 a 10 anys	80-100
D'11 a 14 anys	70-90
De 15 a 18 anys	65-80
Més de 18 anys	60-70

Es poden determinar tres paràmetres del pols; el principal és la freqüència, però també és útil conèixer-ne la intensitat (dèbil o intens) i el ritme.

En una persona adulta i sana en repòs, les freqüències normals es troben entre 60 i 70 batecs per minut, però la simple ansietat per l'accident o per la malaltia acceleraran el pols, encara que sempre per sota de 100. Igual que passa amb la respiració, tingues en compte que la freqüència cardíaca normal dels infants és més alta. (DOC. 2.3)

L'absència de pols (generalment causada per una afecció cardíaca, lesions dels vasos sanguinis o infeccions molt greus) és una situació d'emergència que necessita una atenció immediata. També necessiten una atenció urgent els polsos tan dèbils o tan irregulars que fan insuficient la circulació de la sang.

On podem trobar el pols?

El pols s'aprecia per palpació en diferents punts del cos, en què les artèries són superficials. Aquestes són les artèries més importants i els seus punts de palpació del pols:

- L'**artèria radial**. El pols es pren a la meitat externa de la cara anterior del canell. És el punt més utilitzat, perquè és un lloc molt accessible.
- L'**artèria caròtide**. El pols es pren a la meitat inferior de la cara lateral del coll, per davant del múscul esternoclidomastoïdal. L'absència d'aquest pols indica problemes circulatoris molt greus (xoc).
- L'**artèria humeral**. El pols es pren una mica per damunt del plec del colze, a la cara interna del braç. És el lloc on s'ha de prendre el pols dels lactants en situacions de primers auxilis.
- La **punta del cor**. Es troba entre les costelles cinquena i sisena del costat esquerre, sobre la línia imaginària que divideix en dos l'espai entre l'estern i la cavitat axil·lar.

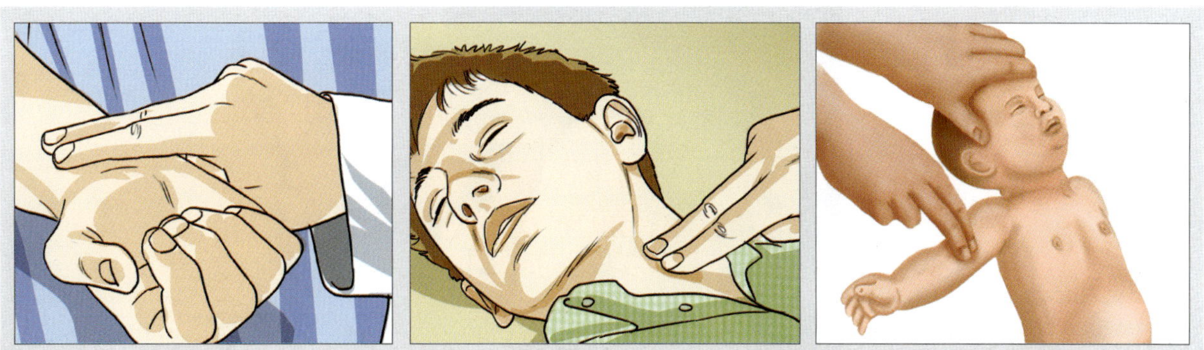

Fig. 2.8. Presa dels polsos radial, carotidi i humeral.

Com s'ha de prendre el pols?

Per prendre el pols, posa els dits índex i del mig de la teva mà sobre el punt corresponent de l'artèria triada, comprimint-la contra l'os.

Has de fer la pressió justa per notar l'onada de dilatació de l'artèria, sense que comprimeixis tant que no deixis passar la sang, ni tan poc que no notis res. No el prenguis amb el polze, perquè té petites artèries a l'extrem i notaries el teu pols.

El més important en primers auxilis és notar la presència de pols i la seva qualitat; després cal mesurar-ne la freqüència i valorar-ne la intensitat i la regularitat. Per conèixer-ne la freqüència, compta les pulsacions que notes durant quinze segons i multiplica el resultat per quatre.

Tingues-ho *en compte!*

L'ILCOR (International Liaison Committee on Resuscitation), considera que la presa del pols no és fiable per confirmar la presència o absència de circulació. Per això no l'exigeix en els protocols d'avaluació de primers auxilis.

Tingues-ho *en compte!*

Les temperatures corporals que necessiten una atenció immediata són les que es troben per sota de 32 o per sobre de 41 °C. En parlarem en els apartats sobre la congelació i sobre el cop de calor.

Les temperatures entre 32 i 36 °C necessiten atenció mèdica, més urgent com més baixa sigui la temperatura. Passa el mateix amb les temperatures entre 39 i 41 °C.

2.2.4. La temperatura corporal

En algunes situacions pot ser necessari saber si la persona té febre.

La temperatura corporal normal es troba entre els 36 i els 37,5 graus centígrads (°C) quan es pren a l'aixella o a l'orella externa, però en les actuacions de primers auxilis a l'exterior gairebé mai tindràs un termòmetre clínic a mà, de manera que faràs servir un mètode molt menys precís.

Posa el dors de la teva mà sobre la pell de la persona, al front o en una àrea descoberta, i aprecia si notes una sensació de calor o de fred comparant la temperatura de la víctima amb la teva. Amb això i les respostes que et doni en tindràs prou per saber si s'està refredant (el que anomenem *hipotèrmia*) o si té massa calor.

Tingues present que tant la gent gran com els lactants i els infants petits tenen un risc més alt que la seva temperatura pugi o baixi fora dels límits normals.

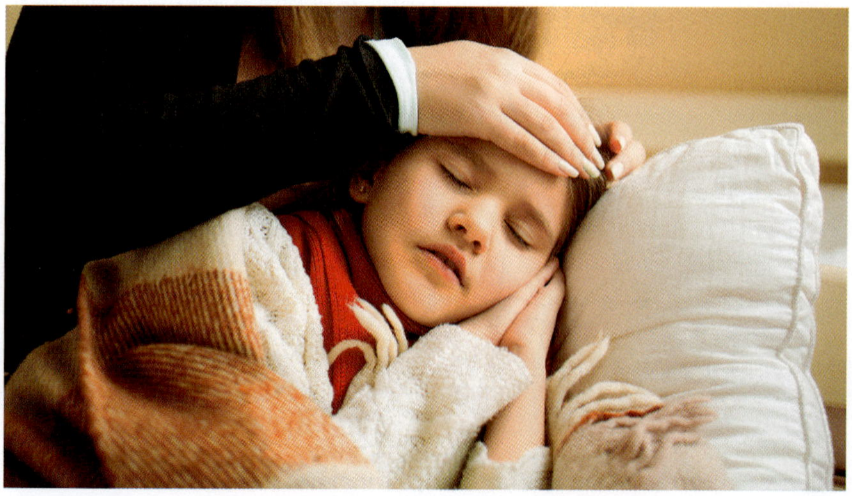

Fig. 2.9.
Tocant la pell d'una persona pots valorar si la seva temperatura es troba dins de la normalitat.

2.2.5. El dolor

El dolor és molt important en primers auxilis perquè orienta sobre les lesions que pateix la víctima, perquè influeix molt en el seu benestar mentre espera l'assistència sanitària professional, i perquè el dolor molt intens provoca reaccions de l'organisme que el poden portar a la pèrdua de consciència. A més, has d'esperar que la reacció emocional de la víctima sigui proporcional al seu patiment.

Quan avaluïs la causa de la lesió també hauràs de tenir en compte la resta de signes: les lesions cutànies en les ferides o les cremades; els blaus en les contusions, els esquinços o les fractures; les deformitats en les luxacions o les fractures; etc.

Però de vegades la persona es pot queixar de dolor sense que apreciïs cap signe extern, perquè pot patir una lesió interna. Encara que en primers auxilis no hi puguis fer res, és important que recullis informació sobre el possible origen del problema mentre esperes l'assistència professional, perquè així facilitaràs que puguin donar-li una atenció més ràpida i eficaç.

Per alleujar el dolor, en primers auxilis hauràs de posar la víctima en la posició que li sigui més còmoda i que li estalviï complicacions (les anirem explicant amb els diferents trastorns), i també la podràs tranquil·litzar amb els teus actes i paraules. Tot i això, recorda que no li podràs donar medicaments ni altres substàncies calmants sense una intervenció mèdica, encara que sigui per telèfon.

***Tingues-ho** en compte!*

El dolor sempre necessita una atenció urgent, i més urgent com més intens sigui.

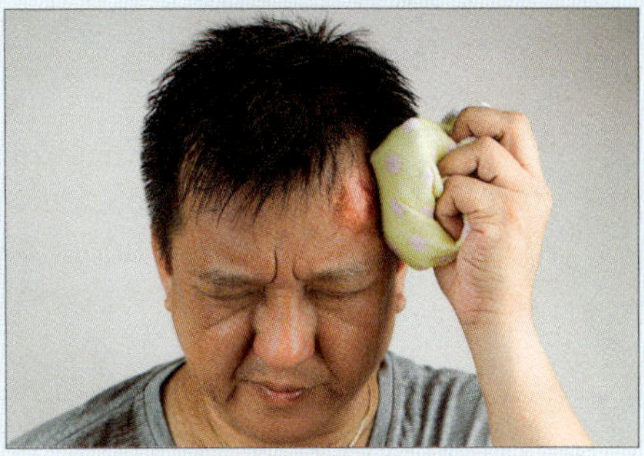

Activitats

7. Per què l'avaluació de primers auxilis comença per l'estat de la consciència? Quins nivells diferents de depressió pots trobar i com els identificaràs?

8. Simula amb un company o companya de classe l'avaluació de l'activitat sensitiva i motora. Raona per què fas cada prova.

9. Tres persones diferents mesureu la freqüència respiratòria d'un company o companya. Escriviu els vostres resultats i després compareu-los.

10. Pren-te el teu pols per aprendre a fer-ho. Has de poder trobar els polsos radial, carotidi i humeral. Fes-ho primer amb una mà i després amb l'altra, fins que trobis la mà que et va millor.

En la segona part de l'exercici, tres persones diferents preneu el pols d'un company o companya i avalueu-ne la intensitat i el ritme. Escriviu els vostres resultats i després compareu-los.

11. Recorda alguna vegada que hagis patit dolor. Descriu el tipus de dolor que era i com era d'intens.

2.3. Com cal avaluar l'estat de la víctima?

Per avaluar l'estat d'una persona que pot necessitar primers auxilis, has de seguir una seqüència concreta, que ja ve establerta. Això et permetrà prendre les decisions més adequades, en funció de les atencions que necessiti.

El primer que caldrà fer és una *avaluació d'emergència* per saber si la persona està en risc vital. Quan no hi hagi aquest risc o quan les lesions no posin en perill la vida de la persona, podràs passar a fer una *avaluació d'urgència*, més assossegada.

Tingues-ho *en compte!*

Existeixen tres nivells d'urgència mèdica segons el risc de la persona avaluada:

- **Risc vital**. Les lesions que pateix la persona posen en perill la seva vida.
- **Risc funcional**. Les lesions no alteren les funcions vitals, però poden deixar seqüeles si no es tracten correctament.
- **Sense risc**. Les lesions evolucionaran espontàniament cap a la resolució.

2.3.1. L'avaluació d'emergència

Tingues-ho *en compte!*

En situacions d'emergència la supervivència de la víctima pot dependre de les accions immediates que dugui a terme la persona que l'atén.

L'**avaluació d'emergència** té com a objectiu conèixer si la vida de la persona està en risc imminent.

Recorda que la vida d'una persona depèn del fet que respiri d'una manera eficaç, que el cor li bategui bé i la sang arribi a tots els òrgans, i que no tingui una hemorràgia tan greu que pugui morir en poc temps per falta de sang.

L'avaluació d'emergència s'inicia comprovant si la persona està conscient o no i, més endavant, valorant-ne la respiració.

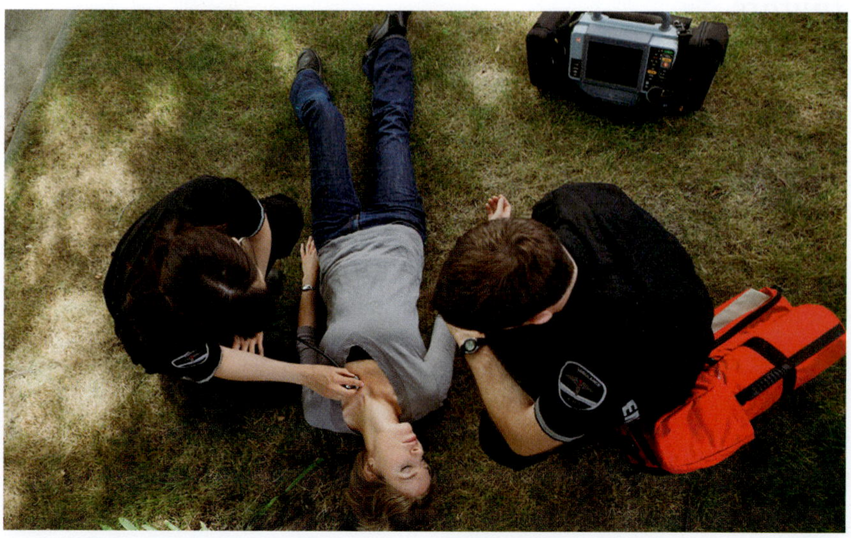

Fig. 2.10. Amb l'avaluació d'emergència es valora si la vida de la víctima corre perill.

Valoració de la consciència

Per valorar si la víctima està conscient, sacseja-la amb suavitat per les espatlles, com si la despertessis, preguntant-li en veu prou alta: «Et trobes bé?».

- Si respon de paraula o movent-se vol dir que no està inconscient i que la sang li arriba correctament al cervell; per tant, no es trobarà en perill imminent. En aquests casos caldrà que continuïs amb l'avaluació urgent.
- Si no respon, vol dir que la persona està inconscient. En aquesta situació, com veurem més endavant, has de posar la víctima en decúbit supí, obrir-li la via aèria i passar a la *valoració de la respiració*.

Valoració de la respiració

Has d'obrir-li la via aèria i explorar si no respira o si respira de manera ineficaç. Per fer-ho, apropa la galta a dos dits de la boca de la víctima i aplica l'estratègia *mirar*, *escoltar* i *sentir*:

- **Mira** si se li mou el tòrax.
- **Escolta** si hi ha sorolls respiratoris.
- **Sent** en la teva galta el corrent de sortida de l'aire.

Aquest reconeixement l'has de fer en deu segons com a màxim. En aquest temps has de valorar si hi ha respiració i si aquesta és suficient.

Perquè la respiració sigui suficient, ha de ser més intensa que una alenada esporàdica o que uns intents dèbils de respirar. Tingues present que en els primers moments de l'aturada cardiorespiratòria són comunes les petites alenades agòniques. (DOC. 2.4)

Fig. 2.11. En l'avaluació d'emergència les funcions que es valoren són la consciència i la respiració.

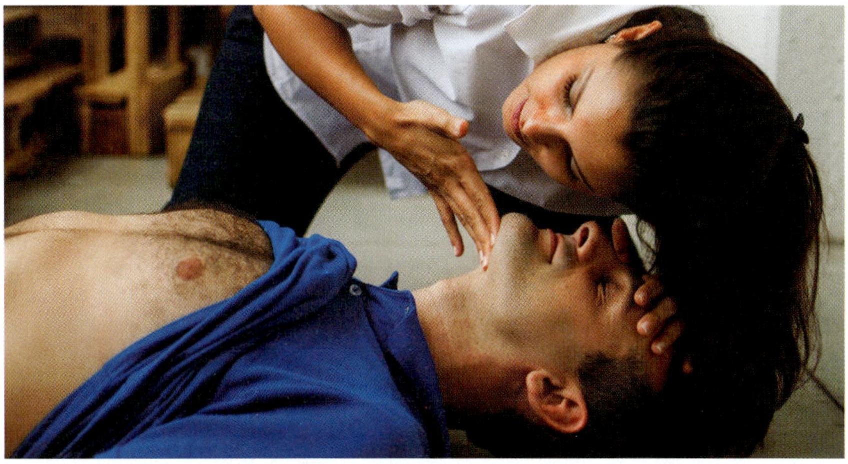

Document 2.4

La respiració agònica

La respiració agònica és molt dèbil, pesada, sorollosa i entretallada, i es dóna en una persona inconscient. Està present en el 40% de les víctimes en els primers minuts després de l'aturada cardíaca.

Les orientacions de l'ILCOR 2015 recomanen que els operadors telefònics d'emergències estiguin específicament capacitats per ajudar el socorrista a reconèixer si la respiració de la víctima és agònica.

2.3.2. L'avaluació urgent

Si amb l'avaluació d'emergència no penses que la víctima pateixi un risc vital immediat, et podràs aturar un moment a reflexionar abans de continuar actuant. En aquesta situació, cal agafar-se un parell de minuts per fer una exploració del seu estat general o *avaluació urgent*.

> L'**avaluació urgent** té com a objectiu conèixer amb més detall les lesions que pateix la víctima i el seu estat, per tal de decidir l'ajut que necessita.

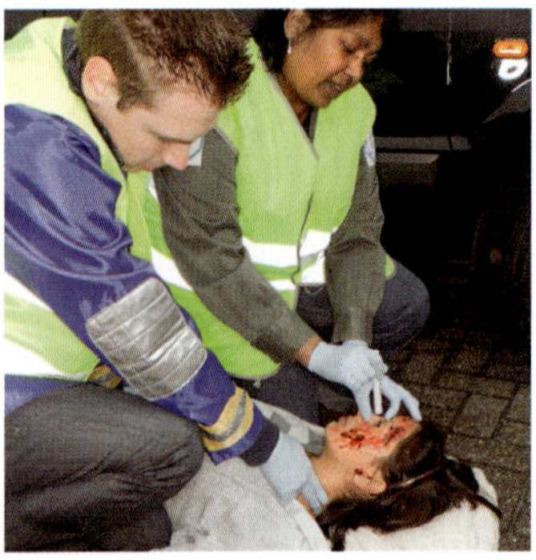

Fig. 2.12.
A l'avaluació d'urgència s'explora la víctima per valorar l'abast de les lesions.

L'avaluació urgent requereix l'exploració sistemàtica i completa dels punts recollits a la taula següent. Has de fer-ho sense moure gaire la víctima, perquè pot estar patint una hemorràgia interna o, simplement, perquè determinades posicions poden causar-li molt de dolor.

Cal que l'exploració sigui ordenada, per no oblidar res: et pot ajudar començar pel cap, continuar pel tronc (tòrax, abdomen i esquena) i acabar a les extremitats. Després pregunta pel mecanisme de lesió i per les malalties prèvies, directament a la mateixa víctima o a la gent que l'acompanya.

Exploracions per a l'avaluació urgent	
Explora	Cap
	Tronc
	Extremitats
Pregunta per	Malalties prèvies Tractaments mèdics Al·lèrgies Menjar, begudes o tòxics ingerits

La informació sobre les lesions que pateix la víctima serà molt útil a l'hora de sol·licitar ajuda o d'aplicar les mesures d'atenció apropiades.

Activitats

12. Busca en un diccionari de termes sanitaris les paraules *urgència* i *emergència*, i indica quina diferència hi ha entre elles.

13. Elabora un resum o un quadre sinòptic sobre com cal fer una avaluació d'emergència.

14. Per parelles, analitzeu-vos la respiració, utilitzant l'estratègia *mirar, escoltar* i *sentir*.
- Mentre s'efectua l'exploració, la «víctima» anirà variant l'amplitud de les respiracions o fins i tot s'estarà uns segons sense respirar.
- La «socorrista» detectarà aquests canvis, especialment en les respiracions febles.

15. Per parelles, simuleu una avaluació urgent:
- La víctima imaginarà que pateix diverses lesions i es comportarà d'acord amb aquesta situació quan el socorrista l'explori o la interrogui.
- Al cap d'un parell de minuts, el socorrista ha d'arribar a un diagnòstic encertat.

2.4. Prioritats d'actuació amb moltes víctimes

Alguna vegada et pots trobar situacions complexes, amb diverses víctimes, cadascuna amb unes necessitats específiques d'atenció. Això pot passar en accidents de trànsit, algunes intoxicacions, incendis, explosions, terratrèmols, riuades, accidents ferroviaris, etc.

Aquestes situacions acostumen a superar les capacitats i els recursos dels socorristes no professionals. Si t'hi trobes, hauràs de mantenir la calma i coordinar-te amb les persones que poden ajudar, fins que arribin els equips professionals (emergències sanitàries, cos de bombers o policia) que es faran càrrec de la situació.

En qualsevol cas, has d'assegurar la protecció, tant la pròpia com la de les víctimes i la d'altres persones que es trobin al lloc del sinistre, si cal traslladant-les a un espai segur.

Després avalua i classifica les víctimes, segons les possibilitats de supervivència i de millora del pronòstic que puguis oferir-los amb la teva ajuda.

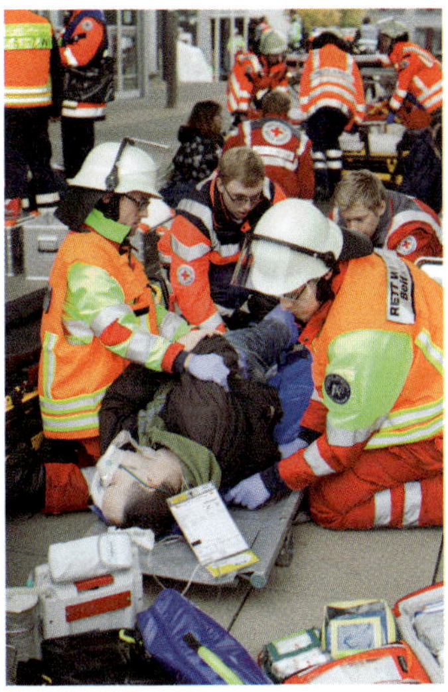

Fig. 2.13.
Si no es poden atendre totes les víctimes, s'haurà de procedir a classificar-les i atendre-les seguint un ordre de prioritat.

2.4.1. Avaluació de la situació

Si hi ha un nombre molt elevat de víctimes, l'avaluació es fa en dues fases:

- Primer demanaràs a les víctimes que, si poden, s'aixequin i caminin: «Sóc aquí per ajudar-lo. Si pot caminar, vingui fins on sóc jo». Així, totes les persones que puguin fer-ho es dirigiran cap a l'àrea de seguretat, on es reuniran les que estan menys afectades.
- Després fes l'avaluació d'emergència de les víctimes que no s'han pogut desplaçar, començant per la més propera. Fes-ho al mateix lloc dels fets, si és segur, o si no, després de traslladar-la a la zona segura. Trasllada-la fent servir una tècnica de rescat adequada, segons les condicions i els recursos disponibles.

Així obtindràs una primera aproximació de la situació: nombre de víctimes, gravetat de cadascuna d'elles, necessitats d'atenció, equips d'emergències necessaris, etc.

Tingues-ho *en compte!*

El *triatge* és imprescindible quan hi ha una gran desproporció entre les necessitats d'atenció i els mitjans assistencials disponibles.

2.4.2. Classificació segons la prioritat

Ara podràs establir una classificació o *triatge* de les víctimes, segons el benefici que puguin obtenir dels primers auxilis que els pugueu prestar.

El **triatge** és la classificació de les víctimes en categories, en funció del seu pronòstic vital i funcional, per determinar l'ordre en què se les atén i evacua.

S'aplica quan no es pot donar a totes les víctimes l'atenció que necessiten i és necessari optimitzar els recursos d'atenció disponibles, amb l'objectiu d'obtenir els millors resultats.

Els equips professionals disposen d'un sistema protocol·litzat de selecció, que assigna a cada víctima una targeta d'un color per identificar-ne la prioritat:

- **Targeta vermella**. Significa màxima prioritat en la prestació d'atencions i en el trasllat a un centre sanitari.
- **Targeta groga**. Prioritat intermèdia. Es pot esperar fins a sis hores sense un empitjorament greu del pronòstic.
- **Targeta verda**. Prioritat mínima. Les lesions són mínimes o, al contrari, tan greus que difícilment podràs millorar el pronòstic amb el teu esforç.
- **Targeta negra**. Es posa a les víctimes mortes.

Tot seguit, incloem una primera classificació de les víctimes segons les seves lesions. L'han establert l'Organització Mundial de la Salut i l'Organització Panamericana de la Salut. La classificació és orientativa, perquè cal recordar que avaluem persones, no malalties.

Codi	Exemples de trastorns
Vermell (prioritat màxima)	• Problemes respiratoris que s'han de corregir al lloc d'atenció. • Aturada cardíaca, esdevinguda en presència del socorrista. • Persones en xoc o amenaça de xoc. • Pèrdua de consciència. • Ferida perforant toràcica. • Ferida perforant abdominal. • Fractura greu (pelvis, tòrax, vèrtebres). • Cremades que afecten la via aèria. • Socorrista ferit.
Groc (requereixen atenció, però la vida de la víctima no corre perill)	• Cremades del tipus AB que afecten més del 30 % de superfície corporal. • Cremades del tipus B que afecten més del 10 % de superfície corporal. • Cremades del tipus B que afecten cara, mans, peus o òrgans sexuals. • Cremades sumades a lesions dels teixits tous o dels ossos. • Hemorràgia de més de 0,5 litres o difícil d'aturar. • Lesions dorsals, encara que la columna vertebral no estigui lesionada. • Persones conscients, però amb un traumatisme cranial important. • Ferides abdominals sense xoc. • Fractures obertes.
Verd (prioritat mínima per lesions menors)	• Fractures poc greus. • Ferides dels teixits tous o dels músculs, sense xoc i sense pèrdua del pols. • Cremades del tipus AB de menys del 15 % de la superfície corporal. • Cremades del tipus B de menys del 2 % de la superfície corporal. • Cremades del tipus A de menys del 20 % de la superfície corporal.
Verd (prioritat mínima per lesions amb baixa possibilitat de supervivència)	• Cremades del tipus AB o B, de més del 40 % de la superfície corporal. • Cremades del tipus AB o B, de més del 20 %, si s'associen amb lesions cranials o toràciques majors. • Lesions cranials amb exposició de massa encefàlica i persona inconscient. • Lesions cranials amb pacient inconscient i fractures greus. • Lesions de columna vertebral si no hi ha sensibilitat o moviments. • Persona de més de 60 anys amb lesions greus.

Document 2.5

Les targetes de triatge de l'OMS

L'Organització Mundial de la Salut proposa la utilització d'aquestes targetes, que fan servir els colors esmentats i permeten incloure altres informacions útils: el sexe, l'edat o l'adreça de la persona, un diagrama on assenyalar els punts de lesió, el tractament aplicat...

Però el fet d'omplir les targetes sempre és menys important que l'assistència urgent i l'evacuació de les víctimes.

Cal subjectar la targeta al canell o al turmell de la víctima, on es pugui consultar amb facilitat i no es perdi durant l'evacuació. Les dades de les targetes faciliten la transmissió d'informació entre els equips que operen al lloc de l'esdeveniment i els dels centres sanitaris que rebran les víctimes.

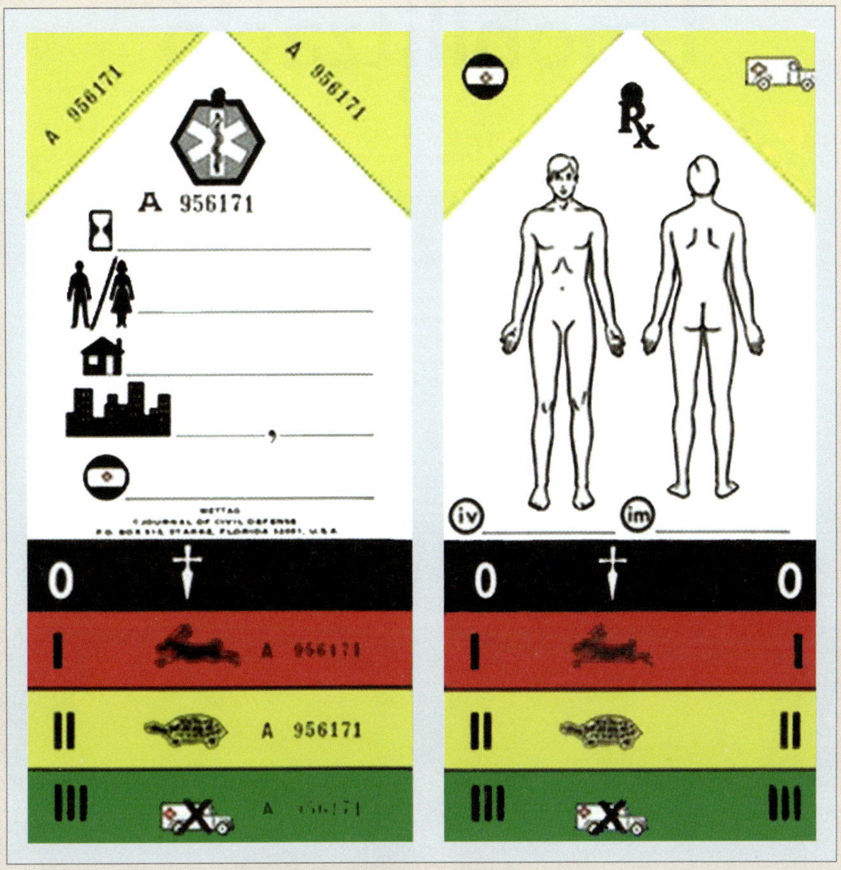

Activitats

16. Explica quines han de ser les teves primeres actuacions si trobes un accident de trànsit en el qual s'han vist involucrats quatre cotxes i hi ha unes quantes persones afectades.

17. En un accident amb diverses víctimes, de quin color seria la targeta que assignaries a les següents? Explica la teva decisió en cada cas.

a) Una jove a la qual li fa molt mal l'esquena i que no es pot moure, però està conscient.

b) Un jove al qual ha sobrevingut una aturada respiratòria mentre l'atenies.

c) Una dona gran inconscient, amb una hemorràgia en una cuixa i una fractura a l'altra cama.

d) Un home inconscient amb lesions cranials i fractures greus a l'avantbraç.

e) Una noia que té molt mal al braç i ferides diverses, però que quan l'has cridat ha pogut venir tota sola.

f) Un jove amb cremades del tipus AB que afecten més del 30 % de superfície corporal.

g) Un adolescent amb una ferida perforant abdominal que és a punt de perdre el coneixement.

h) Una dona de 65 anys amb una fractura oberta a la cuixa dreta.

18. Analitza els diferents apartats d'una etiqueta de triatge de l'OMS i explica la utilitat de cadascun d'ells.

3 *Nucli formatiu*

Aplicació de procediments d'immobilització i mobilització

Continguts

- Avaluació de la necessitat de mobilització.
- Procediments de rescat.
- Posicions de seguretat i espera.
- Tècniques d'immobilització.
- Transferència a l'ambulància.

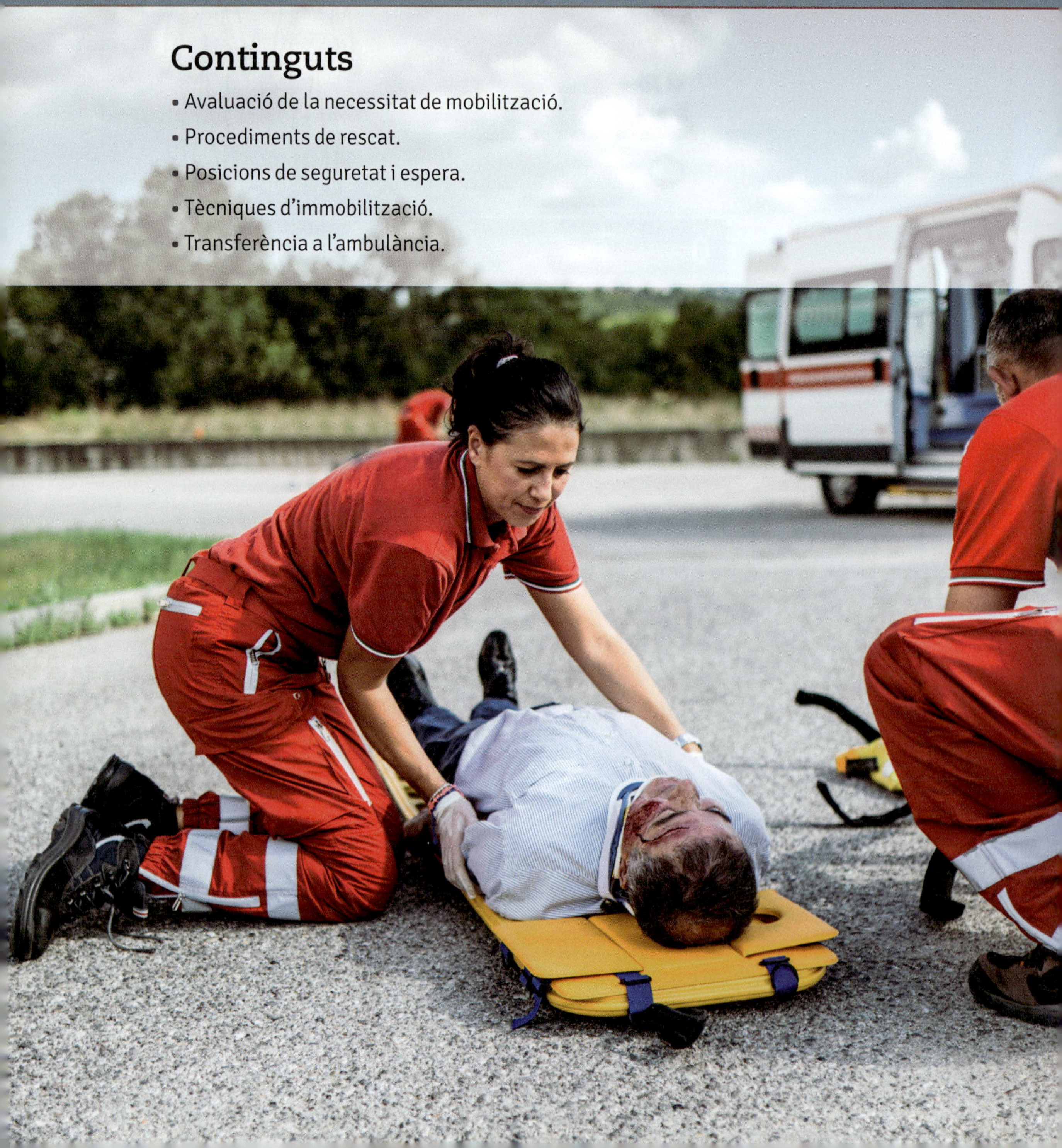

3.1. Avaluació de la necessitat de mobilització

En la prestació de primers auxilis un dels dilemes amb què et trobaràs estarà relacionat amb la mobilització de la víctima: *l'he de moure de lloc?*, *he d'immobilitzar la lesió?*, *he de traslladar la persona al centre sanitari?* Per prendre la decisió mes apropiada en cada situació, hauràs d'avaluar correctament la necessitat de mobilització. Però tingues en compte que, si fas una mobilització de manera inadequada, pots agreujar les lesions de la víctima. (DOC. 3.1)

Per això serà preferible trucar al 112 i esperar que arribi una ambulància. Actualment la cobertura dels serveis d'emergències i transport sanitari és molt àmplia i por arribar a tot el territori en un temps raonable; per això, com a criteri general, és preferible esperar l'arribada d'aquests serveis. De tota manera sovint hauràs de mobilitzar la víctima per alguna d'aquestes raons:

- Per **rescatar-la**, és a dir, per allunyar-la de la zona de perill i traslladar-la a una zona segura. Per exemple en cas d'incendi o d'esfondrament, en un accident de trànsit en què la persona quedi a la carretera, etc.
- Per **deixar-la en una posició còmoda i segura**, mentre espera que arribin els serveis d'emergències i l'atenguin.
- Per **immobilitzar** alguna part del cos, i d'aquesta manera evitar moviments que puguin empitjorar les lesions.
- Per **traslladar** la persona accidentada, des del lloc on es troba fins a la llitera de l'ambulància, ajudant els equips d'emergència i amb els recursos adients.

Tan sols hauràs de traslladar tu la víctima al centre sanitari en un vehicle particular en situacions excepcionals. Per exemple:

- **Quan puguis assegurar que no se li agreujaran les lesions amb el trasllat**. En principi això es compleix per a les malalties (una complicació diabètica, un infart cerebral, etc.), però el neguit que pugui patir la persona que condueixi el vehicle fa augmentar el risc d'un accident de trànsit.
- **Quan el temps que s'ha d'esperar agreuja el pronòstic de la víctima**. Per exemple, perquè no hi ha ambulàncies disponibles, no tens un telèfon mòbil a l'abast, et trobes en un lloc on no hi ha cobertura, etc.

Però, com a norma general, convé que truquis al 112 informant de la situació i que prenguis la decisió d'acord amb els professionals.

***Document** 3.1*

Casos reals

La nit de Sant Joan, la Lucia conduïa un cotxe, però va perdre el control i es va estavellar contra un pal de la llum. La seva companya, la Sílvia, que conduïa un altre cotxe, va veure l'accident i s'aturà a ajudar-la: va incorporar la Lucia i la va treure del vehicle pel seient del davant. Amb els moviments l'accidentada va patir una lesió medul·lar i va quedar paralítica.

***Tingues-ho** en compte!*

- Abans de moure ningú, pensa quins beneficis i quins perjudicis li pots causar.
- Quan sospitis d'una lesió vertebral no moguis la víctima.
- L'evacuació a un centre sanitari no s'ha de fer *tan ràpid com sigui possible*, sinó en *les millors condicions possibles*.
- Cal no asseure una persona que ha patit un accident greu, i encara menys traslladar-la en el seient d'un turisme.

Activitats

1. Quins perills comporta la mobilització inadequada d'una persona accidentada?
2. Perquè s'aconsella «En cas d'accident, no li treguis el casc»?
3. Indiqueu situacions en què considereu preferible traslladar una persona a un centre sanitari en lloc d'esperar els equips professionals. Després discutiu en grup si hi esteu d'acord i en quines circumstàncies ho faríeu.

3.2. Tècniques de rescat

Anomenem **tècniques de rescat** o **trasllat manual** tots aquells procediments que duem a terme per allunyar una persona de la zona de perill i portar-la a una zona segura.

En cada situació hauràs de triar la tècnica més adient de rescat. Ho faràs en funció de tres variables:

- L'**entorn** en què es troba la víctima i el **temps** disponible per traslladar-la. No és el mateix rescatar una persona d'una habitació en perill d'esfondrament que treure un conductor que es troba atrapat dins d'un cotxe accidentat.
- La **capacitat de col·laboració de la víctima**, que facilitarà o dificultarà el trasllat.
- El **nombre de persones que ajuden**. Si sou uns quants, podreu fer servir tècniques més segures per a la víctima i més còmodes per a vosaltres.

Tot seguit explicarem diverses possibilitats de trasllat de la víctima. Primer veurem les que pot fer una *sola persona*, i després, d'altres que es poden fer amb *dues o més persones*.

Tingues-ho *en compte!*

Cal que triïs una tècnica que puguis executar amb seguretat, que no et lesioni ni a tu ni a la víctima.

Tingues-ho *en compte!*

Recomanacions d'ergonomia per evitar-te lesions en el rescat o trasllat de persones:

- Abans de moure la persona, si està en condicions, informa-la sobre el moviment que vols dur a terme i explica-li com hi pot col·laborar.
- Apropa-t'hi tant com puguis, per aproximar els vostres centres de gravetat. Així carregaràs menys la columna.
- Mantingues recta la columna vertebral i aixeca la persona flexionant i estenent els genolls.
- Dirigeix el peu que anirà al davant cap a la destinació del moviment, de manera que el tronc i la columna ja estiguin orientats correctament quan comencis a carregar la persona.
- Procura fer moviments suaus, sense estrebades.
- Mentre estiguis carregant la persona, mantingues els peus separats. Augmentaràs la base de sustentació i mantindràs millor l'equilibri.
- Com més pesi la persona que has de moure, més cura hauràs de tenir quan duguis a terme l'esforç.
- En començar l'esforç expira, per reduir la pressió dins de l'abdomen.
- En el moment de més esforç, contreu els músculs abdominals i els glutis, per estabilitzar la cintura.
- Per moure la persona, fes servir el teu cos com a contrapès.
- Quan estiguis carregant la persona, gira tot el cos en bloc i no només la columna vertebral.

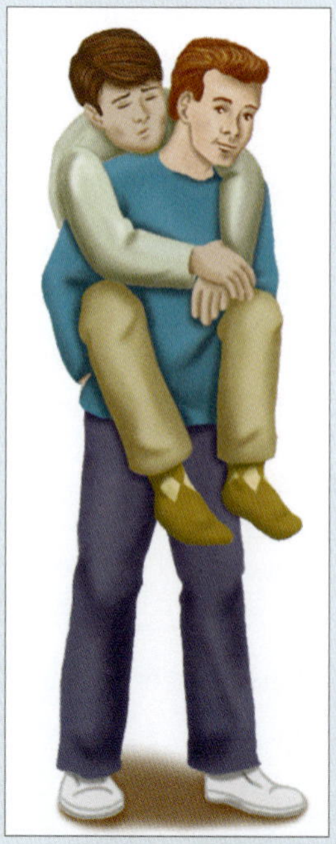

3.2.1. El trasllat manual per part d'un sol socorrista

De les diferents opcions per fer un trasllat o rescat manual, tria la que s'adapti millor a la situació que et trobis, a l'estat de la persona i a l'esforç físic que et requerirà.

Si la víctima pot caminar

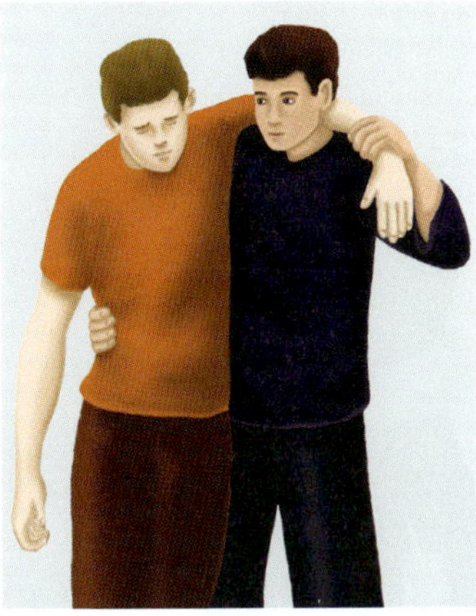

Fig. 3.1.
Trasllat manual amb la maniobra de Rutek.

Si la persona pot caminar, encara que sigui amb ajuda, el trasllat serà més fàcil. Primer hauràs d'ajudar-la a *posar-se dreta* i, després, *traslladar-la*.

- Per posar-la dreta amb seguretat partiràs de la posició de la víctima asseguda a terra:
  1. Posa-li les cames i els peus junts, amb els genolls flexionats.
  2. Posa't dret davant d'ella i situa els teus peus davant dels seus, tocant-los o fins i tot trepitjant-los una mica.
  3. Agafa la víctima pels canells i estira el seu cos cap amunt. Mentre estires, inclina't una mica enrere, sense caure, per fer de contrapès i, així, aconseguiràs que el moviment sigui més suau.
- Per fer el trasllat utilitza la **maniobra de Ruteck**, que consisteix a recolzar la víctima sobre l'espatlla i ajudar-la a caminar. Per fer-ho:
  1. Passa el braç de la víctima per sobre de la teva espatlla i agafa-li el canell amb una mà.
  2. Amb l'altra mà subjecta-la per la cintura.
  3. Camineu fent passes curtes, amb la persona recolzada damunt teu.

Si la víctima està conscient, però no pot caminar

En primer lloc caldrà ajudar-la a posar-se dreta. Després, tria la tècnica més adient segons l'estat de la víctima, el seu pes, les teves forces, la distància, etc. Podràs optar per:

- **Càrrega a cavall**, si es pot subjectar amb les mans sobre el teu pit.
- **Càrrega a coll**. Està més indicada per traslladar infants o persones de poc pes.

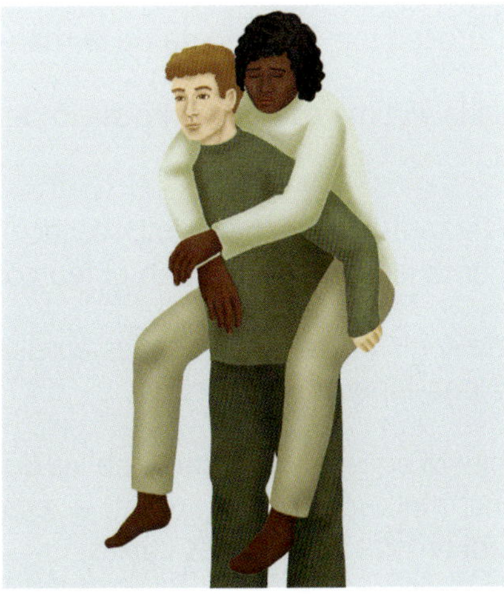

Fig. 3.2.
Trasllat a cavall.

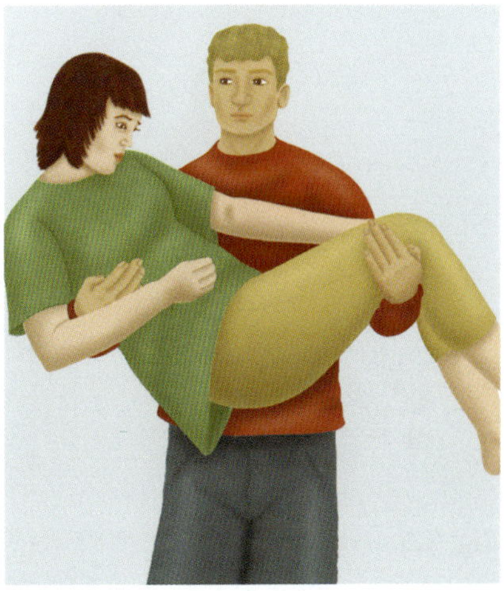

Fig. 3.3.
Trasllat a coll.

- **Càrrega damunt les espatlles**. És una bona opció si la víctima es pot subjectar i tu tens prou força per carregar-te-la a les espatlles amb seguretat i traslladar-la:
  1. Agafa amb la mà esquerra el canell dret de la víctima.
  2. Flexiona els genolls fins que la teva espatlla dreta quedi a l'alçada de la seva pelvis.
  3. Digues-li que s'inclini cap endavant i deixi caure el cos sobre la teva espatlla, alhora que t'aixeques.
  4. Inicia el desplaçament.

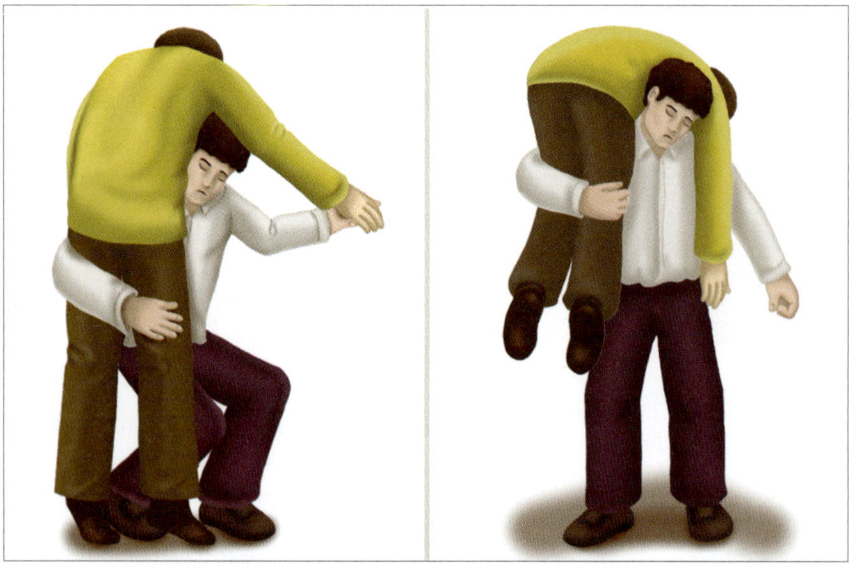

Fig. 3.4.
Trasllat damunt les espatlles.

Si la víctima està inconscient

Si la persona està inconscient o no es pot posar dreta, la podràs moure arrossegant-la. Aquesta és una acció de salvament molt habitual. El procediment més utilitzat es l'anomenada *subjecció de Rautek*, però n'hi ha d'altres.

La subjecció de Rautek

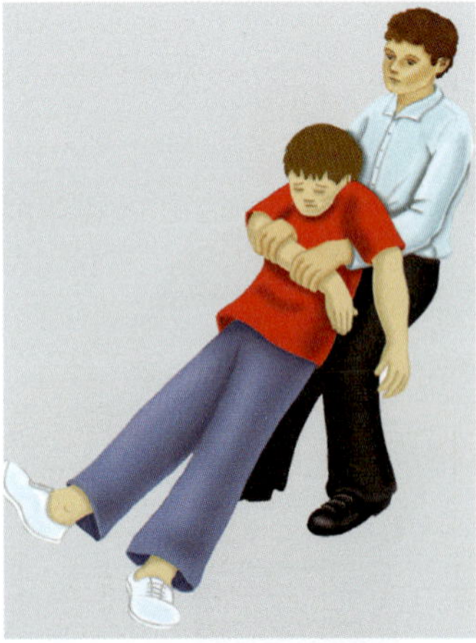

Fig. 3.5.
Subjecció de Rautek per a l'evacuació per part d'un sol socorrista.

Aquest procediment s'executa de la manera següent:

1. Posa la víctima estirada en posició de decúbit supí i agenolla't darrere seu.
2. Subjectant-la pel cap i el coll, vés incorporant-la fins que quedi asseguda, amb el tronc recolzat en el teu cos.
3. Passa-li els braços per sota les aixelles, agafa-li un dels avantbraços i doblega-li per davant del pit.
4. Subjecta aquest avantbraç amb les dues mans, una per cada costat del tronc, i incorpora't lentament, aixecant el cos de la víctima, fins que quedi recolzat a les teves cuixes.
5. Camina enrere fent passes curtes, allunyant la víctima de la zona de perill.

Document 3.2

La maniobra de Rautek per al rescat de l'interior d'un vehicle

Per rescatar una persona inconscient o atrapada dins un vehicle, cal que segueixis el procediment següent:

1. Assegura't que la víctima no té les cames atrapades.
2. Passa els teus braços per sota les seves aixelles. Amb una mà subjecta-li els dos braços, i amb l'altra, la barbeta.
3. Apropa el teu pit a l'esquena de la víctima, perquè li serveixi de suport.
4. Estira la víctima amb cura i extreu-la a poc a poc del vehicle.

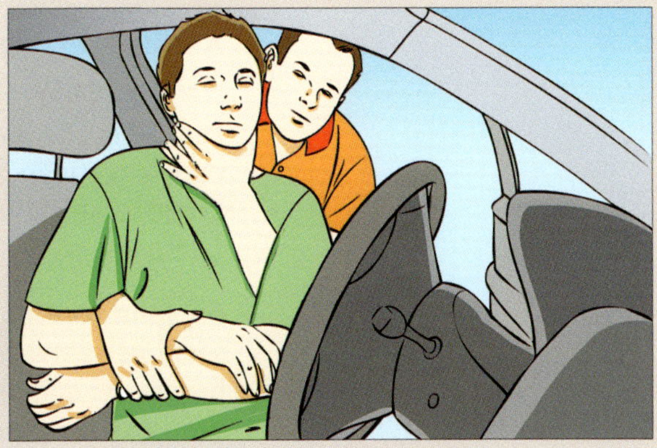

Altres procediments

Hi ha altres procediments per moure una víctima inconscient:

- Si el terra llisca prou, la pots subjectar per les aixelles i estirar-la cap enrere, amb compte.
- Si tens una manta, una estora o alguna cosa semblant, pots posar-hi la víctima al damunt i arrossegar-la.
- Pots lligar els canells de la persona accidentada, agenollar-te darrere seu, passar-te els canells per damunt del cap i deixar-los darrere del teu clatell; així, la víctima et quedarà penjada del coll i la podràs arrossegar movent-te cap enrere.
- També et pots passar pel clatell els canells lligats de la víctima i gatejar endavant, arrossegant-la. Aquest mètode és particularment útil quan hi ha un incendi en un edifici i la manera més segura de moure-t'hi és caminar de quatre grapes.
- Et pots posar la víctima damunt de l'esquena i caminar de quatre grapes fins a sortir de la zona de perill.

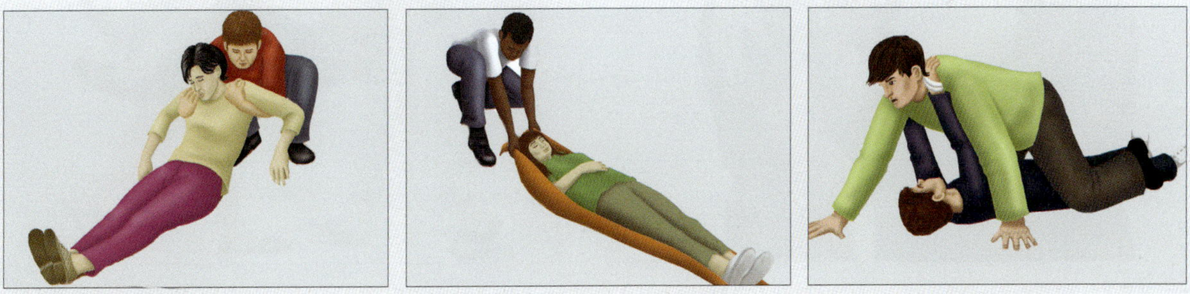

Fig. 3.6. Altres mètodes per arrossegar la víctima fora de la zona de perill.

3.2.2. El trasllat manual per part de dos o més socorristes

Amb més persones podreu aplicar tècniques més segures i que requereixen menys esforç.

Si sou dos socorristes

Hi ha diferents alternatives, que fareu servir segons les necessitats de la víctima i els recursos de què disposeu:

- **A la cadireta de la reina** o **«en quadrat»**. La podreu fer servir quan la persona accidentada es pugui subjectar amb les mans al vostre coll.

  Per dur-la a terme agafareu amb la mà esquerra el canell dret del company o companya i amb la mà dreta el vostre canell esquerre, formant un quadrat, sobre el qual s'asseurà la víctima. Amb les mans se subjectarà a les vostres espatlles.

- **En sella fonda**. És útil quan la víctima està conscient però no pot fer servir les mans per subjectar-se. Per aplicar-la enllaceu un dels vostres braços per sota dels genolls de la víctima i l'altre per darrere de la seva esquena. Aixequeu-la i traslladeu-la caminant al compàs.

- **Aixelles-genolls**. És un mètode de transport útil per travessar punts estrets, com ara les portes de les habitacions.

  Una persona subjecta la víctima per sota de les aixelles i l'altra per sota dels genolls. Camineu al pas, començant a caminar tots dos amb el mateix peu, de manera que durant el trasllat sacsegeu la víctima el mínim possible.

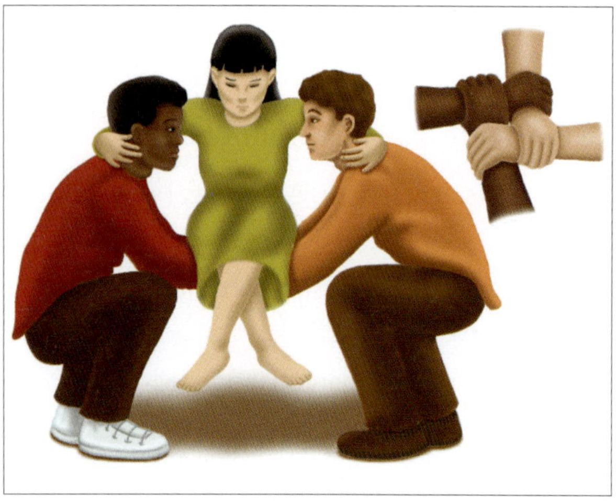

Fig. 3.7.
Trasllat a la cadireta de la reina.

Tingues-ho *en compte!*

També podeu traslladar la persona accidentada sobre una cadira. Serà més fàcil si està conscient, però si està inconscient o molt dèbil, caldrà lligar-la a la cadira amb unes quantes tires de tela ben fixades.

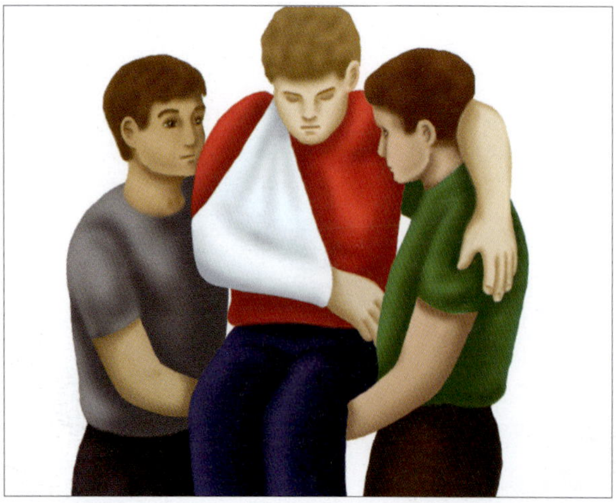

Fig. 3.8.
Trasllat en sella fonda.

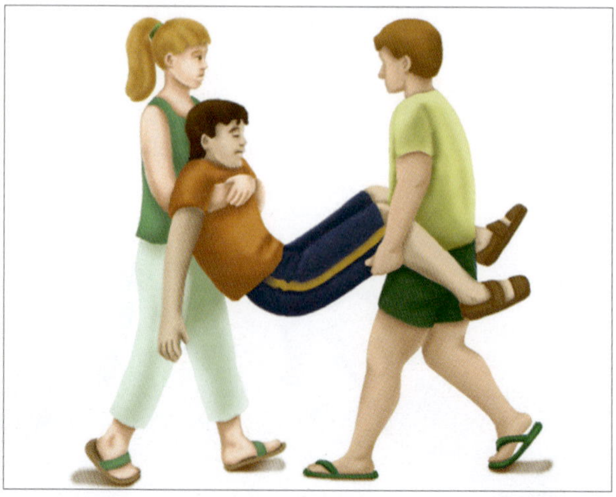

Fig. 3.9.
Trasllat aixelles-genolls.

Si sou més de dos socorristes

Podeu fer servir el **trasllat en llitera** per mobilitzar una víctima inconscient que hagueu de traslladar estirada.

Els socorristes us distribuireu a un costat de la víctima i repartireu les mans per sota de tot el seu cos. La persona que sigui més experimentada subjectarà la part superior de la víctima i tindrà una cura especial de mantenir-li el coll fix.

Us heu de coordinar per incorporar-vos, aixecant la persona en bloc, i per caminar compassadament quan la traslladeu.

Fig. 3.10. Trasllat en llitera.

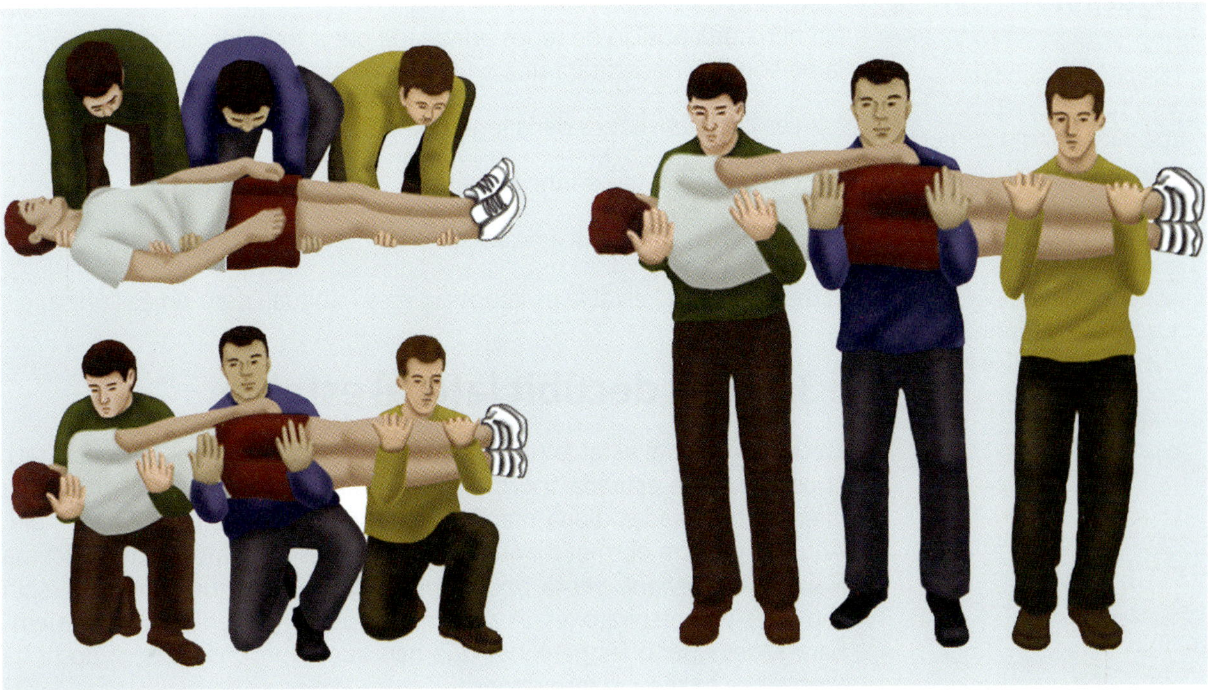

Activitats

4. Per parelles, trieu la tècnica o les tècniques de rescat més indicades per a cada cas. Tingueu en compte si hi ha un sol socorrista o més d'un:

a) Una noia que pesa uns 40 kg que està inconscient dins d'una habitació petita plena de fum d'un incendi.

b) Un senyor que pot caminar, encara que amb dificultat, després d'un accident d'autocar.

c) Una conductora semiinconscient dins d'un cotxe, després d'una col·lisió múltiple.

d) Un noi que ha patit un accident mentre era a la feina. Està conscient i pot col·laborar, però no pot caminar.

e) Una dona conscient, però molt dèbil, que no pot col·laborar gaire.

f) Un senyor inconscient, d'uns 80 kg, que s'ha de treure d'una habitació.

g) Un nen de 7 anys inconscient.

Raoneu cada elecció i expliqueu com duríeu a terme cada procediment.

5. A l'aula o al taller practiqueu en parelles o en grups petits cadascun dels procediments de trasllat de persones accidentades. Mireu de passar per llocs estrets o amb certes dificultats, com portes, escales, obstacles fets amb les taules i cadires de classe, etc.

Mentre unes persones practiquen el procediment, les altres n'avaluareu l'execució i si segueixen correctament les precaucions ergonòmiques. Preneu notes i després comenteu-les a classe.

3.3. Posicions de seguretat i espera

S'anomenen **posicions de seguretat** i espera les diverses maneres com es deixa la víctima tot esperant que arribin els equips sanitaris professionals.

S'apliquen quan la víctima es troba en una zona segura i li has aplicat les atencions que calia. Mentre esperes que arribin els equips professionals, convé que la posis en una posició de repòs que li sigui còmoda, que li alleugi el dolor i que eviti que les lesions s'agreugin.

Tingues-ho *en compte!*

També has d'ajudar la víctima a mantenir una temperatura corporal estable. Si la pell se li refreda o té sensació de fred, mira de tapar-la amb una manta, abrics, jaquetes... Si té calor, refresca-la ventant-la o bé remullant-li la pell amb un drap humit i ventant-la després.

No hi ha una posició de repòs adequada per a totes les víctimes, sinó que la persona en necessitarà una o una altra segons:

- Les característiques de la lesió que pateix.
- L'estat de les seves funcions vitals.
- El seu estat de consciència.

El *decúbit lateral estable* es la posició més habitual, però no és l'única.

3.3.1. El decúbit lateral estable

En decúbit lateral estable (també anomenat posició lateral de seguretat), la persona està estirada sobre un costat, amb les extremitats superiors i inferiors disposades d'una manera que impedeixin que el seu cos es giri. Aquesta postura permet mantenir lliures les vies respiratòries de la víctima i, si vomita o sagna per la boca o per la gola, evita que el líquid s'aspiri cap a les vies respiratòries. A més, és la postura preferible per a les embarassades i per a les persones que han quedat inconscients, si no hi ha problemes cardíacs o respiratoris.

El procediment per posar la víctima en aquesta postura és el següent:

1. Agenolla't al costat de la víctima i col·loca-la en decúbit supí, amb les extremitats inferiors estirades.
2. Disposa-li el braç més proper a tu en angle recte, de manera que la mà quedi per sobre del seu cap i el palmell mirant cap amunt.
3. Passa-li el braç més allunyat per damunt del seu pit fins que el dors d'aquesta mà recolzi en la galta més propera a tu.
4. Flexiona-li el genoll del costat contrari, de manera que la planta del peu quedi recolzada al terra.
5. Mantenint una mà contra la seva galta i l'altra per sobre del genoll flexionat, estira la persona per fer-la girar cap a tu.
6. Ajusta les extremitats perquè la víctima quedi tan còmoda com sigui possible.
7. Gira-li el cap una mica enrere, per assegurar-te que la via aèria quedi oberta.
8. Ajusta la mà que és sota de la galta per mantenir la inclinació del cap.

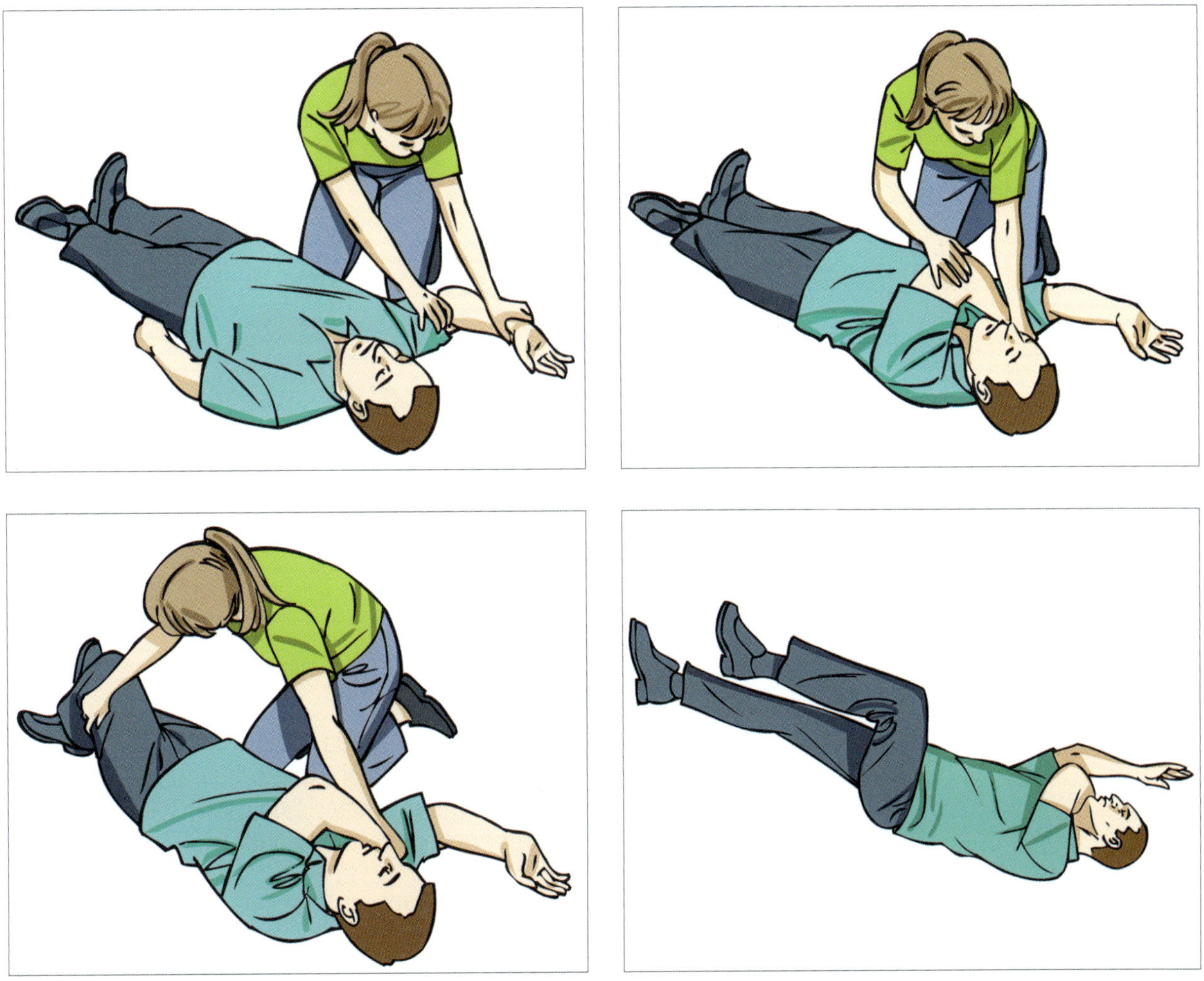

Fig. 3.11. Seqüència d'actuacions per col·locar la víctima en decúbit lateral estable.

Tingues-ho *en compte!*

Si la víctima s'ha d'estar més de trenta minuts en posició de recuperació, tomba-la cap a l'altre costat, per alleujar la pressió sobre el braç que queda a sota.

3.3.2. Altres posicions de seguretat

Altres posicions de seguretat i espera son el *decúbit supí*, el *decúbit supí en flexió*, i la *posició semiasseguda*, entre altres.

El decúbit supí

És la postura en la qual la persona està estirada de panxa enlaire. La col·locaràs així quan calgui fer-li una compressió cardíaca, quan pensis que pot ser que calgui en poc temps i també quan sospitis que pateix lesions vertebrals.

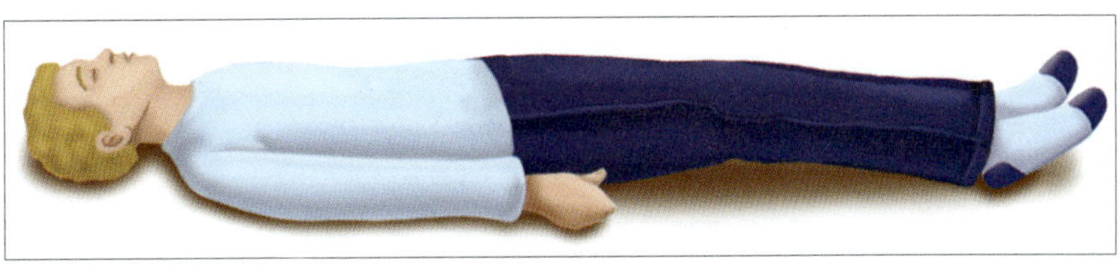

Fig. 3.12. Posició d'espera en decúbit supí.

El decúbit supí en flexió

En aquesta postura la víctima estarà estirada de panxa enlaire, però amb les extremitats inferiors lleugerament flexionades i el cap recolzat en coixins o mantes plegades. D'aquesta manera s'aconsegueix deixar la musculatura abdominal relaxada, cosa necessària quan la persona ha patit un cop o una ferida a l'abdomen.

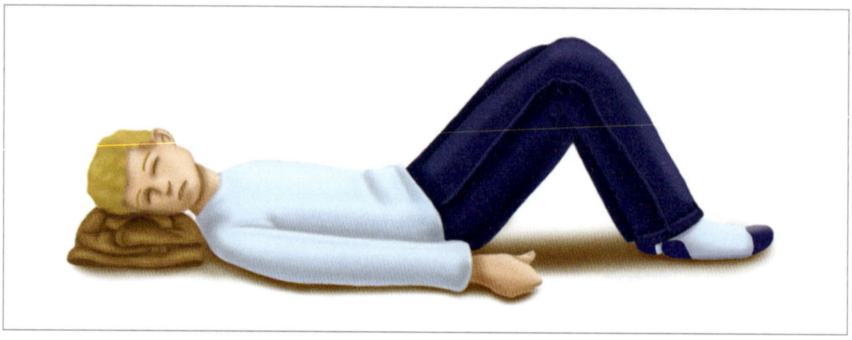

Fig. 3.13. Posició d'espera en decúbit supí en flexió.

Posició semiasseguda

En aquesta posició la persona està asseguda, però amb el tronc reclinat uns 30° respecte a l'horitzontal. És la millor posició quan li costi respirar, per exemple per un atac d'asma, per la inhalació de gasos irritants, per un infart del cor o per una insuficiència cardíaca de qualsevol origen.

Es pot aconseguir amb facilitat recolzant-li l'esquena i el cap en el respatller d'una cadira invertida o bé damunt de coixins, mantes o altres objectes que puguin fer aquesta funció.

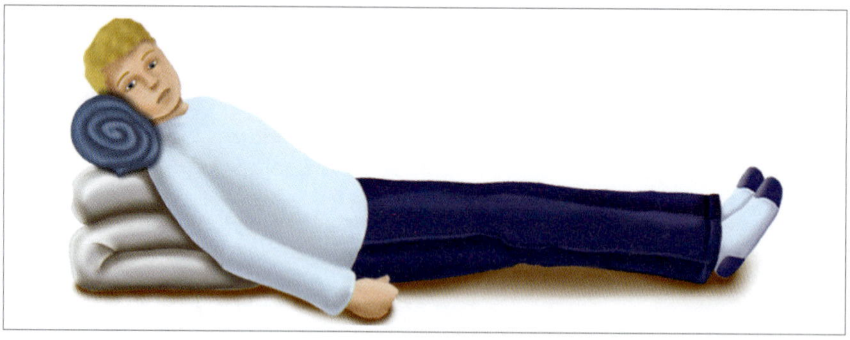

Fig. 3.14. Posició d'espera amb la persona semiasseguda.

Activitats

6. Completa la taula següent especificant, per a cada una de les posicions de seguretat que has estudiat, en què consisteix i en quines situacions de primers auxilis està indicada.

Posició	En què consisteix?	Està indicada quan...
Decúbit lateral estable		
Decúbit supí		
Decúbit supí en flexió		
Semiasseguda		

7. Per parelles, practiqueu a l'aula taller la col·locació d'un company o companya «accidentats» en posició de decúbit lateral estable i en cadascuna de les postures explicades. Ho podreu recordar millor si ho practiqueu.

3.4. Tècniques d'immobilització

Les **tècniques d'immobilització** són els procediments que impedeixen el moviment d'un membre lesionat.

Tingues-ho *en compte!*

Si sospites d'una lesió vertebral (i medul·lar), els mateixos professionals del 112 t'aconsellaran que no facis cap maniobra d'immobilització mentre esperes, excepte immobilitzar el tronc de la persona en la posició en què es troba.

Quan consideris que les lesions a les extremitats de la víctima necessiten atenció professional urgent, cal que truquis al 112 perquè t'aconsellin si l'has de traslladar o esperar l'atenció professional al lloc on us trobeu. En aquest cas els professionals s'encarregaran de fer una immobilització amb els equips i les tècniques més adients per poder fer un trasllat segur.

Si has de traslladar la víctima o has d'esperar més de vint minuts els professionals, i valores que fer-ho no suposa cap perill, val la pena immobilitzar la zona afectada, perquè així reduiràs el dolor i evitaràs que els moviments involuntaris de l'extremitat agreugin les lesions.

3.4.1. Tècniques generals d'immobilització

El producte sanitari adient per immobilitzar és la fèrula comercial apropiada. Però com que en primers auxilis difícilment tindràs a mà aquests dispositius, els hauràs d'improvisar amb els materials que tinguis a l'abast: una manta cargolada va molt bé per a les extremitats inferiors; uns diaris o unes revistes, per al braç o l'avantbraç. També són útils un paraigua, uns bastons, unes fustes, etc.

Procediment general d'immobilització en primers auxilis

Tingues-ho *en compte!*

Si sou més d'una persona, una mantindrà immòbil la zona ferida mentre l'altra aplica la immobilització corresponent.

El procediment que cal que segueixis en qualsevol procés d'immobilització és el següent:

1. Procura que la persona accidentada estigui en una posició còmoda.
2. Si es tracta d'una fractura oberta, atura l'hemorràgia i tapa o embena la lesió amb una tela neta abans d'immobilitzar l'extremitat.
3. No intentis redreçar els fragments ossis, ni col·locar-los al seu lloc (del que se'n diu *reduir la fractura*).
4. Prepara una fèrula que immobilitzi tant l'articulació proximal a l'àrea lesionada com la distal.
5. Embolica l'àrea amb una tovallola o un altre material tou.
6. Immobilitza la zona, mantenint les parts afectades en la posició en què es trobin, sense intentar redreçar-les.
7. Fixa la fèrula a l'extremitat lesionada amb tires de roba, però sense lligar-la tan fort que dificulti la circulació sanguínia.
8. Uns minuts després d'haver fixat la fèrula, observa si els dits queden freds o s'inflen, dos signes que indiquen que la sang no circula correctament.

Quan s'immobilitzen els membres superiors, el procediment es completa amb un *cabestrell*.

Immobilització amb un cabestrell

Serveix tant per immobilitzar una clavícula fracturada com per acabar d'immobilitzar una extremitat superior. El procediment d'elaboració del cabestrell és aquest:

1. Pots fer servir un mocador de coll, una bufanda ampla o un llençol doblegat diverses vegades. Doblega'l per les puntes oposades, de manera que formi un triangle.
2. Subjecta l'avantbraç lesionat amb la part ampla i passa les puntes per darrere del coll de la víctima.
3. Lliga les puntes de manera que l'avantbraç quedi subjecte, però sense comprimir l'articulació de l'espatlla.
4. Si tens un imperdible, fes-lo servir per subjectar el tercer vèrtex del triangle, perquè immobilitzi millor el colze.

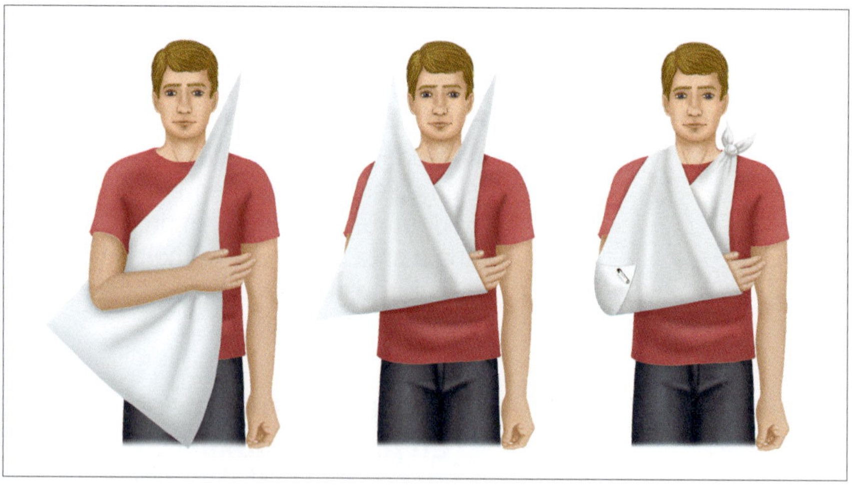

Fig. 3.15. Procediment per fer un cabestrell.

3.4.2. Immobilització de diferents membres

Pots fer servir variacions del procediment general per immobilitzar altres àrees.

Immobilització dels membres superiors

Per immobilitzar els membres superiors, actua així:

- El **canell**. Embolica'l amb una tovallola, des de vora el colze fins a la meitat dels dits de la mà. Per sobre posa-hi un bastó o una revista plegada i lliga-ho tot bé amb uns cordills o amb unes voltes de bena.
- El **braç** i l'**avantbraç**. Segueix un procés similar a l'anterior per immobilitzar fins per sobre del colze (en el cas de l'avantbraç) o fins a l'espatlla (si has d'immobilitzar el braç). Acaba el procediment amb un cabestrell.
- El **colze**. Immobilitza'l tal com està, sense corregir la postura. Fes servir un cabestrell si està flexionat o una fèrula subjecta al cos (des de l'espatlla fins a la mà) si està estès.

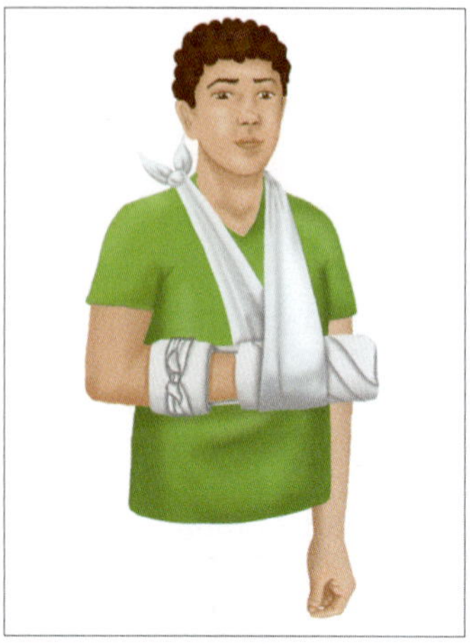

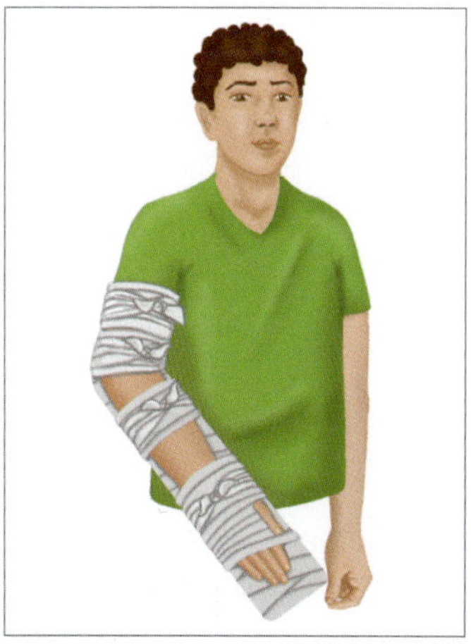

Fig. 3.16. Immobilització dels membres superiors.

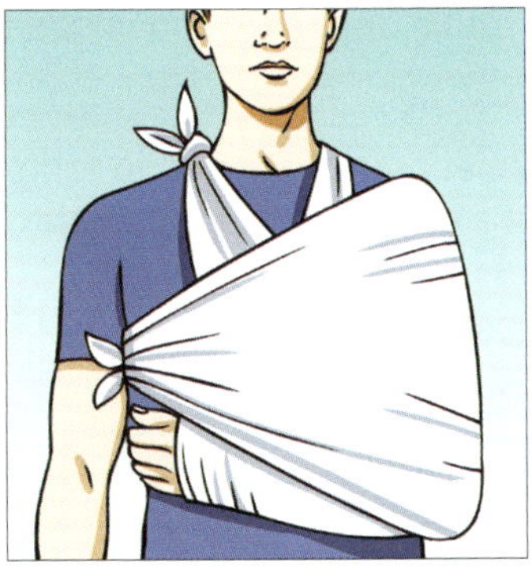

Fig. 3.17. Immobilització amb contraxarpa.

Immobilització de la clavícula

S'aconsegueix immobilitzant l'extremitat superior. Complementaràs el cabestrell amb una *contraxarpa*, és a dir, amb un segon mocador o una bena que fixin el cabestrell al cos.

Immobilització dels membres inferiors

Has de posar la persona ferida estirada a terra i, si és possible, alinear l'extremitat lesionada amb la sana.

Si la lesió és a la **cuixa**, has d'encanyar-la des del maluc fins al turmell i, si és a la **cama**, des de la cuixa fins al peu. Posa els lligams de la fèrula equidistants i separats de la ferida. Aquest membre el pots immobilitzar fixant-lo al membre sa.

Si has d'immobilitzar el **turmell**, treu-li la sabata a la víctima i, amb una tovallola o un objecte similar, fes una flassada i embolica-li el peu, i subjecta tot el conjunt amb dues lligadures, una a l'alçada del turmell i l'altra al tou del peu.

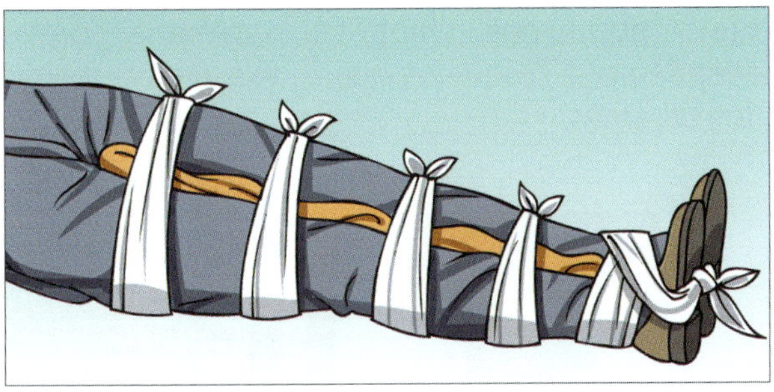

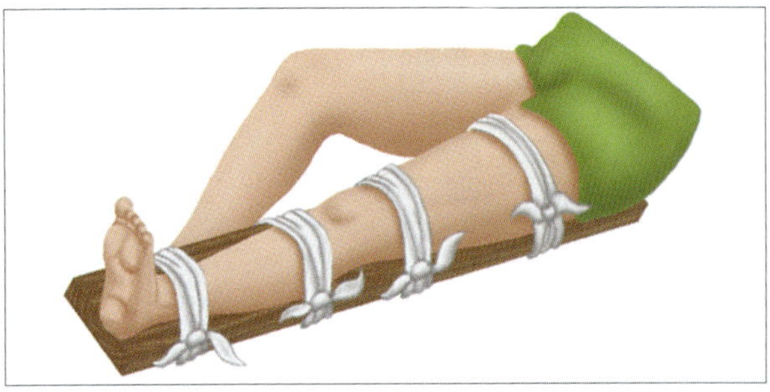

Fig. 3.18. Immobilització del fèmur.

3.4.3. La immobilització amb recursos professionals

Els professionals disposen de tot un conjunt d'equips d'immobilització adients per a cada situació, que són fàcils d'aplicar i que no agreugen les lesions de la víctima. Si coneixes els més comuns, podràs ajudar-los millor quan calgui:

- **Fèrula de buit**. Immobilitza el membre sense comprimir-lo excessivament. És una bossa de lona farcida de boletes de poliestirè i d'aire. Una vegada col·locada, s'obre una vàlvula per extreure l'aire fins que agafa la rigidesa necessària.

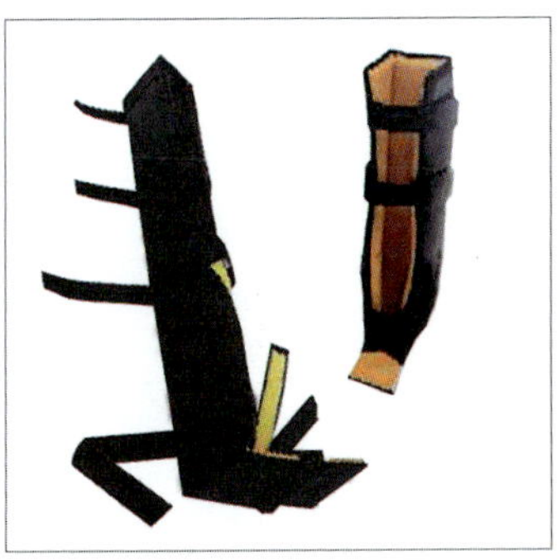

Fig. 3.20. Fèrula rígida.

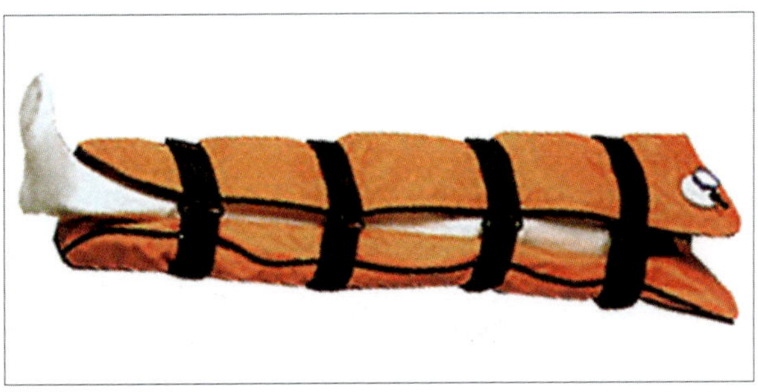

Fig. 3.19. Fèrula de buit.

- **Fèrula rígida**. És un dispositiu dur que es fixa a l'extremitat i se subjecta amb cintes de fixació al diàmetre adequat.

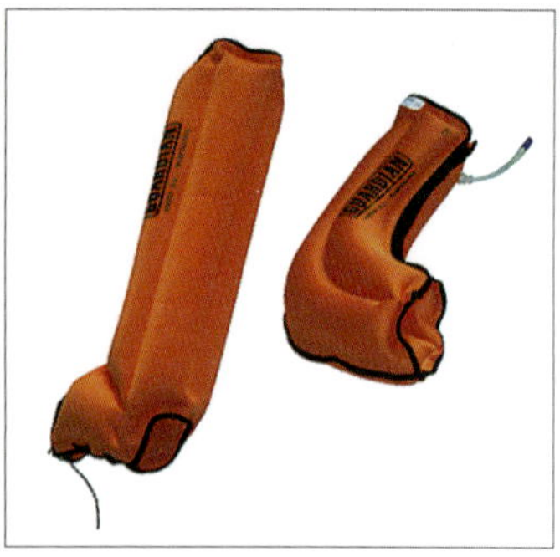

Fig. 3.21.
Fèrula neumàtica.

- **Fèrula neumàtica**. Es torna rígida quan s'infla amb aire, una vegada col·locada.
- **Fèrula de tracció**. Immobilitza i alhora permet exercir una tracció sobre la fractura del membre inferior. El seu sistema de col·locació és complex.

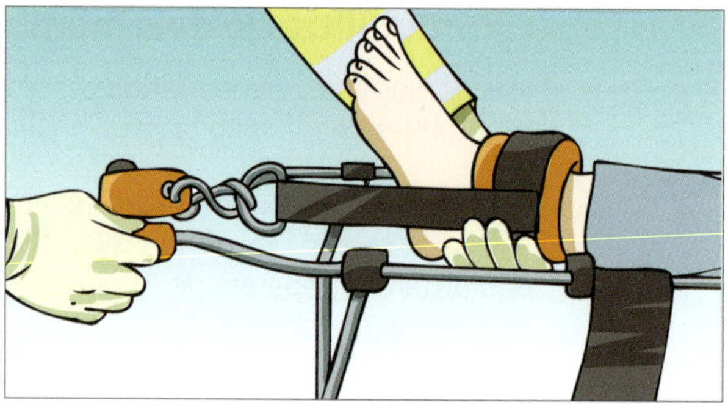

Fig. 3.22.
Col·locació d'una fèrula de tracció.

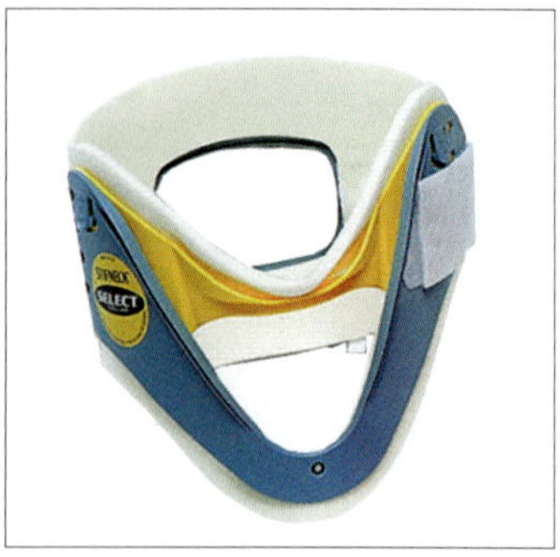

Fig. 3.23.
Collar ortopèdic.

- **Collar ortopèdic**. És un dispositiu que impedeix els moviments del coll, cosa que evita que s'agreugin les possibles lesions vertebrals.
- **Armilla espinal**. És un dispositiu que immobilitza la columna. Consisteix en una carcassa rígida per a l'esquena, que es fixa al davant amb unes cintes, com si fos un arnès.

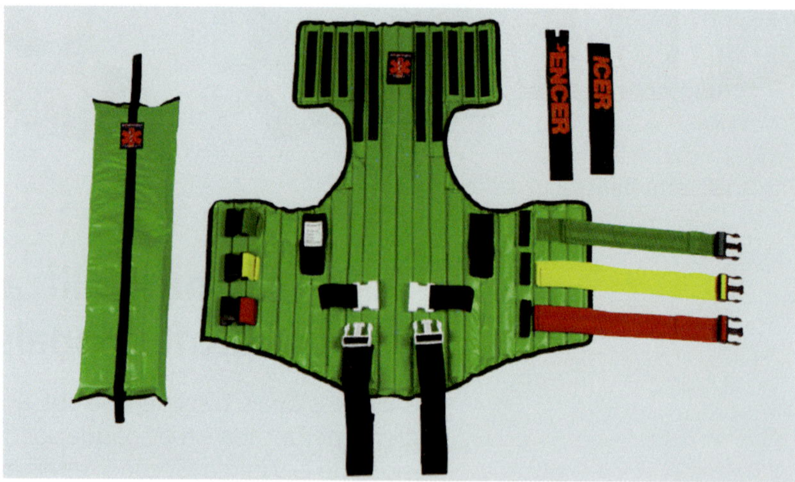

Fig. 3.24. Armilla espinal.

Activitats

8. Practiqueu al taller diferents tècniques d'immobilització:
   - El dia triat porteu materials diferents –millor que no es facin malbé– per improvisar fèrules: tovalloles, revistes, fustes, llençols, tires de roba, bastons, cordills, etc. Feu servir la imaginació.
   - Dividiu-vos en grups de tres: dos socorristes i una persona accidentada.
   - La professora o professor us indicaran la zona que heu d'immobilitzar i el temps que teniu per fer-ho.
   - Feu la immobilització aplicant alguna de les tècniques apreses.
   - Quan s'acabi el temps, expliqueu l'opció escollida i com heu resolt les dificultats que us han sorgit. Demostreu el resultat obtingut.
   - En el torn següent, canvieu-vos els papers i porteu a terme un altre procediment.
9. En grups petits, busqueu informació sobre diferents dispositius d'immobilització utilitzats pels equips d'emergències. De cadascun d'ells: mostreu-ne una fotografia i descriviu-lo, expliqueu per a què s'utilitza i com es col·loca.

3.5. Transferència a l'ambulància

Quan arribin els equips d'emergència encara et poden demanar ajuda per *recollir la víctima* amb la llitera i *traslladar-la a la llitera de l'ambulància*. Recorda que els trasllats es fan amb més seguretat entre tres persones que entre dues. De tota manera, ara la responsabilitat i les decisions les prendran els i les professionals i tu hi col·laboraràs, si estàs en disposició de fer-ho, seguint les instruccions que et donin.

Tingues-ho *en compte!*

Sempre cal moure la víctima amb molta cura, per no causar-li més dolor o agreujar-li les lesions.

3.5.1. La recollida de la víctima

Aquests professionals decidiran l'estri que faran servir per a la recollida (normalment un *tauler espinal* o una *llitera de pales*) i la tècnica que empraran. (DOC. 3.3)

Document 3.3

Dispositius de trasllat més comuns

- El **tauler espinal**. És una taula rectangular de plàstic rígid, amb uns forats per agafar-la i unes corretges per fixar-hi la víctima i mantenir el seu cos totalment rígid.
- La **llitera de cullera** o **de pales**. És com dues mitges llliteres, l'esquerra i la dreta, anomenades pales. Són lleugerament còncaves i s'articulen pel cap i pels peus mitjançant un sistema senzill, i són de longitud adaptable. És molt útil per recollir víctimes en llocs poc accessibles.

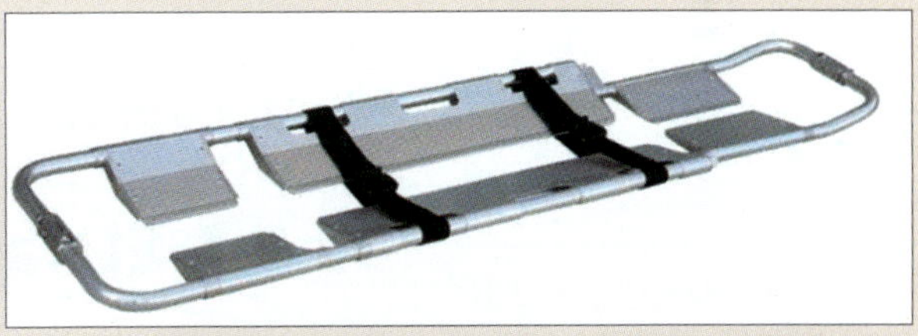

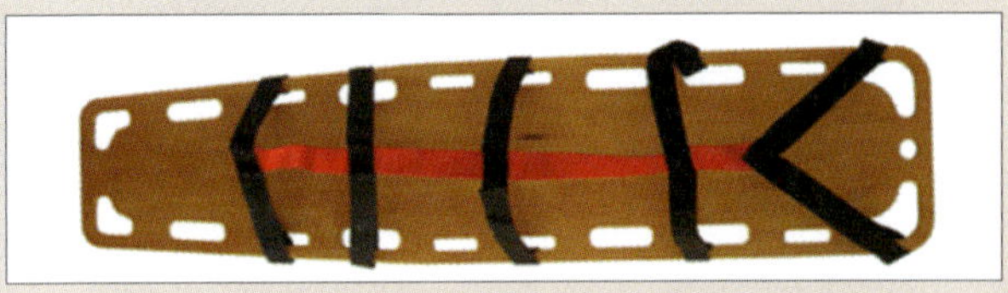

Recollida amb un tauler espinal

L'opció més recomanable és utilitzar la *càrrega en bloc*, que s'executa de la manera següent:

1. Estireu la víctima panxa enlaire.
2. Si sou quatre persones us heu de coordinar:
   - Dos de vosaltres poseu-vos drets i amb les cames obertes, per sobre de la víctima. L'un l'agafarà pels peus, i l'altra, per la cintura.
   - Una tercera persona, la més experimentada, se situarà davant les altres, darrere el cap de la víctima. S'encarregarà de la mobilització del coll i l'espatlla.
   - La quarta persona es col·locarà als peus de la víctima amb la llitera preparada.
3. Quan tothom estigui preparat, la quarta persona dóna l'ordre d'aixecar la víctima tots alhora en bloc. Llavors fa lliscar la llitera per sota del cos de la víctima i entre les cames dels dos socorristes que estan situats al mig.
4. Després només caldrà deixar suaument la persona damunt la llitera.

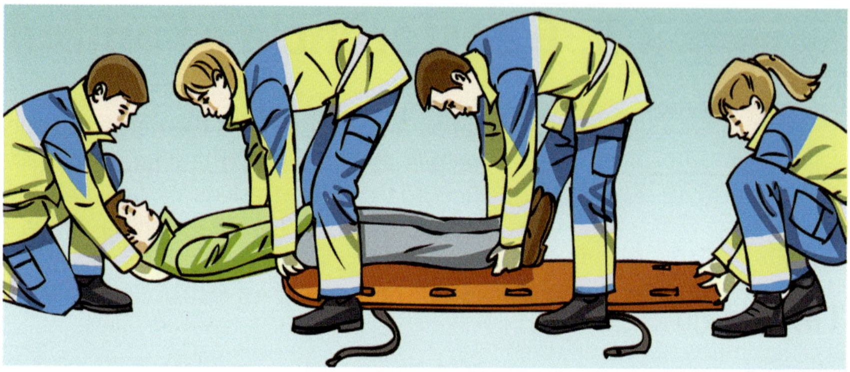

Fig. 3.25. Procediment de càrrega en bloc per traslladar la víctima a una llitera.

Recollida amb una llitera de pales

Com que la llitera disposa de dues pales, la recollida es podrà dur a terme sense moure massa la víctima:

1. Aixequeu la meitat dreta de la víctima amb suavitat i poseu una pala per sota d'aquest costat.
2. Seguint el mateix procediment, poseu l'altra pala sota l'altre costat de la víctima.
3. Acobleu les dues pales i fixeu els ancoratges que les uneixen.

3.5.2. El trasllat a l'ambulància

Per transportar la llitera fins a l'ambulància, és imprescindible tenir molta cura. Quan la traslladeu per pendents o per terrenys irregulars convé fixar-hi la víctima per evitar que pugui caure.

Per amortir el balanceig de la llitera en caminar, els socorristes caminareu compassadament, però amb el pas canviat (una persona començarà amb el peu dret i l'altra, amb l'esquerre). Camineu amb passes curtes, rítmiques, i amb una cadència moderada, fent moviments suaus. Procureu que la llitera estigui sempre horitzontal, excepte quan circuleu per un pendent, cas en què haureu de mantenir el cap de la víctima sempre a un nivell una mica més alt.

El procediment de transferència a la llitera de l'ambulància depèn de l'equip utilitzat:

- El tauler espinal s'acobla directament a la llitera de l'ambulància.
- Si s'ha fet servir una llitera de pales, es retiren les pales quan s'hagi col·locat la persona damunt la llitera de l'ambulància. Només cal obrir els ancoratges de les pales i retirar cadascuna d'elles pel seu costat.

Tingues-ho *en compte!*

És imprescindible que totes les persones que participen en la transferència es coordinin perfectament. Per aconseguir-ho, cal que totes, siguin professionals o no, sàpiguen què cal fer a cada moment.

Activitats

10. Practiqueu a classe la tècnica de recollida en bloc sobre una llitera manual i el trasllat de la persona. Anoteu les dificultats que trobeu per fer-ho i després comenteu-les en grup.

11. Si disposeu d'una llitera de pales, practiqueu en grups petits la recollida de la víctima, el trasllat i la transferència a una altra superfície.

12. Poseu damunt d'un pupitre de classe un got de plàstic amb aigua, i traslladeu el pupitre entre quatre per dins de l'aula o pel passadís, sense que vessi l'aigua del got. Un exercici encara més difícil és pujar el pupitre per les escales a un altre pis.

Ara **practica**!

Avaluació, rescat i trasllat de la víctima

Plantejament

En aquesta activitat practicareu el que heu après en aquesta unitat formativa que cal fer davant d'una situació de primers auxilis que requereix l'aplicació de tècniques d'immobilització o mobilització de la víctima, i gravareu les vostres actuacions en vídeo.

Aquesta pràctica la podeu fer en hores lectives o bé fora del centre.

Desenvolupament

- Treballareu en grups, com a mínim de tres persones, en què una farà el paper de víctima; una altra, de socorrista; una altra, de segon socorrista, de l'operadora del 112, etc. La dimensió del grup dependrà de les persones implicades en la situació plantejada.
- Descriviu el cas i la situació en què haureu d'intervenir. Per exemple:

  A la nit, en un habitació de la casa de colònies, ha saltat una espurna de la llar de foc i ha calat foc a un matalàs. Hi ha molt de fum i tots heu sortit de l'habitació. Però un minut després us adoneu que en Jordi no ha sortit. El crideu des de fora i no contesta.

  Al vídeo començareu descrivint l'escenari abans de dur a terme el procediment.
- Prepareu el procediment complet que seguireu. Recordeu que en general consta dels passos següents, però que pot variar en alguns casos:
  - Valoració de l'entorn i adopció de mesures d'autoprotecció i protecció.
  - Rescat, amb la tècnica més adequada en funció de les circumstàncies i els recursos del moment.
  - Avaluació d'emergència de la víctima: si està conscient, si respira i si sagna.
  - Avaluació d'urgència: valoració del grau de consciència, de les activitats sensitiva i motora i dels signes vitals. Identificació de les lesions.
  - Alerta als serveis d'emergència. Porteu a terme la conversa, comunicant la informació que us demanin.
  - Col·locació de la persona en una posició d'espera còmoda i segura.
  - Col·laboració en les operacions de recollida i trasllat (aquí necessitareu altres persones).
- Porteu a terme la simulació i l'enregistrament.
- Els enregistraments els entregareu a la professora o professor, que en seleccionarà alguns per veure'ls a classe. Prepareu-vos per contestar les preguntes dels companys i companyes sobre les accions efectuades.

4 *Nucli formatiu*

Aplicació de tècniques de suport vital bàsic i desfibril·lació externa

Continguts

- La ressuscitació cardiopulmonar (RCP).
- L'algoritme de SVB per a persones adultes.
- L'algoritme de SVB pediàtric.
- L'obstrucció de la via aèria per cossos estranys (OVACE).
- Casos en què és preferible no reanimar.
- El mètode Utstein per a la recollida sistemàtica de dades.

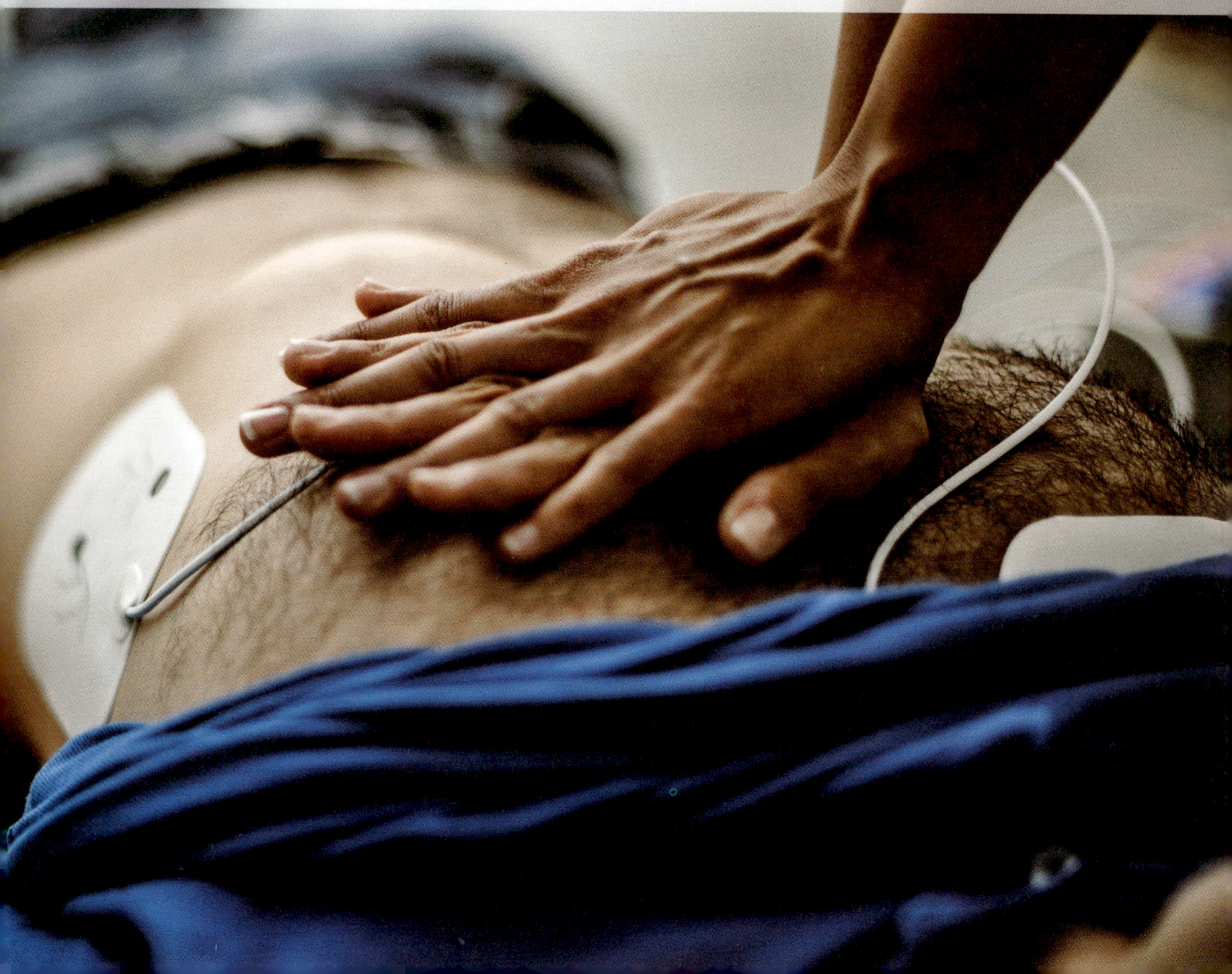

4.1. La ressuscitació cardiopulmonar

Una de les situacions més compromeses amb què et pots trobar és una persona amb una aturada cardiorespiratòria, i no és un fet infreqüent en primers auxilis. Afortunadament, de vegades l'aturada es pot revertir, si s'inicia ràpidament una *ressuscitació cardiopulmonar* apropiada.

La **ressuscitació cardiopulmonar (RCP)** és el conjunt de maniobres destinades a restablir les funcions vitals, momentàniament interrompudes per una aturada cardiorespiratòria.

La RCP substitueix la respiració i la circulació sanguínia aturades, amb l'objectiu de mantenir la funció cerebral fins que es recuperin la respiració i la circulació espontànies.

4.1.1. El suport vital

La RCP aplicada en situacions de primers auxilis es coneix com a **suport vital**.

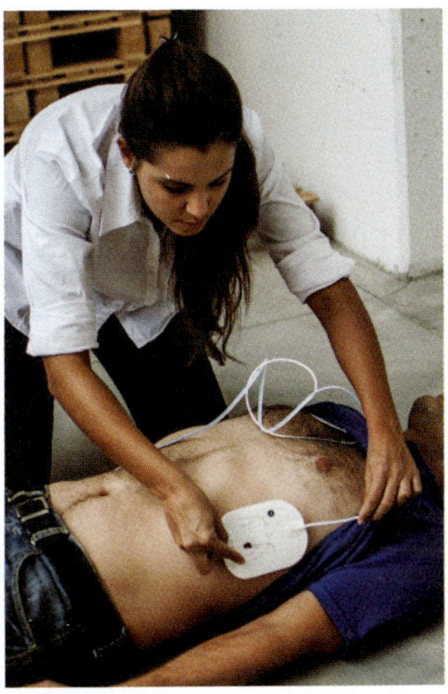

Fig. 4.1.
El suport vital bàsic augmenta les probabilitats de supervivència en cas d'ACR.

Com que l'aturada cardiorespiratòria es presenta de manera imprevisible i sobtada, el suport vital s'aplicarà al lloc on es troba la víctima i amb els recursos de què es disposi. Segons aquesta disponibilitat, es diferencien dos nivells d'atenció:

- **Suport vital bàsic (SVB)**. L'apliquen, de manera immediata, les persones que presencien el fet o es troben la víctima, al mateix lloc en què es produeix l'esdeveniment i sense cap equip específic. Consisteix en compressions manuals del tòrax i insuflació dels pulmons amb aire espirat.

  En aquest nivell s'inclou la utilització de desfibril·ladors semiautomàtics, uns dispositius dissenyats perquè els pugui utilitzar qualsevol persona seguint les indicacions que dicta el mateix dispositiu o que va donant un operador telefònic d'emergències. (DOC. 4.2) Aquests desfibril·ladors s'han de poder localitzar amb facilitat amb la implantació de *Programes d'accés públic a la desfibril·lació*. (DOC. 4.3) Dins del suport vital bàsic també s'inclouen les tècniques senzilles utilitzades per resoldre l'ennuegament o obstrucció de la via aèria per un cos estrany (OVACE).

- **Suport vital avançat (SVA)**. És el conjunt de tècniques de maneig de la situació, que són competència exclusiva del personal sanitari. S'utilitzen equips específics i tècniques complexes.

Document 4.1

La ressuscitació cardiopulmonar salva vides

Un policia nacional fora de servei va salvar la vida d'un bebè, implicat en un accident de trànsit a la localitat navarresa de Lizoain. El policia va trobar un cotxe sinistrat, del qual va sortir un home amb un bebè inconscient als braços. L'agent el va tapar amb una manta que portava i li va aplicar maniobres de ressuscitació. El bebè va començar a recuperar el color de la pell i a reaccionar als estímuls. Després el van traslladar en ambulància a l'Hospital Virgen del Camino, de Pamplona.

Font: Europa Press (http://www.europapress.es), 27 de desembre de 2013.

Document 4.2

Dispositius desfibril·ladors: el DEA i el DESA

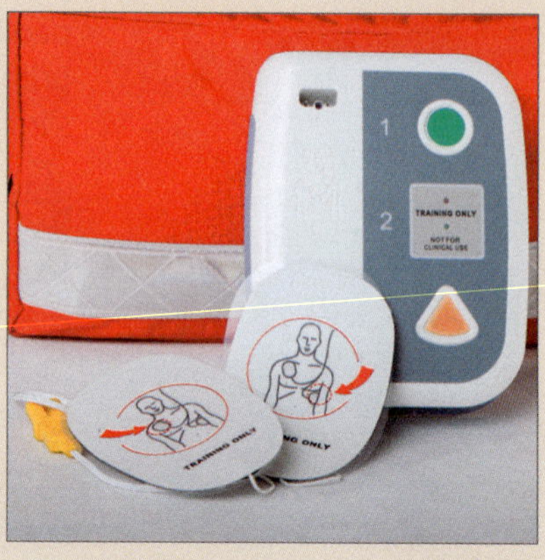

El desfibril·lador extern és un dispositiu que analitza el ritme cardíac, identifica les arítmies mortals que es poden resoldre amb desfibril·lació i administra una descàrrega elèctrica amb la finalitat de restablir el ritme viable, d'una forma molt segura.

És un aparell d'una mida aproximada de 30 × 30 × 9 cm i que pesa 2,75 kg. És resistent als cops i a les interferències elèctriques; impermeable, perquè es pugui utilitzar en cas de pluja, i pot treballar a temperatures d'entre 0 i 50 °C. Tampoc emet ones electromagnètiques, de manera que es pot utilitzar en un avió en vol.

Segons l'autonomia que tenen, es diferencien el desfibril·lador extern automàtic (DEA) i el desfibril·lador extern semiautomàtic (DESA). Aquest últim està dissenyat perquè el puguin fer servir persones sense formació sanitària, seguint les instruccions parlades o visibles que l'aparell anirà donant. Per aquesta raó els dispositius accessibles per ser utilitzats en primers auxilis, estrictament parlant, són DESA, tot i que en aquest llibre ens hi referirem com a DEA, perquè és el terme que usen els organismes oficials.

Document 4.3

Programes d'accés públic a la desfibril·lació (APD)

L'aturada cardíaca sobtada és la principal causa de mort a Europa. Si està causada per una fibril·lació ventricular i té lloc amb la presència de testimonis, una proporció apreciable de les víctimes podrien sobreviure, si en els primers minuts s'administra un xoc elèctric mitjançant un desfibril·lador.

Per això l'ILCOR, en les seves recomanacions de 2015, insisteix en el desenvolupament de Programes d'*accés públic a la desfibril·lació (APD)*: instal·lar DEA a les zones on s'esperi que com a mínim cada dos anys es produeixi una aturada cardiorespiratòria presenciada. Així, es promou:

- Que els DEA estiguin a l'abast de tothom en llocs on hi hagi moltes persones: fàbriques, centres comercials, supermercats, aeroports, estadis esportius, avions, estacions de tren, etc.
- Que en aquests llocs hi hagi treballadors i treballadores que sàpiguen on són els aparells i com cal utilitzar-los.
- Que existeixi un registre públic dels DEA, de manera que els operadors telefònics d'emergències puguin adreçar les persones que duen a terme una RCP al DEA més proper.
- Que els operadors telefònics en emergència estiguin formats perquè puguin ajudar els socorristes ignorants a utilitzar aquests dispositius quan atenen una ACR.

A Espanya el Reial decret 365/2009, de 20 de març, estableix les condicions i els requisits mínims de seguretat i qualitat a l'hora d'utilitzar desfibril·ladors automàtics i semiautomàtics externs fora de l'àmbit sanitari. A més, les comunitats autònomes tenen el poder de legislar sobre la implantació d'aquests dispositius.

Tingues-ho *en compte!*

Les recomanacions de l'ILCOR proposen aquesta cadena perquè els estudis realitzats han demostrat que és la seqüència més eficient per millorar la supervivència i el pronòstic de les persones amb aturada cardiorespiratòria.

4.1.2. La cadena de supervivència

L'ILCOR (International Liaison Committee on Resuscitation) agrupa diferents organitzacions internacionals especialitzades en la ressuscitació. Ha establert protocols d'actuació que volen ser precisos i fàcils de recordar i aplicar, per maximitzar l'eficàcia de la ressuscitació. (DOC. 4.4) Aquestes actuacions estan ordenades en una seqüència anomenada *cadena de supervivència*.

La **cadena de supervivència** és una successió de quatre passos o baules que s'han de seguir quan es presencia una aturada cardiorespiratòria o se'n preveu l'aparició imminent.

Document 4.4

L'ILCOR i l'ERC

L'*International Liaison Committee on Resuscitation* (ILCOR) treballa per consensuar els procediments d'actuació per la ressuscitació cardiopulmonar. Els procediments es revisen en unes conferències internacionals cada 5 anys. L'última es va dur a terme el febrer de 2015 i les seves recomanacions es van publicar l'octubre d'aquest any.

L'*European Resuscitation Council* (ERC) elabora, a partir de les recomanacions de l'ILCOR, la guia de referència per a les organitzacions associades. El *Consell Espanyol de Ressuscitació Cardiopulmonar* és una d'aquestes organitzacions.

Aquests quatre passos o baules són els següents:

1. **Reconeixement precoç i petició d'ajuda**. Es tracta d'identificar ràpidament l'aturada cardíaca i respiratòria i trucar al servei d'emergències, el 112 (recorda la UNITAT FORMATIVA 1). Encara seria millor si s'identifiqués el risc alt d'aturada cardíaca i es demanés ajuda abans que es produís.

2. **RCP precoç**, duta a terme per les persones que han presenciat l'aturada (els testimonis), pocs segons després d'haver avisat. Si la persona que truca no està formada en RCP, l'operadora o l'operador telefònic d'emergències la instruirà sobre com cal actuar.

3. **Desfibril·lació ràpida**, amb un dispositiu desfibril·lador d'accés públic, utilitzat pel testimoni o pels equips d'emergències. Ha de permetre recuperar els batecs cardíacs efectius abans que transcorrin 4 minuts des de l'aturada.

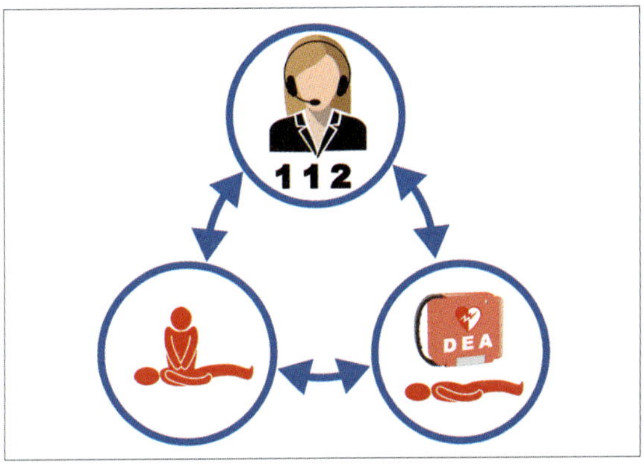

Fig. 4.2. La interacció entre operadors telefònics, socorristes i accés a desfibril·ladors millora l'eficàcia de la cadena de supervivència.

4. **Suport vital avançat** i **cures postressuscitació**. L'atenció s'ha de mantenir amb tècniques com l'estabilització de la via aèria, la col·locació de vies venoses o l'administració de fàrmacs per diferents vies. Les duen a terme professionals sanitaris amb els mitjans adequats, de manera que queden fora de l'àmbit d'aquest llibre.

Fig. 4.3. Baules de la cadena de supervivència.

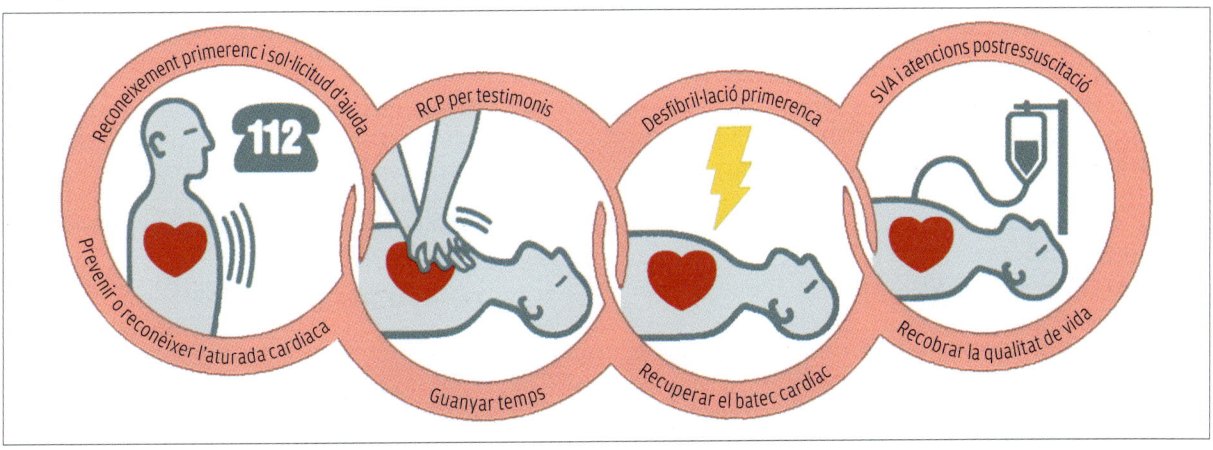

Tingues-ho en compte!

Els equips d'emergències mèdiques acostumen a tardar entre 8 i 10 minuts, com a mínim, des de la trucada, fins al lloc del succés. Durant aquest temps la supervivència de la víctima dependrà fonamentalment del fet que els testimonis iniciïn la RCP i també que utilitzin un dispositiu desfibril·lador.

Tingues-ho *en compte!*

Els algoritmes recullen una seqüència d'accions senzilles de recordar, que han demostrat una gran eficàcia.

Per això, si memoritzes els algoritmes, podràs aprendre a executar amb destresa cadascuna de les maniobres que inclouen.

4.1.3. Els algoritmes de suport vital bàsic

Els organismes internacionals especialitzats en RCP, per facilitar l'aplicació de les seves recomanacions, elaboren uns algoritmes o protocols d'actuació per a cadascuna les situacions que preveuen. A la prestació de primers auxilis li correspon l'*algoritme de SVB*.

L'**algoritme de SVB** és una seqüència detallada d'instruccions que s'han de seguir, pas per pas, davant d'una aturada cardiorespiratòria.

Els algoritmes s'elaboren tenint en compte la causa de l'aturada. Per exemple, mentre que en les persones adultes moltes aturades cardiorespiratòries extrahospitalàries són conseqüència d'una lesió cardíaca, en els nens i bebès la causa més freqüent és respiratòria, per exemple, a causa d'un ennuegament. Per això es diferencia entre: (Doc. 4.5)

- Algoritme de SVB per a persones adultes.
- Algoritme de SVB pediàtric.

També estudiarem els algoritmes d'OVACE per a persones adultes i pediàtric, amb la finalitat d'atendre obstruccions de la via aèria per un cos estrany.

Document 4.5

Causes de l'aturada cardiorespiratòria i actuació recomanada

En funció de la causa de l'aturada cardiorespiratòria, l'actuació recomanada pot ser diferent. Distingim dos grups de causes:

- **Si la causa és d'origen cardíac**. Tenen com a causa última un problema del cor. Són la gran majoria (més d'un 80 % segons l'ILCOR); per tant, les orientacions que es donen per atendre una situació d'ACR no presenciada en persones adultes parteixen d'aquesta condició.
- **Si la causa és d'origen respiratori** (asfixia). Tenen com a causa última un problema a les vies respiratòries; per tant, en la RCP es prioritza l'acció d'alliberament d'aquestes vies. S'aplica en suport vital pediàtric, en ofegament o en altres situacions presenciades d'asfíxia.

Activitats

1. Copia al teu quadern i completa la taula següent, indicant per a cada nivell quin personal aplica les tècniques, amb quins equips ho fa i quines baules de la cadena de supervivència integra.

	Personal	Equips	Baules de la cadena de supervivència
Suport vital bàsic			
Utilització de desfibril·ladors			
Suport vital avançat			

2. Busca la definició d'*algoritme*. En què consisteix un algoritme de suport vital bàsic?
3. Diferencia entre desfibril·lació automàtica i semiautomàtica.
4. Busca més informació sobre les aturades de tipus asfíctic i les de tipus cardíac. Per què és important diferenciar-les en primers auxilis?
5. En un centre educatiu amb diversos centenars de persones, seria útil un desfibril·lador?
6. Seria útil disposar d'un dron que transportés un desfibril·lador fins al lloc des d'on s'ha fet una trucada d'emergència per una aturada cardiorespiratòria? Comenteu-ho a classe.

4.2. L'algoritme de SVB per a persones adultes

L'algoritme de SVB per a persones adultes s'organitza en aquestes sis instruccions:

No respon i no respira normalment?

↓

Truqueu al servei d'emergències (112)

↓

30 compressions toràciques

↓

2 respiracions de rescat

↓

Continueu RCP 30:2

↓

Quan arribi el DEA, poseu-lo en marxa i seguiu les instruccions

Fig. 4.4.
Algoritme simplificat de SVB per a persones adultes.

> ***Tingues-ho** en compte!*
>
> Aquestes instruccions estan pensades perquè les pugui aplicar personal format en primers auxilis, encara que no siguin professionals sanitaris. En cas de dubte, s'han de sol·licitar instruccions a l'operador telefònic d'emergències.

Però recorda que abans que res t'has d'assegurar que us trobeu en una zona sense perills. Per això, si és necessari, has de començar prenent les mesures adequades de protecció i rescat.

4.2.1. No respon i no respira normalment?

La primera instrucció de l'algoritme es desplega en tres etapes, per avaluar si la víctima està en ACR: *comprovar la resposta* de la víctima, *obrir la via aèria* i *valorar la respiració*. Les has de desenvolupar en successió ràpida.

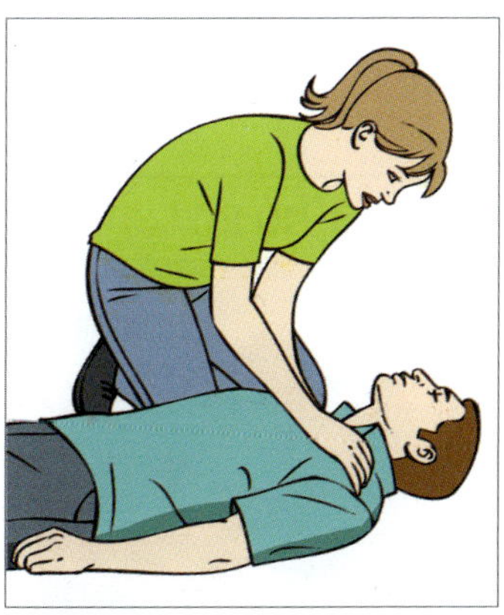

Fig. 4.5.
La primera actuació consisteix a comprovar la resposta de la víctima.

Comprova la resposta

Per comprovar si la persona està conscient, sacseja-la amb suavitat per les espatlles i pregunta-li en veu alta «Es troba bé?», «Què li ha passat?»:

- **Si respon**. Està conscient i, per tant, la respiració i la circulació són suficientment eficaces. En aquesta situació deixa la persona en la posició en la qual estava, continua amb l'avaluació urgent, demana ajuda si és necessari i actua segons el que trobis. Reavalua periòdicament l'estat de la persona.
- **Si no respon**. Col·loca la víctima en decúbit supí i obre-li la via aèria.

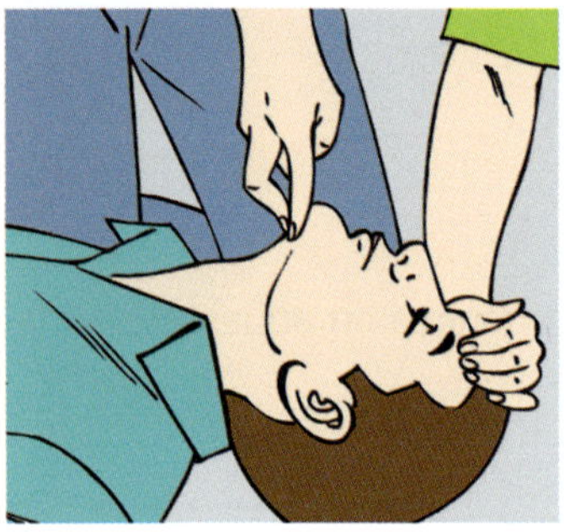

Fig. 4.6. Execució de la maniobra front-mentó.

Obre la via aèria amb la maniobra front-mentó

Si la víctima està inconscient, t'hauràs d'assegurar que té la via aèria oberta i que permet l'entrada i sortida de l'aire. Ho aconseguiràs mitjançant la **maniobra front-mentó**, que es duu a terme d'aquesta manera:

1. Posa una mà al front de la víctima i els dits de l'altra subjectant-li la part òssia del mentó.
2. Empeny suaument el front cap enrere, i alhora eleva el mentó.

Amb aquesta maniobra s'estén el coll de la víctima i se li obre la via aèria. Immediatament hauràs de valorar-ne la respiració.

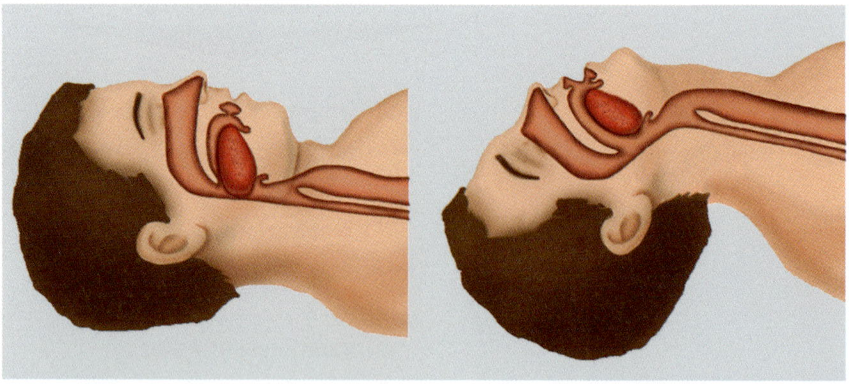

Fig. 4.7. Efecte de l'extensió del coll. En perdre la consciència els músculs es relaxen i la llengua pot caure cap enrere, cosa que obstrueix el pas de l'aire cap a la laringe. Amb la maniobra front-mentó es desplaça la mandíbula cap endavant i separa la llengua de la faringe.

Valora si respira amb normalitat

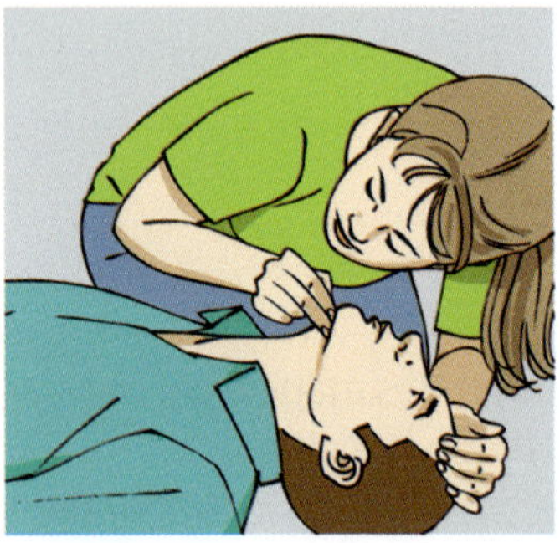

Fig. 4.8. Valora la respiració amb els sentits: veure, escoltar i sentir.

Amb la via oberta hauràs de comprovar si la persona respira normalment. Ho esbrinaràs amb les maniobres *veure*, *escoltar* i *sentir*, a les quals recorda que no has de dedicar més de deu segons:

- **Si respira amb normalitat**. Col·loca-la en la posició de repòs adequat. Si no hi ha cap contraindicació, la més recomanable és la posició lateral de seguretat. Sol·licita assistència professional i vés reavaluant la respiració periòdicament.
- **Si no respira o si no ho fa amb normalitat**, truca al 112.

Tingues-ho *en compte!*

Recorda les dificultats que pugui suposar diferenciar entre una respiració suficient i una respiració agònica, i com et pot ajudar l'operador telefònic en aquest diagnòstic. En qualsevol cas, si no tens clar que la respiració sigui eficient, actua com si no ho fos i inicia la RCP.

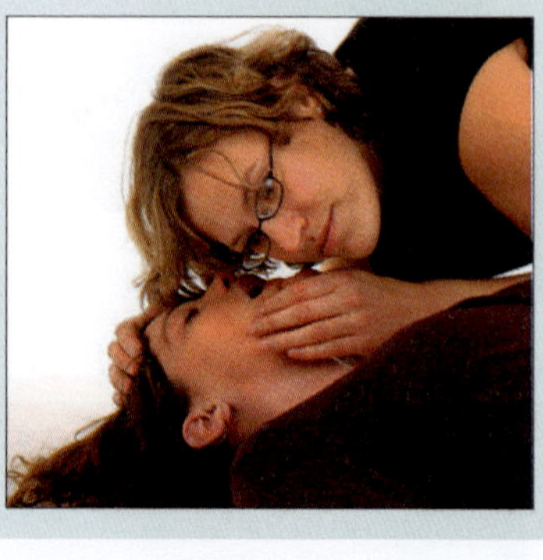

Tingues-ho *en compte!*

Les recomanacions de l'ILCOR 2015 proposen dur a terme simultàniament la comprovació de la resposta, l'obertura de la via aèria, la valoració de la respiració i la trucada al 112.

4.2.2. Truca al servei d'emergències

Amb la trucada al 112 s'activa l'alerta i es transmet la informació a l'operador o operadora d'emergències. Aquests donaran les pautes necessàries per al reconeixement de l'ACR i les instruccions sobre com aplicar la RCP; així mateix, mobilitzaran l'equip d'emergències mèdiques. Recorda les orientacions sobre la transmissió d'informació, indicades al NUCLI FORMATIU 1.

Mentre truques, mantén-te al costat de la víctima. Seguiràs les instruccions amb més facilitat si actives la funció de mans lliures del telèfon mòbil.

Indica a algú que vagi a buscar un desfibril·lador; des del 112 et podran dir on pots localitzar-lo. Si no hi ha ningú més, no abandonis la víctima i inicia la RCP.

4.2.3. Aplica 30 compressions toràciques

La ressuscitació cardiopulmonar pròpiament dita s'inicia amb l'aplicació de 30 compressions toràciques. Les compressions *espremen* el cor de la víctima, entre l'estern i la columna, buidant el cor i impulsant la sang cap a les artèries. En deixar de fer la compressió, el cor es torna a omplir passivament.

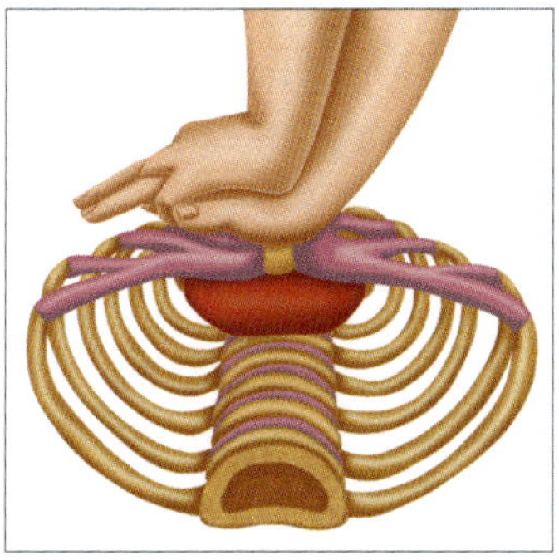

Fig. 4.9. Les compressions toràciques substitueixen la contracció cardíaca espontània.

Aquest cicle d'ompliment i buidada substitueix transitòriament el paper del cor, per la qual cosa, com millor s'apliqui la tècnica, més flux sanguini s'aconseguirà.

El procediment que has de seguir per aplicar correctament compressions toràciques a persones adultes és el següent:

1. Col·loca la víctima en decúbit supí sobre un pla dur. Si es troba al llit, trasllada-la amb cura fins a terra.
2. Situa't de manera que puguis fer força des de dalt amb el pes del teu cos: de genolls al seu costat si s'està a terra.
3. Col·loca el taló de la mà dominant al centre del tòrax de la víctima i el de l'altra mà sobre la primera. Aixeca els dits de la mà dominant per evitar comprimir les costelles de la víctima o bé flexiona els de l'altra mà per subjectar els primers.

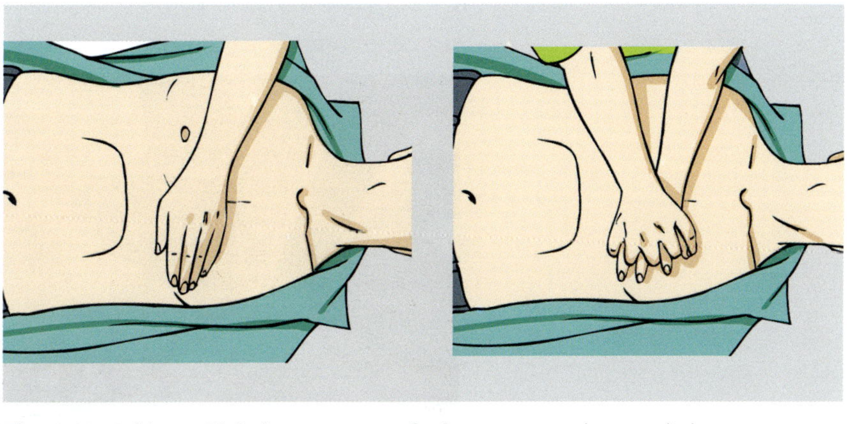

Fig. 4.10. Col·locació de les mans per fer les compressions toràciques.

4. Amb els braços completament estirats, flexiona els malucs, deixant caure el pes del teu tronc sobre el tòrax de la víctima, comprimint l'estern aproximadament 5 cm, però no més de 6 cm.

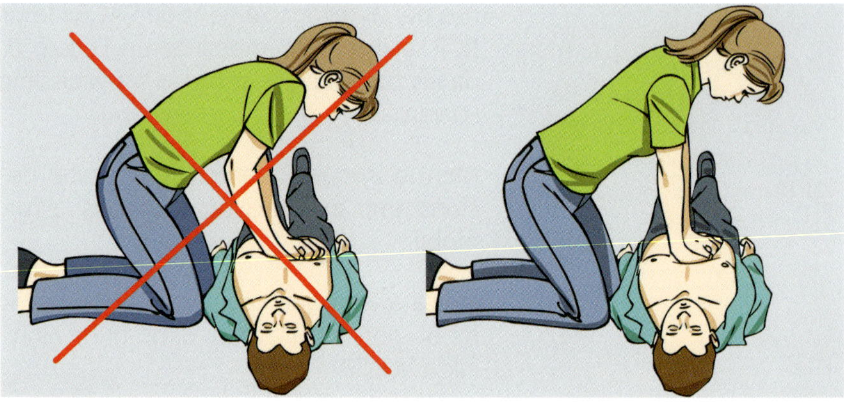

Fig. 4.11. Postures correcta i incorrecta per executar les compressions.

5. Relaxa la pressió un moment, permetent la reexpansió completa del tòrax, però sense separar les mans del pit de la víctima. La fase de relaxació ha de durar el mateix que la de contracció.

6. Repeteix els cicles de compressió/relaxació amb una freqüència d'una mica menys de dues compressions per segon (entre 100 i 120 compressions per minut). Intenta mantenir el ritme estable, per exemple comptant en veu alta mentre les apliques.

No interrompis les compressions més que el temps estrictament necessari, perquè la interrupció redueix molt el flux de sang als òrgans, que després costarà recuperar. Per això des de l'ILCOR s'insisteix que les compressions toràciques estiguin ben executades i s'interrompin el mínim possible.

***Tingues-ho** en compte!*

Evita lesionar la víctima

Les compressions poden lesionar la víctima. Les lesions més freqüents són les fractures de les costelles o de l'estern. Podràs reduir aquest risc si segueixes aquestes normes:

- Exerceix la pressió sobre el tòrax verticalment i no obliquament.
- Comprimeix l'estern i no les costelles.
- Evita les compressions sobtades.
- Evita comprimir simultàniament el tòrax i l'abdomen.

En qualsevol cas, si col·loques el cos i les mans correctament, reduiràs el risc de lesions a la víctima i et cansaràs menys.

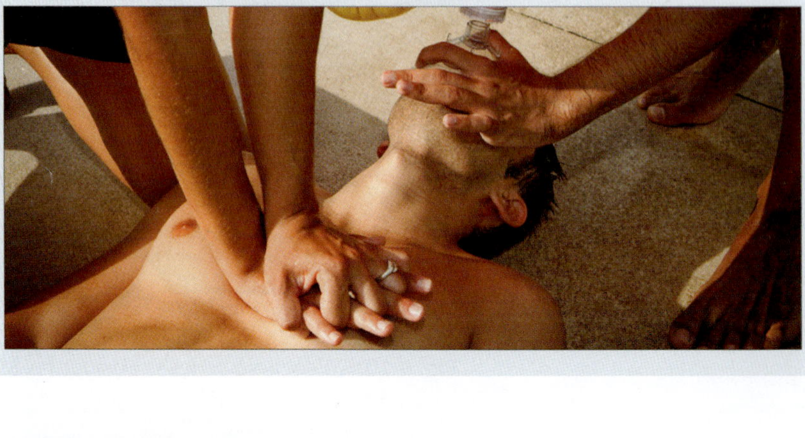

4.2.4. Efectua 2 ventilacions efectives

Després de les 30 compressions, has de parar per aplicar 2 ventilacions de rescat, d'un segon cadascuna, i després reprendre el cicle. Aquestes ventilacions hauran de ser efectives.

La tècnica més habitual és el boca a boca, que has d'aplicar d'aquesta manera:

1. Torna a fer la maniobra front-mentó i:
   - Tapa-li el nas amb els dits índex i polze de la mà que empeny el front.
   - Obre-li la boca amb l'altra mà, mantenint la barbeta aixecada.
2. Fes una inspiració profunda, estreny la boca contra la seva, assegurant que la unió quedi ben segellada, i insufla-li uns 500-600 ml d'aire en un segon. El volum és una mica més gran que el que expulses en una expiració normal.
3. Mentre bufes, comprova que el tòrax de la víctima s'aixeca i s'eixampla. Això significa que es produeix una ventilació *eficaç*.
4. Aparta la teva boca i deixa que el seu tòrax es buidi (*expiració*) passivament.

Si el tòrax no s'eixampla, significa que la ventilació no és efectiva. En aquests casos, continua la ressuscitació solament amb compressions toràciques.

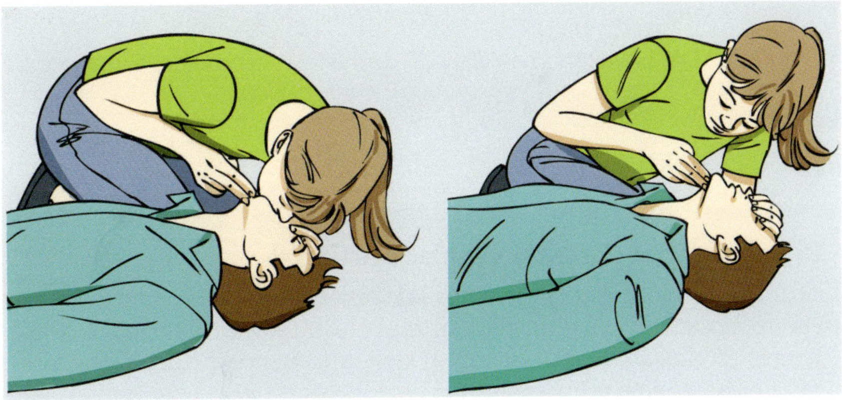

Fig. 4.12. Maniobra d'insuflació en la ventilació boca a boca.

Just després de les dues ventilacions, reprèn les compressions toràciques. Continua amb el cicle de 30 compressions + 2 ventilacions fins que arribi el DEA.

Recorda que la interrupció de les compressions per aplicar les dues ventilacions de rescat no hauria de superar els 10 segons.

Document 4.6

La insuflació boca a nas

La insuflació boca a nas és una alternativa mèdicament acceptable i potser preferible en diverses situacions: quan no puguis obrir la boca de la víctima (a causa d'una fractura, per exemple), quan hi hagi un cos estrany que no puguis extreure o quan tingui una ferida.

Per aconseguir insuflar aire directament al nas, li mantindràs la boca tancada i l'aire l'insuflaràs per les finestres nasals.

Tingues-ho en compte!

Si sou dues o més persones atenent la víctima, alterneu-vos comprimint i ventilant cada dos minuts, per poder descansar.

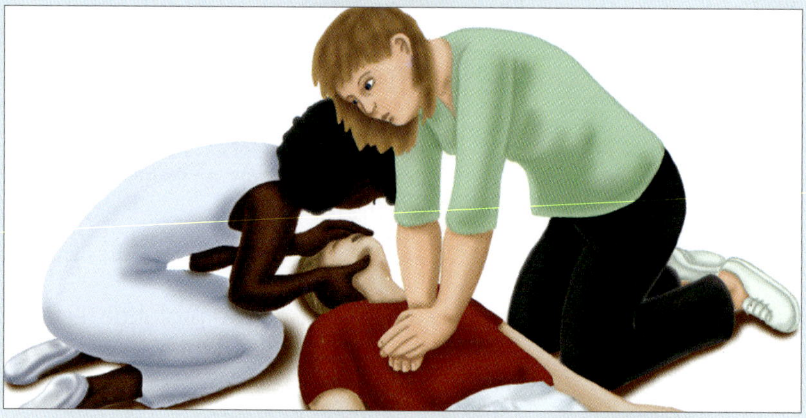

Document 4.7

Ressuscitació només amb compressions toràciques

Quan la ventilació artificial no sigui eficaç o sigui difícil dur-la a terme, pots efectuar la ressuscitació només amb compressions toràciques. També ho faran d'aquesta manera les persones sense cap formació en primers auxilis que segueixin les instruccions de l'operador telefònic del servei d'emergències.

Des de l'ILCOR s'observa que és una opció acceptable i fins i tot igual d'eficaç en aturades d'origen cardíac, perquè considera que la falta d'oxigen als òrgans ve de la disminució de la circulació, més que de la falta d'oxigen a la sang.

Aquestes compressions s'han d'aplicar de manera continuada, a un ritme d'entre 100 i 120 compressions per minut.

Tingues-ho en compte!

Evita la infecció durant la ventilació artificial

Abans d'iniciar la ventilació, neteja les taques de sang al voltant de la boca de la víctima. També pots posar un mocador o una altra peça de tela neta entre les dues boques, o bé una bossa de plàstic fi, en la qual hauràs fet uns quants forats. L'ideal seria utilitzar pel·lícules protectores, però és estrany tenir-les a mà quan es necessiten primers auxilis.

Els equips professionals disposen de dispositius de suport per al tractament de la via aèria amb més seguretat i facilitat: la *cànula de Guedel* i la *bossa autoinflable*. Com que és difícil que puguis disposar-ne, només les descriurem breument:

- La **cànula de Guedel**. És una cànula corba de plàstic que s'introdueix a la faringe, per mantenir la via aèria oberta. Per col·locar-la correctament es necessita una certa pràctica: s'introdueix a la boca amb l'extrem cap amunt i, quan aquest toca el paladar tou, es gira 180 graus alhora que es pressiona suaument cap endavant, perquè llisqui cap a la faringe.
- La **bossa autoinflable**. És un dispositiu de ventilació amb una bossa i una màscara, que s'aplica sobre la boca i el nas de la víctima.

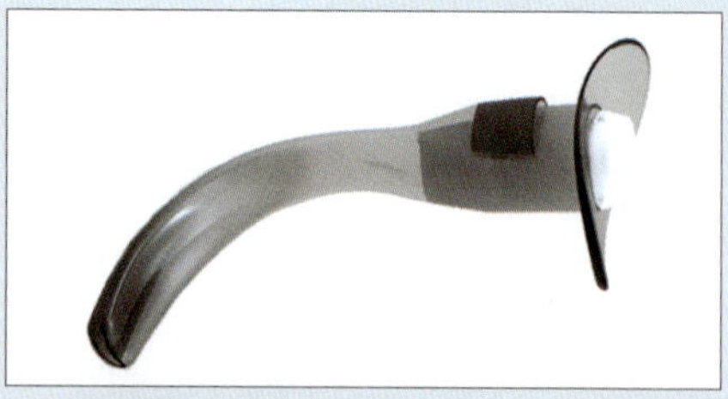

Cànula de Guedel.

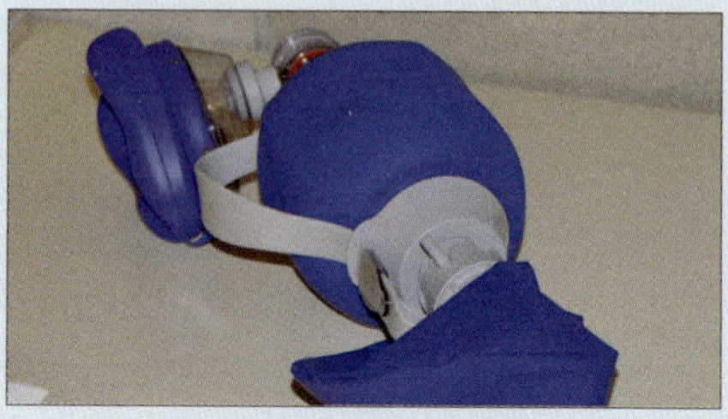

Bossa autoinflable.

4.2.5. Utilització del desfibril·lador

L'algoritme de SVB continua amb la utilització del DEA. (Doc. 4.8)

Tingues-ho *en compte!*

Segons l'ILCOR, entre el 25 i el 50 % de les víctimes d'aturada cardíaca sobtada pateixen fibril·lació ventricular (FV), però si el ritme es registra poc després del col·lapse, la proporció de víctimes en FV pot arribar al 76 %.

Per aquesta raó és essencial l'ús precoç del desfibril·lador pel personal no sanitari i la seva inclusió en l'algoritme RCP.

***Document** 4.8*

Components del DEA

El DEA és un dispositiu de la mida d'una impressora, que consta de:

- Dos botons: un per a l'encesa i un altre per a la senyalització de les descàrregues.
- Dos elèctrodes, cadascun connectat a un pegat, per adherir-lo a la pell del pacient. El cable de l'elèctrode es connecta a l'aparell.
- Un altaveu, a través del qual es transmeten les instruccions.

Els desfibril·ladors s'acostumen a guardar en un estoig que conté uns quants accessoris: dos jocs de pegats de recanvi, unes tisores per tallar la roba, una fulla d'afaitar per rasurar el pèl del pit si és necessari, una màscara de butxaca, unes gases, per assecar el pit de la víctima si està humit, i dues bateries.

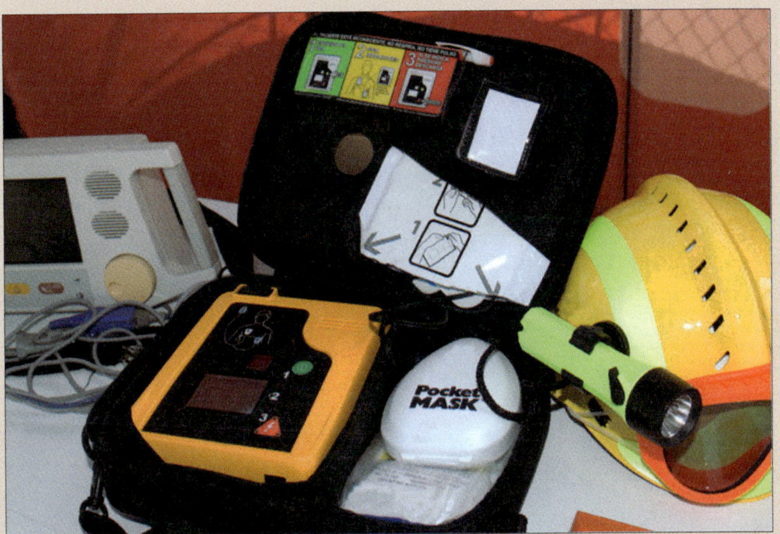

Quan arribi el DEA, el col·locareu al costat de la víctima i, sense deixar la RCP, us coordinareu per preparar el dispositiu per utilitzar-lo. Els passos que heu de seguir són aquests:

1. Deixeu el pit de la víctima descobert, descordant-li la roba o tallant-la amb les tisores. Si és necessari rasureu-li el pèl del pit (perquè pot interferir en la detecció del ritme cardíac i en la transmissió del corrent).

   A més assegureu-vos que el tòrax de la víctima està net i sec, de manera que els pegats s'hi adhereixin bé i no es perdi energia per difusió.

2. Poseu el dispositiu en marxa amb el botó d'encesa. A partir d'aquest moment seguireu les instruccions sonores que vagi donant el dispositiu.

3. Connecteu el cable dels elèctrodes a l'aparell, seguint les indicacions del DEA.

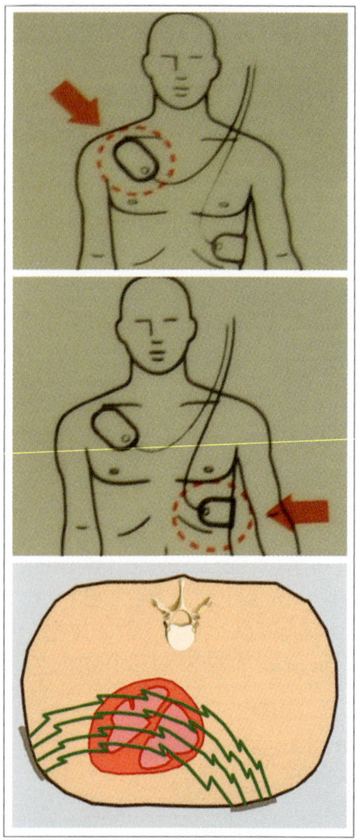

Fig. 4.13.
Els pegats s'han de col·locar tal com indiquen els dibuixos que els acompanyen. Això assegura que el corrent que circula entre ells creui el cor.

4. El DEA us indicarà que col·loqueu els elèctrodes al pit de la víctima. A la part posterior d'aquests hi ha un dibuix que indica on s'han de posar:
   - Un sobre el múscul pectoral dret, sota la clavícula.
   - L'altre a l'aixella esquerra, a l'altura aproximada del cor.

   Els pegats han de quedar llisos i adherits uniformement a la pell.
5. En uns instants l'aparell indicarà «Analitzant el ritme cardíac. No toqueu el pacient». En aquest moment haureu d'interrompre les compressions i assegurar-vos que ningú toqui la víctima. Si l'aparell detecta moviments, ho indicarà, perquè això interfereix en les anàlisis.
6. Si la víctima està fibril·lant, l'aparell dirà «Descàrrega aconsellada» i afegirà «Premeu el botó intermitent de descàrrega». Abans de prémer-lo, demana a les persones que envolten la víctima que s'apartin. Si la persona està en asistòlia (absència d'activitat elèctrica i de contraccions) o en algun ritme cardíac que no es beneficiï de la desfibril·lació, el desfibril·lador ho indicarà i caldrà reprendre la RCP, fins que l'aparell dugui a terme una nova anàlisi.
7. Quan premis el botó de descàrrega, un so d'intensitat creixent indicarà l'alliberament d'energia. Després de la descàrrega, el DEA dirà «S'ha fet una descàrrega, ja podeu tocar la víctima».
8. Repreneu immediatament la ressuscitació (cicles de 30:2), ja que convé que la víctima estigui el menor temps possible sense flux sanguini. Poques víctimes recuperen un ritme útil amb una sola descàrrega; per això, mentre continueu la RCP, el DEA torna a començar el procés d'anàlisi:
   - Si no és necessari repetir la descàrrega, l'aparell ho indicarà, «Descàrrega desaconsellada» o «Descàrrega no indicada», i no es podrà descarregar encara que es premi el botó.
   - Si la víctima segueix en fibril·lació, l'aparell avisarà i et demanarà que iniciïs la segona descàrrega.
9. Repetireu el cicle *RCP - anàlisi - descàrrega*, fins que finalitzi el procediment.

4.2.6. Quan has de deixar de prestar la RCP?

Els cicles de ressuscitació continuen fins que:

- La víctima mostri signes de recuperació: es mogui, es comenci a despertar, obri els ulls o respiri espontàniament. Si el DEA troba activitat elèctrica funcional, ho indicarà. En aquests casos, mentre espereu l'ajuda professional:
  - Deixa la víctima en la posició adequada de repòs, amb el DEA connectat per si torna a produir-se una aturada.
  - Explora els signes vitals de la víctima i dóna-li el suport que necessiti.
- Arribin els equips d'emergències o persones amb més coneixements sanitaris i amb capacitat legal, que assumeixin la responsabilitat.
- Arribis a l'extenuació.

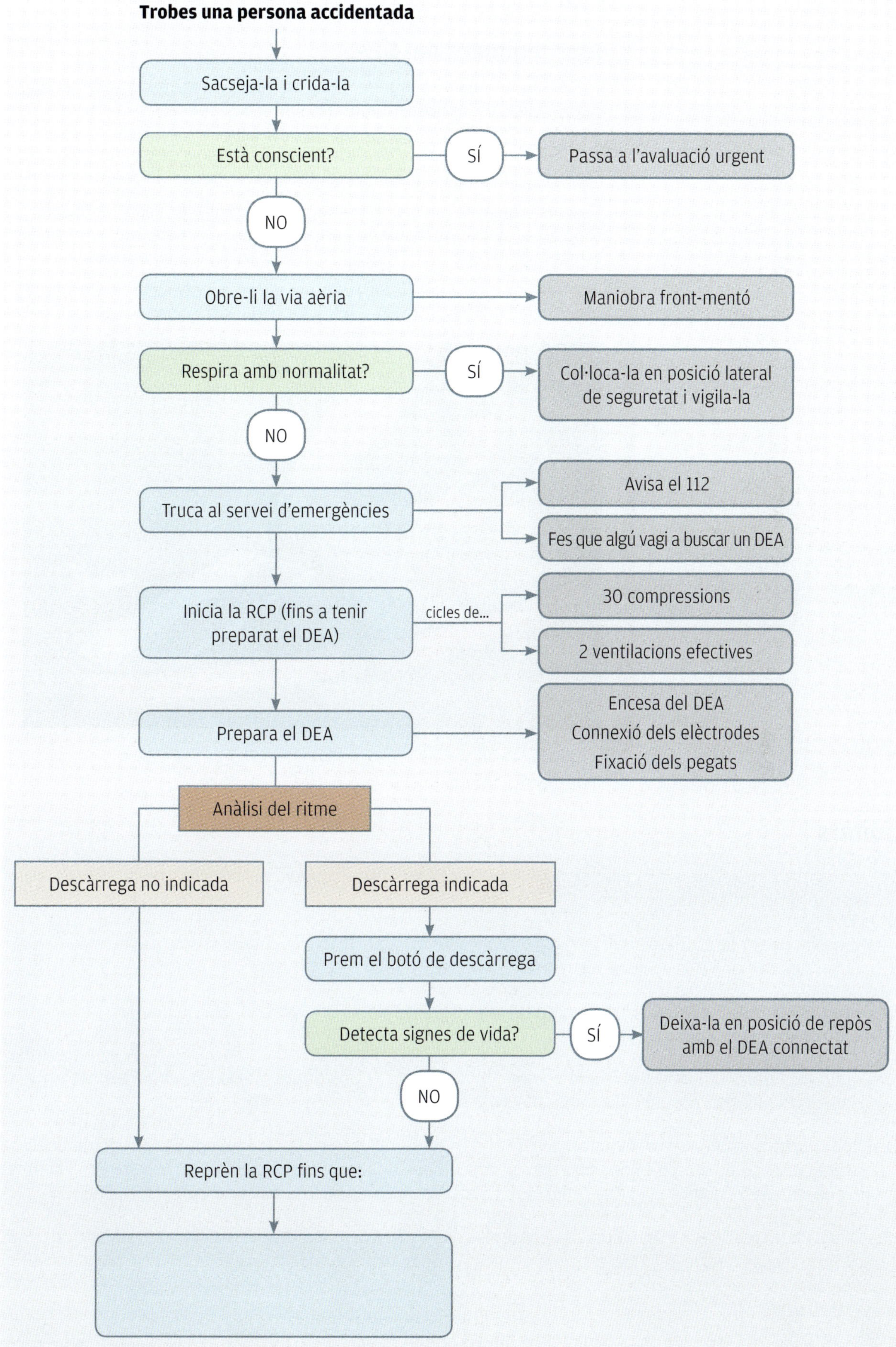

Fig. 4.14. Algoritme detallat de SVB per a persones adultes.

Document 4.9

Manteniment del DEA

El DEA és un aparell complex, capaç de recollir informació sobre el pacient, actuar sobre aquest i registrar informació referent a la intervenció en el qual s'ha utilitzat per estudiar-la posteriorment. Aquesta informació cal descarregar-la després de cada ús (ho fa el tècnic de manteniment de l'aparell) i guardar-la com a mínim durant cinc anys, per obligació legal.

Després d'utilitzar l'aparell, i una vegada recollides les dades de la intervenció, cal netejar-lo, reposar els accessoris que s'han utilitzat i emmagatzemar-lo al lloc adequat. Els pegats són d'un sol ús i cal renovar-los.

Les bateries solen estar dissenyades per durar uns cinc anys i donar entre tres-centes i quatre-centes descàrregues, segons el model i el fabricant.

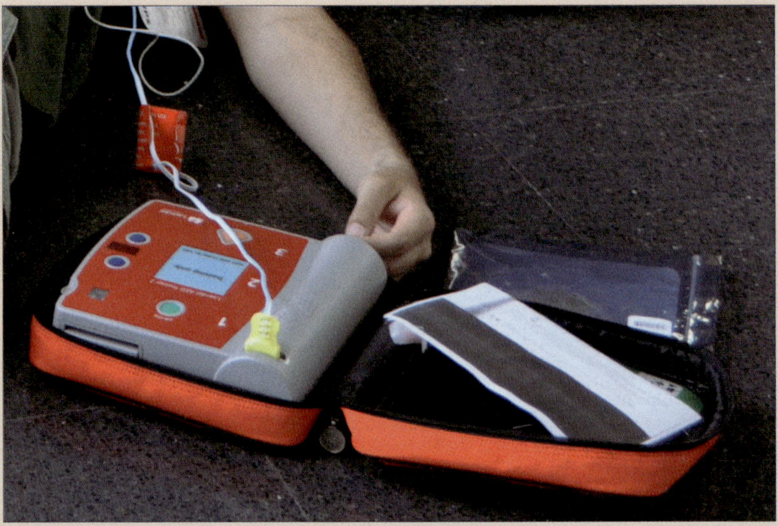

Activitats

7. Memoritza l'algoritme simplificat de SVB: repeteix-lo mentalment i escriu-lo tantes vegades com calgui fins que el recordis sense problema.

8. Quina ha de ser la primera comprovació que has de fer quan et trobes una persona que sembla inconscient? Explica com l'has de dur a terme i les actuacions que se'n deriven.

9. Per a què serveix la maniobra front-mentó? Quan s'ha d'aplicar? Per parelles, practiqueu-la a classe fins a executar-la correctament.

10. Com pots valorar la respiració d'una persona inconscient? Quins dubtes et poden sorgir per determinar si la respiració és normal o no? Com has d'actuar en cas que no respiri? I en cas de dubte?

11. Explica amb paraules teves al quadern quines han de ser les posicions adequades de la víctima i del socorrista durant les compressions toràciques: el punt que es comprimeix, la posició de les mans i la pressió que s'ha de fer. Explica per què cadascun d'aquests aspectes s'ha de dur a terme correctament.

12. Practica a un maniquí especialitzat les compressions toràciques. Fes-ho durant cinc minuts seguits, com a mínim, sense perdre el ritme, fins que et moguis de manera natural. Assegura't que la freqüència i la depressió aconseguides són les correctes.

Mentre estàs en pràctiques esperant el maniquí, pots dibuixar amb llapis, sobre un paper de mides grans o un objecte, el tòrax d'una persona adulta. Sobre aquest dibuix practica la col·locació del teu cos i les teves mans i aplica compressions. Així t'aniràs adequant a la força i la freqüència correctes.

Activitats

13. Per parelles, responeu les preguntes següents:

a) Quin efecte causa la compressió toràcica en una persona a qui el cor hagi deixat de bategar fa un moment?

b) Què passa si després d'aplicar una sèrie de compressions toràciques deixes la víctima durant un minut per trucar al 112?

c) Què passa si apliques les compressions massa ràpid? I massa a poc a poc?

d) Què passa si la depressió de l'estern és de 3 cm?

14. Practica a un maniquí especialitzat la ventilació boca a boca, per aconseguir un volum d'aire i una freqüència adequats.

15. Com has d'actuar si el tòrax de la víctima no s'eixampla amb la teva insuflació?

16. Explica les precaucions que has de prendre per evitar riscos a l'hora d'aplicar el procediment de ventilació artificial.

17. Respon les preguntes següents:

a) Què li pot passar a una persona a la qual practiquis la ventilació artificial si té obstruïda la via aèria?

b) Què passa si apliques la ressuscitació només amb compressions, sense ventilació artificial? Està indicat en alguna situació?

c) La tècnica de suport ventilatori boca-nas, és una opció adequada? En quines situacions?

18. Quan tingueu prou habilitat, practiqueu individualment i per parelles, amb el maniquí especialitzat, dos cicles de 30 compressions + 2 insuflacions. L'objectiu és que feu el canvi de maniobra en el mínim temps possible.

19. Analitza l'aparell desfibril·lador que teniu a l'aula taller: identifica'n tots els components, comandaments i accessoris, indicant per a què serveixen.

20. Indica la seqüència que has de seguir un cop arriba el desfibril·lador. Practiqueu a classe, per parelles, la seqüència correcta amb el maniquí anatòmic.

21. Indica com s'han de col·locar els pegats al pit de la víctima. Justifica per què es col·loquen així i no d'una altra manera.

22. Indica al teu quadern si les afirmacions següents respecte al DEA són veritables o falses, i explica el motiu de les teves respostes:

a) Has de subjectar fort la víctima per atenuar la sacsejada de la descàrrega.

b) Si l'aparell diu que no és recomanable la descàrrega però a tu et sembla que sí, l'has de dur a terme.

c) Si el DEA indica que la descàrrega no està indicada, pots desconnectar-lo i continuar amb la RCP.

d) Després de la descàrrega cal continuar amb la RCP bàsica.

e) Els elèctrodes els has de col·locar on notis més els batecs del cor.

f) La víctima ha d'estar sobre una superfície seca i que no condueixi l'electricitat.

g) Si amb la desfibril·lació recuperes els signes vitals, ja pots treure els pegats i deixar la persona en posició de repòs.

h) Si a la segona descàrrega no s'han produït signes de vida ja pots desconnectar l'aparell.

23. Quan has d'abandonar la RCP?

24. Explica quin manteniment es fa després de que un DEA ha estat utilitzat.

4.3. L'algoritme de SVB pediàtric

L'algoritme pediàtric és diferent, perquè en el cas de les nenes, nens i bebès la causa de l'aturada sol ser l'asfíxia. Per això la RCP s'iniciarà amb les ventilacions de rescat, que moltes vegades seran suficients per resoldre el problema.

Tingues-ho *en compte!*

Sovint la gent no s'atreveix a fer una RCP a infants o lactants, per por de fer-los mal. És una por infundada, considerant el pronòstic que tindran si no es fa res.

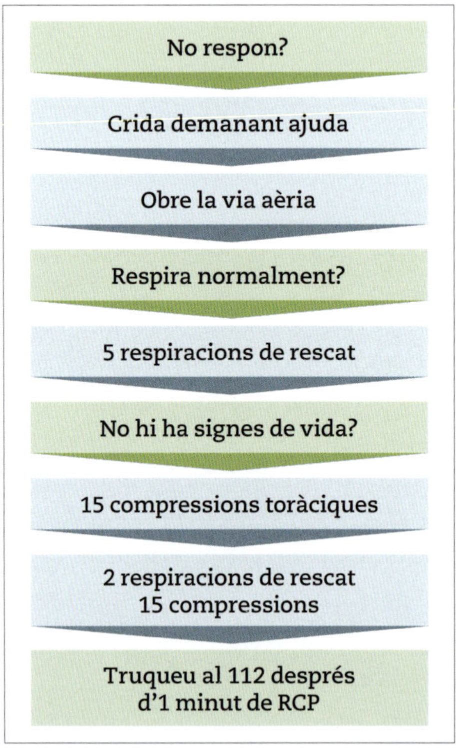

Fig. 4.15. Algoritme simplificat de SVB pediàtric.

Tingues-ho *en compte!*

Si treballes amb nenes i nens t'has d'aprendre de memòria l'algoritme de suport vital bàsic pediàtric.

Aquest algoritme també és l'adequat per atendre víctimes d'ofegament, que també s'asfixien. Per això és imprescindible que els socorristes que atenguin possibles víctimes d'ofegament dominin aquesta seqüència.

Tingues-ho *en compte!*

Recorda que la primera intervenció ha de ser aconseguir una situació segura per a tu i per a l'infant que atens.

Els i les professionals no sanitaris que es vulguin formar en RCP pediàtrica, per ser responsables d'atenció a nens i nenes (educadores, monitors d'oci, personal de ludoteques o cases de colònies, socorristes, etc.), han d'aprendre aquesta seqüència.

4.3.1. No respon?

L'algoritme de SVB pediàtric s'inicia amb la comprovació de l'estat de consciència, sacsejant l'infant suaument i preguntant-li en veu alta «Et trobes bé?».

- **Si respon**, movent-se, plorant o amb paraules. Deixa'l en la posició en la qual es trobi, comprova el seu estat i demana ajuda. De tant en tant, reavalua el seu estat.
- **Si no respon**:
  - **Crida demanant ajuda** a les persones properes.
  - **Obre la via aèria** mitjançant la maniobra front-mentó. Procura no pressionar amb els dits els teixits tous de la barbeta (especialment als lactants), perquè això obstrueix més la via.

En els lactants has de mantenir la posició supina natural (sense estendre), i en nenes i nens amb una lleu extensió, però menys pronunciada que en les persones adultes. (DOC. 4.10)

Document 4.10

En els lactants, estant en posició supina, el cap, a causa de la forma i la mida que té, queda amb una lleugera flexió del coll que és la que permet el pas de l'aire. Per això has de mantenir aquesta postura neutra (sense estendre) tant en l'obertura de la via com en les maniobres de suport ventilatori.

4.3.2. Respira?

Amb la via oberta *valora la respiració* i, si aquesta no és suficient, *aplica 5 ventilacions de rescat*.

Valora la respiració

Fes-ho seguint la pauta de *veure*, *escoltar* i *sentir*, col·locant la teva cara prop de la cara de l'infant i mirant cap al seu pit. En no més de 10 segons hauràs de determinar:

- **Si respira amb normalitat**. En aquest cas, col·loca'l en posició lateral de seguretat i truca al número d'emergències. Periòdicament reavalua el seu estat.
- **Si no respira o no ho fa amb normalitat**. Obre-li la boca buscant algun cos estrany que obstrueixi la via; si el localitzes, extreu-lo. En cas contrari, continua amb l'algoritme.

Aplica 5 ventilacions de rescat

Si la respiració no és normal i suficient, aplica immediatament 5 ventilacions, sense esperar a avisar els serveis d'emergències, perquè el cervell dels lactants encara és més sensible a la falta d'oxigen:

1. Assegura't que la via aèria està oberta.
2. Cobreix amb la teva boca el nas i la boca de la víctima, segellant-ho bé. Als nens i nenes més grans pots aplicar-los el boca a boca com a les persones adultes.
3. Insufla volums petits d'aire, perquè els pulmons dels infants són més petits i si bufes massa pots esquinçar-los. Pots aconseguir la freqüència i el volum apropiats per a aquestes ventilacions fent una inspiració profunda i dividint l'expiració en dues o tres insuflacions, segons el cas.

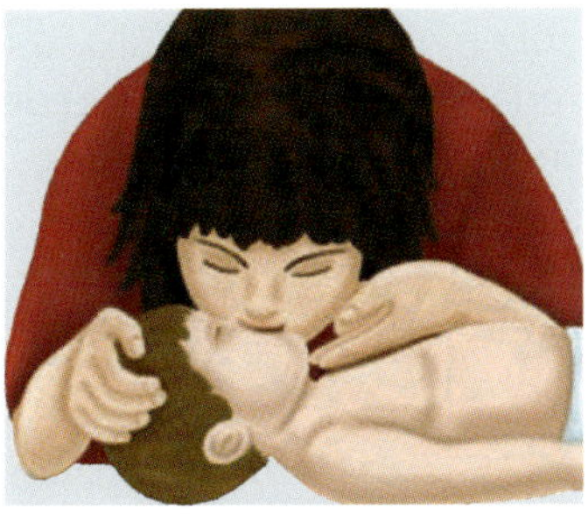

Fig. 4.16.
Per ventilar els infants més petits i els bebès cobreix, amb la teva boca, el nas i la boca de la víctima.

Continuaràs l'actuació en funció de si les ventilacions són efectives o no. Ho podràs comprovar veient si el tòrax de la víctima s'expandeix i es relaxa amb cada ventilació:

- **Si les ventilacions són efectives**. Completa les 5 ventilacions, d'un segon cadascuna, comprovant si la víctima es mou, tus o respira. Si no hi ha cap mena de resposta, continua la RCP amb les compressions toràciques.
- **Si les ventilacions no són efectives**. Pot ser que:
  - La **via estigui obstruïda**. Explora l'interior de la boca. Si hi localitzes algun objecte que obstrueix i és accessible, extreu-lo. Si no el localitzes, no el busquis a cegues amb els dits, perquè el podries empènyer i clavar-lo més.
  - La **via no estigui suficientment lliure**. Torna a efectuar la maniobra front-mentó, assegurant-te que l'extensió del coll i l'elevació del mentó són les correctes per permetre el pas de l'aire.

Prova fins a cinc intents per aconseguir ventilacions efectives. Si no ho aconsegueixes, passa a les compressions toràciques.

4.3.3. Mostra signes de vida?

Durant la realització de les ventilacions o deu segons com a màxim després d'aquestes, comprova si l'infant mostra signes de vida, com ara moure's, tossir o respirar:

- Si mostra signes de vida i respira amb normalitat, col·loca la víctima en posició lateral de seguretat i reavalua el seu estat periòdicament.
- Si aprecies signes de vida, però no respira amb normalitat, continua amb les ventilacions fins a la recuperació de la respiració.
- Si no hi ha resposta, continua la RCP aplicant 15 compressions toràciques.

Aplica 15 compressions toràciques

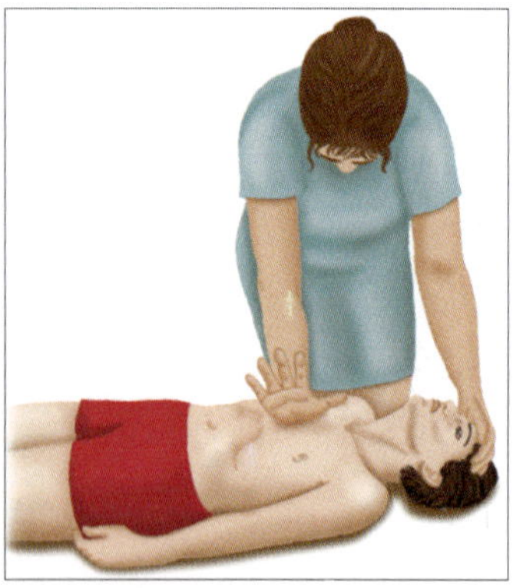

Fig. 4.17. Execució de les compressions a un infant.

Si no obtens resposta amb les ventilacions de rescat, inicia una tanda de 15 compressions toràciques, deprimint el tòrax almenys un terç de la seva profunditat. La manera d'aplicar-les variarà segons si la reben lactants o infants més grans.

- En **nens i nenes** més grans d'un any i que no han arribat a l'adolescència, es comprimirà amb el taló d'una sola mà o de totes dues, segons el que sigui necessari d'acord amb l'edat o amb la complexió de la víctima. Recorda't d'aixecar els dits per no pressionar les costelles.
- En **lactants**, és a dir, menors d'un any, es duen a terme amb dos dits. Poden ser els polzes de totes dues mans si ets al davant, o amb el del mig i l'anular si les apliques des del costat.

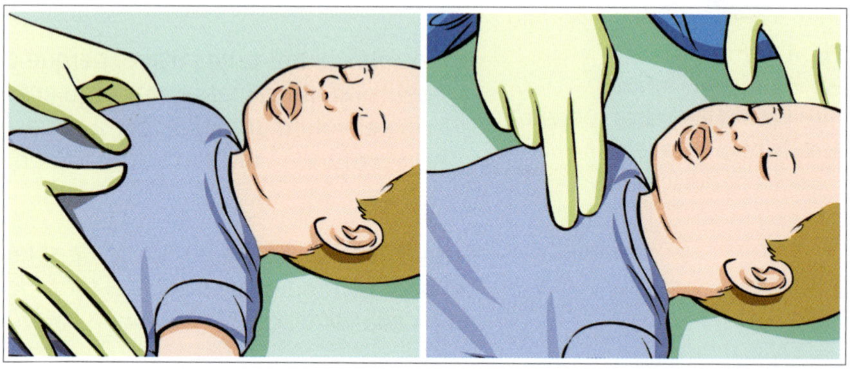

Fig. 4.18. Modalitats d'execució de les compressions a un lactant.

Tingues-ho *en compte!*

L'European Resuscitation Council recomana que les compressions als infants i als lactants s'exerceixin al mateix lloc i amb la mateixa freqüència que a les persones adultes. El motiu és simplificar l'aprenentatge i facilitar que es recordin les pautes. Els professionals sanitaris que atenen emergències segueixen pautes diferents.

Continua amb cicles de RCP

Alterna les 15 compressions toràciques amb 2 respiracions de rescat. Continua aquest cicle durant un minut aproximadament (cinc tandes de compressions i ventilacions). Si la víctima no millora, truca al 112 si algú no ho ha fet abans, mentre atenies la víctima.

4.3.4. Avisa els equips d'emergències

Si no obtens resposta, truca al 112 encara que hagis d'interrompre un moment la ressuscitació. Si has de traslladar-te per demanar ajuda, emporta't l'infant a braços, si pots, de manera que puguis continuar amb la RCP.

Després d'avisar, reprèn la RCP amb la mateixa pauta fins que la víctima es recuperi, fins que arribin els equips d'emergència i es facin càrrec de la situació, o fins que no puguis continuar per esgotament.

Tingues-ho *en compte!*

En l'algoritme pediàtric no queda clar quan s'ha de demanar ajuda. Quan un nen o una nena perden la consciència, el principi és aconseguir ajuda tan aviat com sigui possible.

- Si sou diverses persones, mentre una s'encarrega del petit, una altra pot sol·licitar ajuda.
- Si només hi ha una persona, prioritza la realització de la RCP, seguint l'algoritme indicat, i demana ajuda després d'un minut (unes cinc tandes 15:2) de RCP bàsica. Per què cal esperar tant? Perquè es considera que l'aturada cardíaca és deguda a l'asfíxia i, per tant, l'aportació d'aire és prioritària (i sovint suficient per revertir la situació).

4.3.5. Ús de desfibril·ladors

Les aturades cardiorespiratòries causades per problemes cardíacs són molt poc habituals en la infància. Per això en l'algoritme no s'ha introduït la utilització de desfibril·ladors.

No obstant això, de vegades es pot requerir l'ús de DEA, especialment quan es presenciï l'aturada (per exemple durant una competició esportiva), o quan, havent aplicat la RCP seguint l'algoritme pediàtric, no s'hagi obtingut resposta.

La utilització del DEA en emergències pediàtriques és similar a la general, excepte en cas d'algunes consideracions relacionades amb l'edat:

- En **lactants**. No es recomana l'ús del DEA.
- En **nenes i nens de fins a 8 anys**. L'ús del DEA és segur i eficaç, però preferentment s'han de fer servir pegats pediàtrics o un *programari* específic per atenuar la descàrrega. Si no se'n té, que és el més comú, utilitza el DEA de la mateixa manera que en les persones adultes.
- En **infants més grans de 8 anys**. Es pot fer servir el DEA igual que en les persones adultes.

Tingues-ho *en compte!*

Quan sospitis un trastorn cardíac i decideixis aplicar desfibril·lació, truca al 112 abans d'iniciar la ressuscitació.

Document 4.11

La ressuscitació cardiopulmonar i la desfibril·lació salven vides

L'any passat els aparells desfibril·ladors van permetre salvar la vida a cinc persones que havien patit una aturada cardíaca. En total, des que es va posar en marxa el programa «Girona, territori cardioprotegit» de Dipsalut el 2011, s'han recuperat 28 persones gràcies a la intervenció de ciutadans o de cossos de seguretat que han fet servir els desfibril·ladors (DEA) instal·lats en espais públics o que la policia local i els Mossos d'Esquadra duen als vehicles.

Font: *Diari de Girona*. 26 de gener de 2016.

Fig. 4.19. Algoritme detallat de SVB pediàtric.

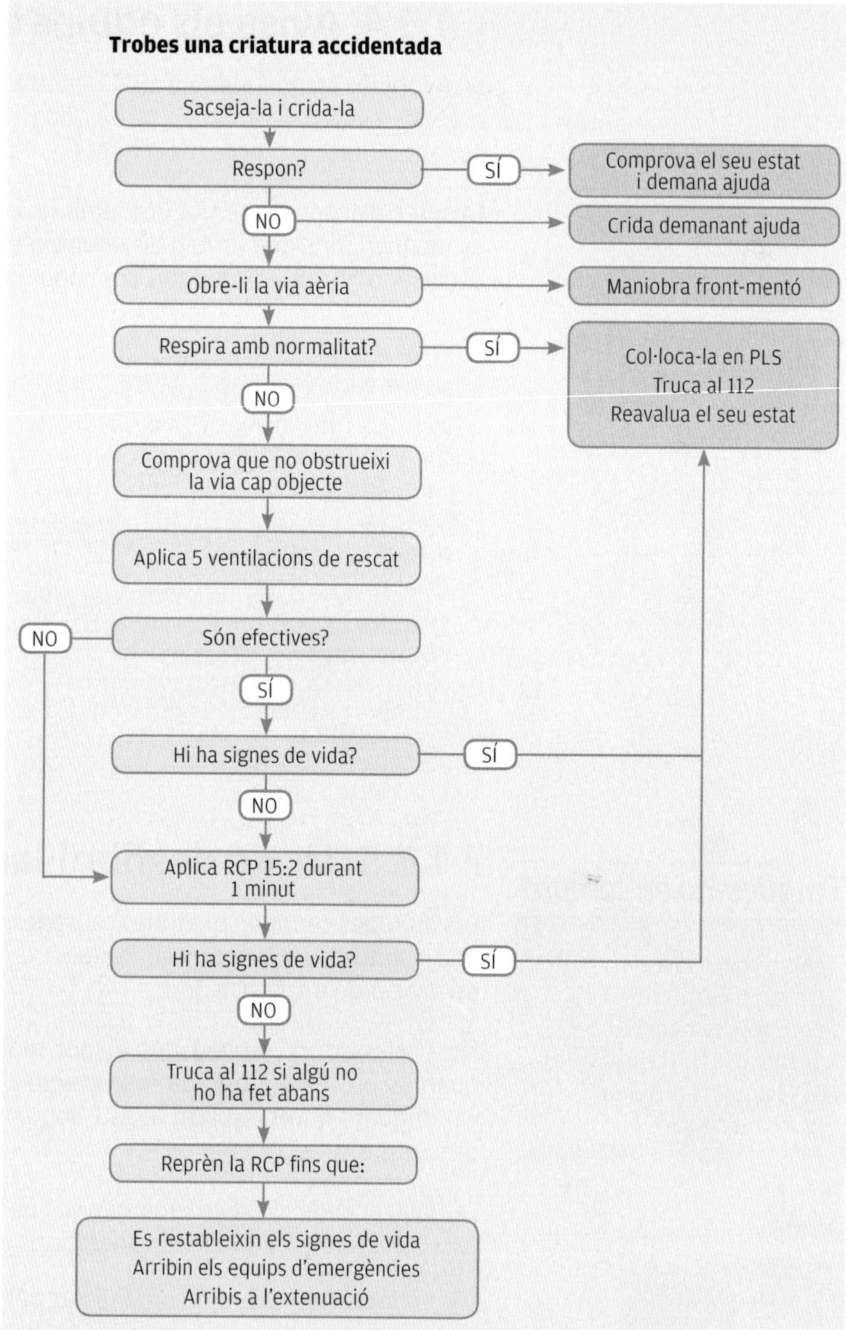

Activitats

25. Compara els algoritmes de SVB per a persones adultes i el SVB pediàtric. Indica'n les diferències i justifica-les.

26. Especifica com s'apliquen les maniobres següents en el SVB pediàtric:

a) Maniobra front-mentó. b) Ventilació artificial. c) Compressions toràciques.

27. Explica els passos que has de seguir si les primeres ventilacions de rescat no són efectives.

28. Quan s'ha de trucar al 112 a l'hora de prestar SVB pediàtric?

29. Aprèn l'algoritme pediàtric fins que siguis capaç de reproduir-lo sense cap dubte. Practiqueu l'algoritme complet en el maniquí anatòmic o en ninots, efectuant les maniobres correctes en funció de l'edat de la víctima.

30. Quins problemes planteja la utilització del DEA en infants? I en lactants?

4.4. L'obstrucció de la via aèria per cossos estranys (OVACE)

Les **maniobres de desobstrucció de la via aèria (OVACE)** s'apliquen quan un objecte dificulta o impedeix el pas de l'aire.

Diem que l'obstrucció és parcial quan la persona pot respirar, encara que sigui amb dificultat, mentre que l'obstrucció completa provoca la mort per asfíxia. Els motius més comuns d'obstrucció de la via aèria són la caiguda de la llengua en situacions d'inconsciència i l'aspiració de trossos de menjar, de caramels o altres objectes petits, de vòmits, etc.

Tingues-ho *en compte!*

La majoria d'ennuegaments tenen lloc a l'hora de menjar i solen ser presenciats. En la intervenció precoç la persona pot col·laborar.

4.4.1. Avaluació de la gravetat

El caràcter parcial o complet de l'obstrucció (lleu o greu) determinarà les actuacions que hauràs de dur a terme:

- **Obstrucció lleu o parcial**. La persona pot respirar, parlar i tossir. Per això quan li preguntis si està ennuegada, emetrà sons per respondre't.
- **Obstrucció greu o completa**. La persona no pot respirar, parlar ni tossir. Està inquieta i té cara d'ofec (de dispnea greu). Acostuma a posar-se la mà al coll i a tenir els llavis blavosos i, de vegades, se sent un xiulet amb cada inspiració. En pocs minuts quedarà inconscient.

L'OVACE en la majoria de casos es produeix mentre la persona està menjant o bevent, i sovint és presenciada, la qual cosa permet l'actuació precoç, abans que el problema empitjori.

4.4.2. OVACE per a persones adultes

La seqüència d'actuacions per resoldre l'obstrucció de la via aèria se sintetitza en l'algoritme següent:

Fig. 4.20. Algoritme detallat d'OVACE en persones adultes.

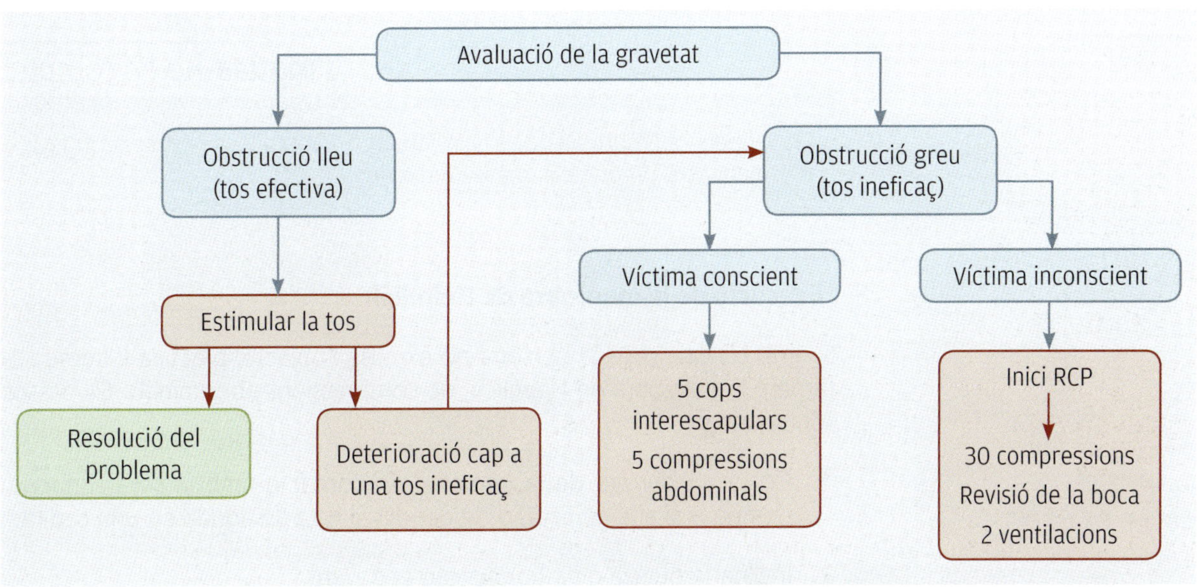

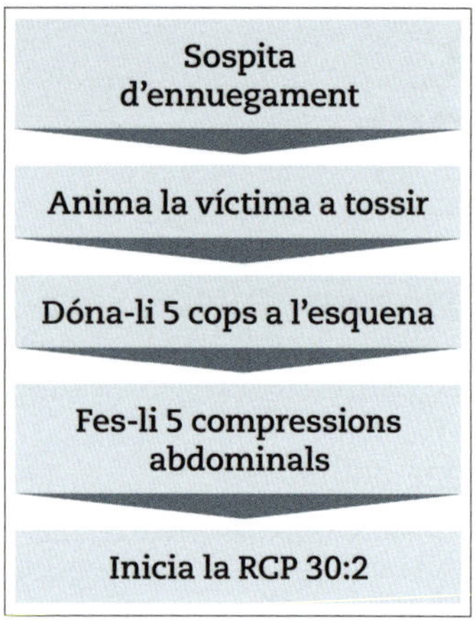

Fig. 4.21.
Algoritme simplificat d'OVACE en persones adultes.

Si l'obstrucció és lleu

Després de preguntar a la víctima com es troba i dir-li que contesti amb sons, anima-la a tossir, diverses vegades i amb força, perquè amb l'aire expel·lit expulsi l'objecte que obstruïa la via aèria. Poden ser necessaris diversos accessos de tos, sempre que pugui repetir-los.

Mentrestant, observa-la, per apreciar si es resol el problema o si el seu estat es deteriora perquè la tos deixa de ser efectiva i l'obstrucció passa a qualificar-se de greu.

Tingues-ho *en compte!*

Des de l'ILCOR s'afirma que mentre la persona pugui tossir amb força no se li han de donar cops a l'esquena ni comprimir-li l'abdomen, perquè és menys eficaç i fins i tot pot empitjorar l'obstrucció.

Si l'obstrucció és greu i la persona està conscient

Si la persona no pot tossir o la tos és inefectiva, hauràs d'ajudar-la a expulsar el cos estrany, primer mitjançant *5 cops interescapulars* i, si no n'hi ha prou, amb la *maniobra de Heimlich*.

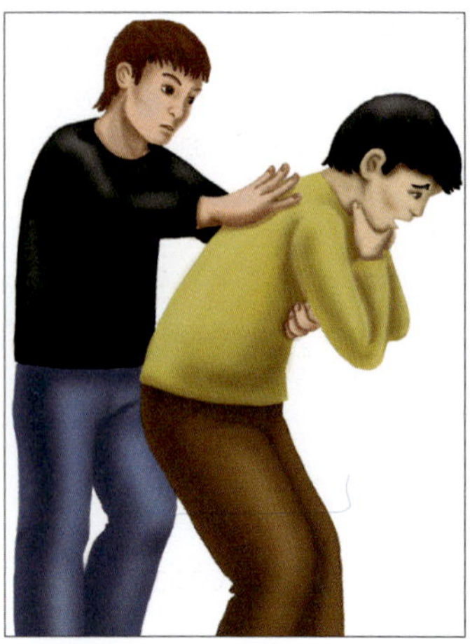

Fig. 4.22.
Execució de cops entre les escàpules.

Els cops entre les escàpules

Per executar correctament aquesta maniobra:

1. Inclina la víctima de l'obstrucció cap endavant, sostenint-li el tòrax amb una mà.
2. Amb l'altra, colpeja-la fort amb el taló de la mà a la part alta del centre de l'esquena, entre les escàpules. Aquest cop pot alliberar i moure el cos que obstruïa la via, i ajudar que surti. Tingues en compte que els «copets» a l'esquena que s'acostumen a donar a les persones que s'ennueguen són ineficaços perquè són massa fluixos.

   Després comprova si l'obstrucció s'ha alleujat. Si és així, anima la persona que tussi. Si no, pots repetir el cop fins a cinc vegades.
3. Comprova després de la tos si ha expulsat l'objecte.

Tingues-ho *en compte!*

Els «copets» a l'esquena que s'acostumen a donar a la gent que s'ennuega són ineficaços perquè són massa fluixos.

Execució de la maniobra de Heimlich

Si amb els cinc cops la persona no expulsa l'objecte, practica-li immediatament la maniobra de Heimlich, de compressions abdominals. Els passos són aquests:

1. Col·loca't darrere de la persona, en contacte amb la seva esquena, dempeus si ella ho està, o de genolls si està asseguda en una cadira.
2. Inclina-la quinze o vint graus cap endavant.

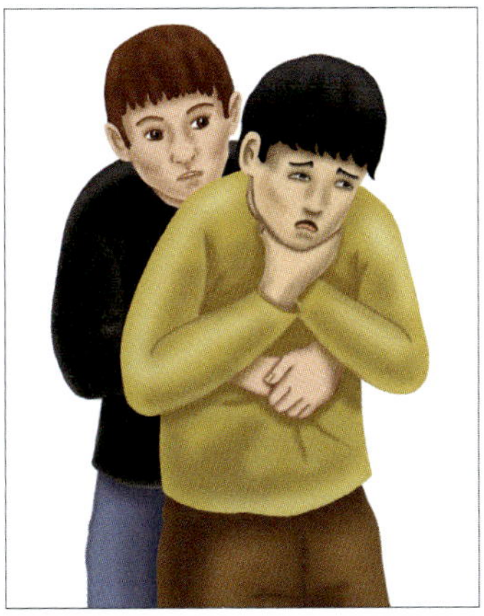

Fig. 4.23.
Realització de la maniobra de Heimlich.

3. Tanca el puny posant el polze flexionat per sobre de l'índex. Recolza el puny, pel costat del polze, a la boca de l'estómac de la persona, just sota l'extrem inferior de l'estern. Amb l'altra mà, oberta, subjecta el puny per l'altre extrem.

4. Amb les dues mans col·locades així, pressiona bruscament i amb força la boca de l'estómac cap enrere i cap amunt. Així aconseguiràs que el diafragma s'elevi, comprimeixi els pulmons i expulsi l'aire violentament cap a la tràquea, com si el pacient tossís fort. Repeteix la compressió cinc vegades.

Si la maniobra no és eficaç, repeteix la tanda de cinc cops interescapulars i cinc compressions abdominals.

Si la persona queda inconscient, inicia la RCP immediatament.

***Document** 4.12*

Variants de la maniobra de Heimlich

Permeten afrontar situacions reals:

- **Ús d'una cadira**. Si no tens prou força per fer la maniobra descrita, inclina la víctima de manera que la boca del seu estómac recolzi en un angle del respatller d'una cadira. Aconsegueix les compressions amb empentes moderades i curtes contra el respatller, perquè el pes de la persona ajudi a comprimir el diafragma i els pulmons.
- **A terra**. Una segona opció és fer estirar la víctima a terra, cap per amunt, i actuar com si fos un accidentat inconscient.
- **Compressió del pit**. Si la víctima és obesa o té un embaràs avançat, no facis la compressió sobre la boca de l'estómac, sinó sobre la part baixa del tòrax.

Si la víctima està inconscient

Si la persona està inconscient, hauràs de seguir el procediment següent:

1. Deixa la víctima suaument a terra.

2. Demana que algú avisi als serveis d'emergència; si no hi ha ningú, fes-ho tu.

3. Inicia immediatament la ressuscitació cardiopulmonar: obre la via i aplica 30 compressions toràciques. Les compressions faciliten la desobstrucció i mantenen el flux circulatori.

4. Segueix amb 2 ventilacions i després revisa la boca buscant algun objecte estrany que hagi pogut ser expulsat. Si no el trobes, inicia una nova tanda de compressions. Si la via continua totalment obstruïda, segueix la RCP només amb compressions.

***Tingues-ho** en compte!*

Quan es resolgui el problema, convé una revisió mèdica per buscar obstruccions parcials o si ha quedat alguna lesió.

4.4.3. OVACE pediàtric

L'ILCOR proposa un algoritme d'OVACE pediàtric similar al que s'aplica per a les persones adultes, per simplificar l'aprenentatge i el record dels protocols.

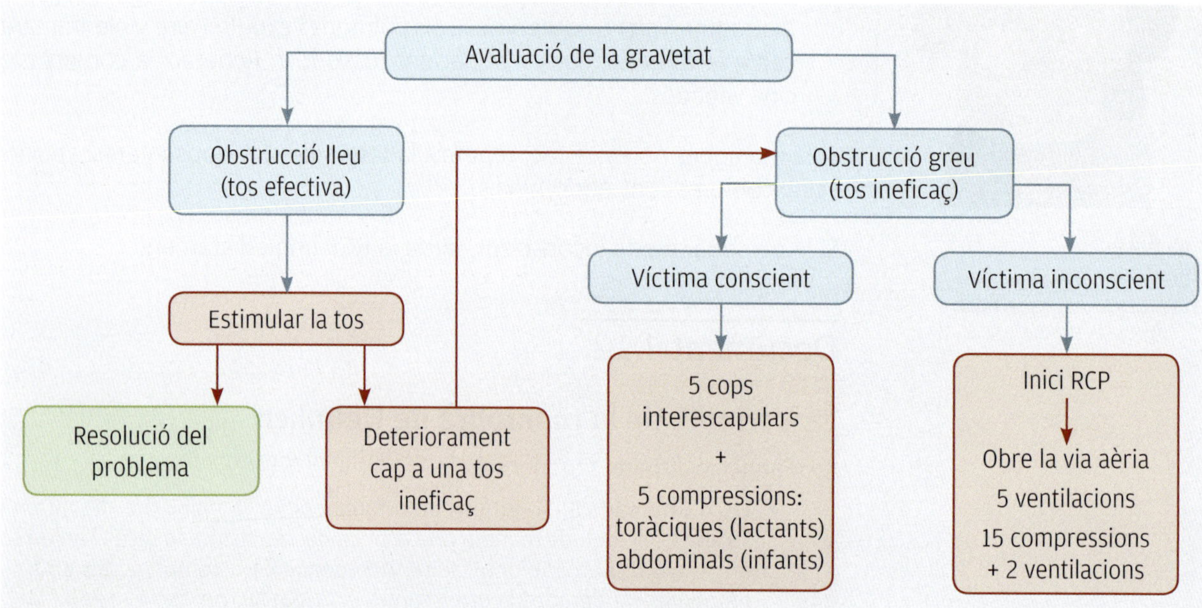

Fig. 4.24.
Algoritme d'OVACE pediàtric.

Si l'obstrucció és lleu

Si l'obstrucció és lleu, anima la víctima perquè continuï tossint i para atenció per si expulsa l'objecte o si empitjora. És important no aplicar cap altra maniobra, ja que podria empitjorar la situació. Si la tos va deixant de ser efectiva, demana ajuda immediatament i continua amb l'algoritme.

Tingues-ho *en compte!*

És relativament freqüent que els nens i les nenes s'ennueguin amb objectes petits. Si alguna vegada et trobes amb aquesta situació, mira al teu voltant buscant objectes així o pregunta a les persones presents què menjaven o què tenien a la boca.

Si l'obstrucció és greu i l'infant està conscient

Si l'obstrucció és greu, hi ha variants importants en l'algoritme i en l'aplicació de la maniobra, i actuacions diferents segons si es tracta d'un lactant o un infant de més d'un any.

Si l'infant està conscient, però no tus, o si la tos és inefectiva, inicia una tanda de 5 cops a l'esquena, a la qual s'afegiran, si és necessari, 5 compressions.

Els cops entre les escàpules

Dóna'ls amb el taló de la mà a l'esquena i després de cada cop mira si l'infant ha expulsat l'objecte. Els cops seran contundents, però proporcionats a les dimensions de la criatura. Tingues present:

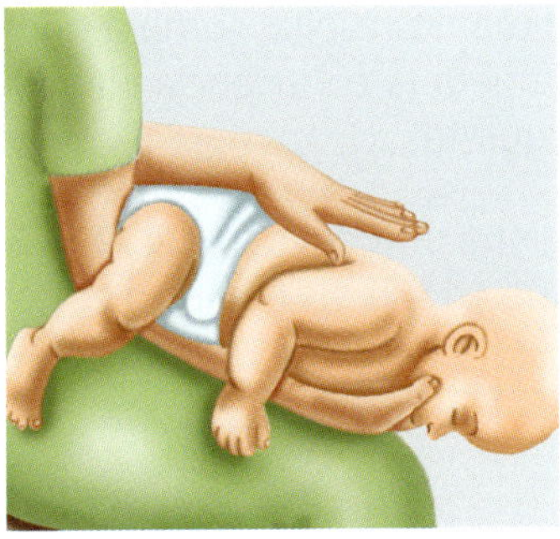

Fig. 4.25.
Cops entre les escàpules a un bebè.

- **Si és un lactant o una nena o nen petit**. Posa-te'l sobre l'avantbraç de la mà no dominant, de cap per avall i amb el cap més avall que els peus, sostenint-lo pel pit i la barbeta. Amb l'altra mà li donaràs uns cops ràpids entre les espatlles.
- **Si és una nena o nen més gran**. Asseu-te'l a la falda, d'esquena a tu i inclinat cap endavant, i dóna-li els cops des del darrere.

Les compressions

L'algoritme també varia per a infants i per a lactants:

- **Nenes i nens**. Aplica la maniobra de Heimlich com a les persones adultes, intentant no lesionar l'apèndix xifoide o les costelles.
- **Lactants**. Gira la criatura, recolzant-la d'esquena sobre l'avantbraç no dominant o posant-te-la estirada a la falda, sempre amb el cap més avall que el cos. Pressiona-li la part inferior de l'estern, per sobre del xifoide. Les compressions han de ser més lentes i amb més força que les de la ressuscitació.

Comprova l'estat de l'infant i si ha expulsat l'objecte. Si no l'ha expulsat, segueix els cicles i demana ajuda, si encara no ho has fet.

Fig. 4.26.
Compressions abdominals per a infants i toràciques per a bebès.

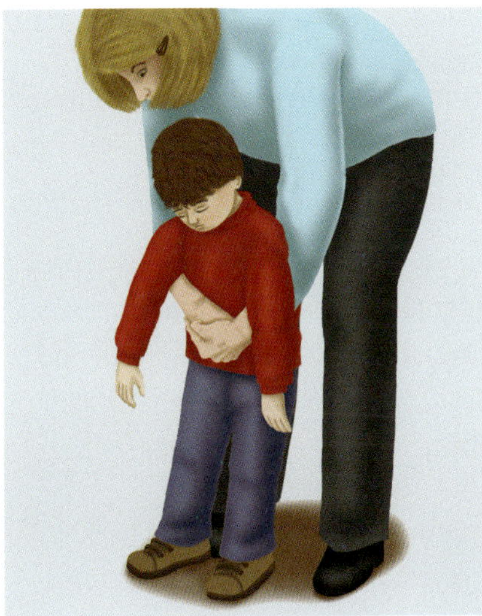

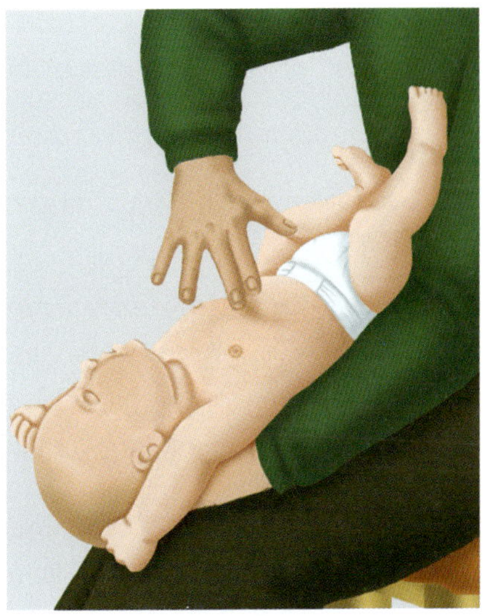

***Tingues-ho** en compte!*

Vés amb compte! Les compressions toràciques als lactants poden lesionar-los les vísceres.

Si l'infant està inconscient

Has de dur a terme aquestes actuacions:

1. Obre-li la boca per buscar l'objecte que obstrueix el pas de l'aire. Si el localitzes, intenta extreure'l amb els dits. No busquis l'objecte a cegues, perquè el pots empènyer i agreujar el problema.
2. Obre-li la via aèria amb la maniobra front-mentó.
3. Aplica 5 ventilacions de rescat i comprova l'eficàcia de cadascuna d'elles. Si alguna no és eficaç, recol·loca el cap abans de la ventilació següent.
4. Si no apareixen signes vitals, passa a les compressions toràciques i segueix la seqüència de ressuscitació 15:2 durant un minut (cinc tandes). Aprofita els intervals entre tandes per tornar a buscar l'objecte. Si el localitzes i s'hi pot accedir, intenta extreure'l.

Si l'obstrucció s'ha solucionat, però la víctima no respira, torna a obrir la via i aplica ventilacions de rescat. Si recupera la consciència i la respiració, col·loca-la en posició lateral de seguretat.

5. Si no obtens cap mena de resposta, continua immediatament la RCP fins que l'obstrucció desaparegui o fins que arribin els equips d'emergències.

Document 4.13

No ho confongueu. L'apnea infantil

Els nens i nenes de quatre anys o menys poden plorar sense treure l'aire quan un fet els frustra i els enrabia. En aquestes situacions la cara se'ls pot posar blavosa i tibant i fins i tot poden caure inconscients. Davant un plor així, mantingues la tranquil·litat i, sense fer res, espera que la criatura torni a respirar normalment per si mateixa. Com a màxim, després d'una estona, pots bufar-li fort a la cara perquè, amb la sorpresa, se li talli el plor i respiri.

Activitats

31. Aprèn-te de memòria els dos algoritmes d'OVACE, de persones adultes i pediàtric. Representa'ls i assenyala les diferències més importants entre ells.

32. Explica com has d'avaluar la gravetat de la víctima si té obstruïda la via aèria per la presència de cossos estranys.

33. Indica quines de les afirmacions següents són certes i quines no ho són. Justifica la teva decisió:

a) Si l'obstrucció és lleu, donant un cop interescapular ajudarem que la situació no es compliqui.

b) Quan comencis a aplicar els cops a l'esquena, has de repetir-los fins a acabar la tanda de cinc cops.

c) Has d'aplicar la maniobra de Heimlich quan els cinc cops a l'esquena no hagin desobstruït la via aèria.

d) Si amb la maniobra de Heimlich no tens èxit, has d'iniciar la RCP.

e) La RCP en OVACE s'ha de fer només amb compressions toràciques.

34. Per parelles, practiqueu el cop interescapular i simuleu les diferents variants de la maniobra de Heimlich (no feu les maniobres massa intenses).

35. Explica què s'ha de fer i què no s'ha de fer per extreure un objecte estrany de la boca d'una persona que té la via aèria obstruïda.

36. Imagina cinc situacions quotidianes en les quals una nena o un nen es pot asfixiar. Explica les precaucions més adequades per prevenir-ho.

37. Explica com has d'aplicar els cops interescapulars a un infant i a un bebè.

38. Explica com has d'aplicar les compressions a un infant i a un bebè.

39. Practiqueu la seqüència completa de desobstrucció de la via aèria, començant amb un ennuegament lleu i amb una deterioració progressiva fins a la inconsciència. Simuleu-ho amb:

- Una persona adulta. La víctima serà un altre company o companya (executeu les maniobres amb poca intensitat).
- Un infant i un bebè, utilitzant els maniquins adequats.

4.5. En quins casos és preferible no reanimar?

No totes les víctimes que recuperen la respiració i la circulació després d'una aturada cardiorespiratòria aconseguiran recuperar un funcionament neurològic complet o gairebé complet. Per això, encara que la norma ètica és que tenim l'obligació d'atendre les persones en ACR i intentar reanimar-les, convé discutir els límits de la norma i també les excepcions que presenta.

Les reflexions següents tenen més sentit entre els professionals que tracten moltes persones malaltes i que coneixen el pronòstic aconseguit amb les seves actuacions. Però és convenient que tota la ciutadania conegui i tingui presents algunes consideracions sobre quan és preferible finalitzar la RCP o fins i tot no iniciar-la:

- **Quan les mesures siguin ineficaces**. Perquè fa molts minuts que la persona està en aturada cardíaca i la falta d'un flux sanguini cerebral mínim fa preveure lesions neurològiques (psíquiques i motores) molt greus i irrecuperables. Perquè fins i tot en els millors casos hi ha seqüeles.
- **Quan siguin inútils**. Quan no puguin aconseguir per a la víctima una vida més llarga. L'aturada cardiorespiratòria és la manera d'acabar la vida de la majoria d'estats terminals de les malalties. De fet, moltes d'aquestes persones, si responen a les maniobres de ressuscitació, rarament viuen més d'una setmana i gairebé mai abandonaran l'hospital.

  Però en alguns casos pot ser valuós i important per a la persona aconseguir unes hores més: perquè volia fer testament, veure algun familiar, etc.

  El *criteri d'inutilitat* no s'aplica per si mateix a les persones grans; l'edat avançada no redueix els drets sanitaris de la persona.
- **Quan prolonguin una vida insuportable per al pacient**. Quan la persona consideri que els seus patiments són desproporcionats per a la qualitat de vida que obté. És ella la que l'està vivint i qui ha de decidir. Forçar el tractament contra la voluntat del pacient és una crueltat i fer-lo viure després d'haver-li trepitjat tant les idees com les creences és amargar-li la vida.

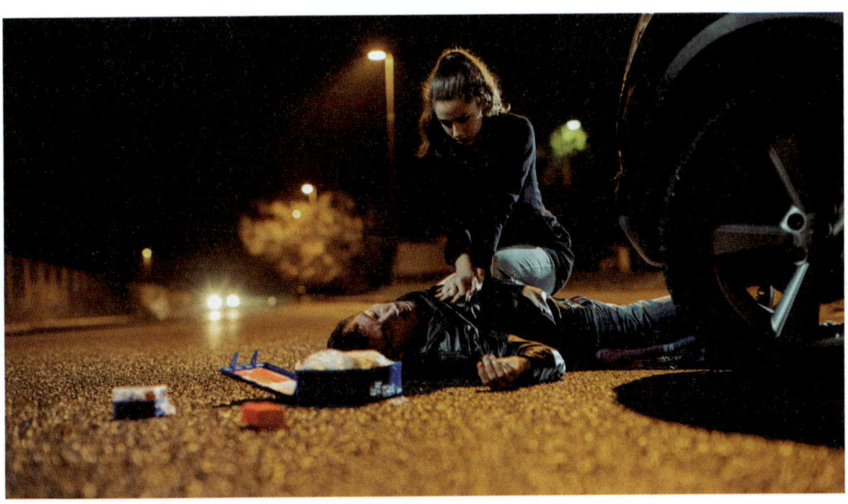

Fig. 4.27. Pots decidir que és preferible no iniciar la ressuscitació només si tens constància tangible que la víctima no vol ser reanimada o que la teva intervenció serà inútil o perjudicial per a ella.

- **Quan li provoquin unes càrregues desmesurades**. Són punts que influiran en la decisió sobre les voluntats anticipades: si l'estat en què quedarà provocarà a la persona o a la seva família unes despeses enormes per atendre-la, si necessita ingressar en una residència assistida, per exemple, o si considera que la seva atenció causarà una càrrega psicològica i física difícil de suportar per als seus familiars o persones properes.

En conclusió, abans d'atendre un aturada cardiorespiratòria hauries de preguntar als presents si la víctima havia expressat clarament (preferiblement per escrit) la seva voluntat de no ser reanimada. Com més clara sigui la resposta, més gran serà la teva obligació ètica i legal de respectar-la. (DOC. 4.14)

Document 4.14

El *document de voluntats anticipades o testament vital*

En aquest document la persona expressa la seva voluntat sobre les atencions mèdiques que vol rebre i les que rebutja si pateix una malaltia irreversible o terminal que la porti a un estat que li impedeixi expressar-se per si mateixa.

Totes les comunitats autònomes tenen regulat per llei aquest document i existeix un registre oficial de testaments vitals. És possible nomenar un representant, que en el moment dels fets decidirà per la persona afectada. Les disposicions preses es poden anul·lar en qualsevol moment més endavant.

També convé que les persones properes coneguin aquestes disposicions: explicar-ho de paraula, repartir còpies del document a les persones de confiança i potser fins i tot portar una còpia al damunt si s'ha de sortir de l'entorn habitual o per si el problema es presenta de sobte. Aquestes persones són les que hauran de transmetre la voluntat de la víctima al socorrista i lluitar perquè es respecti aquesta voluntat.

Activitats

40. Amb quina d'aquestes dues persones invertirem més esforços per reanimar-la?

a) Una persona de seixanta-cinc anys, casada i amb fills, que gestiona la seva petita empresa i que, si mor, deixarà molts problemes pendents de solució.

b) Una persona de vint-i-dos anys, amb diverses malalties cròniques en tractament i amb limitacions funcionals, que no té responsabilitats familiars.

41. Un pacient adult i amb capacitat per decidir ha dit diverses vegades, davant de familiars, amistats i professionals sanitaris, que no vol que el reanimin si pateix una aturada cardiorespiratòria. Creus que s'ha de respectar aquesta decisió?

a) Sí, en tots els casos.

b) Només si pateix una malaltia incurable.

c) No, en cap cas.

d) Aquesta decisió no l'ha de prendre el pacient, sinó el metge responsable.

42. Busca impresos de documents de voluntats anticipades i les disposicions sobre els requisits que han de seguir perquè siguin legalment vàlids. Reflexiona sobre el teu interès per omplir-ne un i discutiu a classe en quin moment de la vida convindria que una persona ho fes.

4.6. Mètode Utstein per a la recollida sistemàtica de dades

Per avaluar l'efectivitat de les atencions en les aturades cardiorespiratòries és imprescindible recollir les dades de cada cas. Això permetrà estudiar els fets i concloure amb quina manera de procedir s'obtenen millors resultats en termes de vides salvades i de qualitat de vida després de l'alta hospitalària, i també en termes de despesa de recursos humans i materials.

És imprescindible recollir-les d'una manera que permeti comparar els mètodes i els resultats entre els diferents serveis d'atenció i entre els diferents països, per a la qual cosa cal començar posant-se d'acord en les definicions dels termes i en les dades que cal recollir.

Per això, qualsevol professional del sistema d'emergències que presencii o atengui una ACR hauria de poder recollir les dades necessàries per a l'avaluació científica posterior dels fets. Les dades necessàries són:

1. **S'ha confirmat l'aturada cardiorespiratòria sospitada?** La confirmació la durà a terme el personal d'emergències. Pot ser que els professionals trobin a la víctima amb pols, i això indica l'èxit de l'actuació dels socorristes (i potser errors a l'hora de diagnosticar l'aturada cardíaca o respiratòria).

***Tingues-ho** en compte!*

Els intents clau per arribar a acords sobre aquests punts van començar en una reunió prop de l'abadia d'Utstein, a Noruega, el 1990.

L'*estil Utstein*, la denominació preferida pels participants en aquesta reunió i en les modificacions posteriors, comprèn un glossari de termes i un model per a la comunicació de dades en els intents de ressuscitació de l'aturada cardíaca extrahospitalària.

Alguns d'aquests termes els hem incorporat al text d'aquest llibre i d'altres de més específics del registre de dades s'han recollit al DOCUMENT 4.15.

***Document** 4.15*

Definicions més específiques per a la recollida de dades

- **RCP del testimoni**. És la RCP bàsica duta a terme per algú que no pertany a un sistema de resposta organitzat i que ha presenciat l'aturada cardíaca.
- **Sistema d'emergències mèdiques** (personal d'emergències). És el conjunt de professionals que respon a la trucada de la central, en el sistema de resposta organitzat. Aquests professionals es divideixen en:
  - **Assessors**. Són les persones que atenen les trucades telefòniques de la població, responen les seves preguntes, coordinen les dotacions professionals i els donen les indicacions pertinents mentre van circulant.
  - **Rescatadors**. Són les que treballen al lloc dels fets. Ho són des dels tècnics en emergències fins als professionals de les unitats medicalitzades.
- **Sistema integrat d'emergències**. Es refereix a tots els aspectes de l'atenció a l'emergència, des de la RCP del testimoni fins a l'activació ràpida del SEM, l'actuació de l'UCI, la rehabilitació...
- **Causa cardíaca (de l'aturada)**. És difícil per als socorristes, fins i tot per als professionals, determinar la causa concreta d'una aturada, partint de tota la informació disponible. Sovint és un diagnòstic d'exclusió, perquè no es troba cap causa cardíaca, i és inevitablement imprecís.
- **Causa no cardíaca (de l'aturada)**. En termes generals té un diagnòstic més fàcil de determinar: síndrome de mort sobtada del lactant, sobredosi de fàrmacs o de drogues, sèpsies, complicació d'una malaltia metabòlica, suïcidi, ofegament, hemorràgia greu, infart cerebral, traumatismes, etc.

2. **S'ha intentat la ressuscitació cardiopulmonar?** Es refereix als intents del personal d'emergències, després de la RCP bàsica. En alguns casos, els professionals poden renunciar a dur-la a terme.
3. **Quina era la causa de l'aturada cardiorespiratòria?** Si era no cardíaca, cal concretar-la.
4. **El moment de l'aturada, té algun testimoni?** Algú ha vist o ha sentit caure el pacient? De vegades, l'aturada cardíaca es produeix fins i tot després de l'arribada del personal d'emergències, al qual s'ha avisat en sospitar un infart de cor.
5. **Amb quin ritme cardíac s'ha trobat la víctima?** Asistòlia, fibril·lació ventricular, taquicàrdia ventricular...
6. **El testimoni ha iniciat la RCP?**
7. **La víctima, ha recuperat la circulació espontània en algun moment?** Val qualsevol pols palpable, sense una durada mínima. El pols palpable en qualsevol artèria major, com la caròtida, necessita una pressió arterial sistòlica de 60 mmHg, com a mínim.
8. **La víctima, ha mort?** Al lloc dels fets? Durant el trasllat a un centre hospitalari? Al servei d'urgències de l'hospital? Ha arribat a ingressar a l'hospital?
9. **La víctima, ha estat donada d'alta de l'hospital viva?**
10. **La víctima, ha viscut més d'un any després dels fets?**

És clar que si es recullen totes aquestes dades es pot avaluar amb facilitat quins són els resultats en cada graó de l'atenció, quins estan més ben resolts i en quins hi ha mancances que s'han d'investigar més a fons i tractar de corregir, si és possible.

Tingues-ho *en compte!*

Els moments dels esdeveniments

És importantíssim registrar amb exactitud els intervals entre els diferents esdeveniments. Per exemple, els factors més importants per determinar la supervivència de la víctima són els intervals entre el col·lapse i l'inici de la RCP, i entre el col·lapse i la primera desfibril·lació.

Per això, quan a algú no professional se li ensenya a practicar la RCP i utilitzar el DEA, cal insistir en la necessitat de registrar els moments exactes d'inici de l'aturada, de la trucada al número d'emergències, d'inici de la RCP bàsica, d'arribada de l'equip d'emergències, de sortida cap a l'hospital. En el quadre següent pots observar com influeixen els diferents intervals en els percentatges de supervivència a l'alta hospitalària:

Interval entre el col·lapse i la ressuscitació cardiopulmonar	< 5 min	Interval entre el col·lapse i la desfibril·lació	< 10 min	37 %
			> 10 min	7 %
	> 5 min	Interval entre el col·lapse i la desfibril·lació	< 10 min	20 %
			> 10 min	0 %

Activitats

43. Quina utilitat té establir un model de recopilació de dades en les atencions de suport vital bàsic?

44. Dissenya un imprès que permeti recollir sistemàticament les informacions exigides pel mètode Utstein.

Ara **practica**!

Practica l'algoritme de suport vital

Plantejament

Per parelles o individualment, segons el que decideixin la professora o el professor, aplicareu l'algoritme que correspongui al maniquí: SVB per a persones adultes, SVB pediàtric, OVACE per a persones adultes o pediàtric.

Situacions

Escriviu a la pissarra la llista amb els diferents problemes. Com més específics siguin, més fàcil us serà de seleccionar l'algoritme i prendre les decisions adequades. Aquí teniu unes quantes propostes:

- En una estació de metro, observes que una senyora comença a suar, va perdent l'equilibri i cau.
- En un restaurant, un senyor que menja sol, s'aixeca sobtadament amb les mans al coll, amb un accés de tos i cara d'ofec.
- Un bebè de 12 mesos a l'escola infantil de sobte deixa de plorar i queda inconscient. Al voltant seu hi ha les peces petites d'una joguina.
- Durant una cursa de 1.000 metres, una nena de 10 anys de sobte cau a terra.
- En una excursió d'alumnes de cicle mitjà de Primària, uns nens t'avisen que una companya està inconscient.

Desenvolupament

- Treballareu en parelles, triades per sorteig. La professora o el professor escolliran la situació i determinaran els qui l'han d'atendre. També podran assignar papers addicionals: un operador telefònic, persones presents al lloc de l'esdeveniment, que no col·laboren i critiquen, etc.
- Quan se us assigni el cas, comenceu a prestar l'assistència. Ja hauríeu de tenir memoritzats els protocols d'atenció.
- El professor o la professora poden introduir algunes dificultats, per exemple «aquesta primera tanda de ventilació no és efectiva», «hi ha un objecte a la gola, però no s'hi pot accedir», «el desfibril·lador indica que la descàrrega no està indicada», etc. Vosaltres haureu d'actuar en conseqüència.
- Si al centre disposeu d'un desfibril·lador, les persones que actuen com a socorristes decidiran el moment d'anar-lo a buscar.
- Assegureu-vos d'efectuar les maniobres de ressuscitació amb qualitat i respectant els cicles previstos.

Quan tot l'alumnat del grup hagi passat per l'experiència, comenteu com l'heu viscut.

Uns quants elements importants per avaluar l'activitat

Podeu gravar les actuacions, perquè cada participant pugui avaluar la seva feina i reconèixer les actuacions millorables i especialment les errònies. La professora o el professor també valoraran:

- La rapidesa a l'hora tant de prendre decisions com de dur a terme el procés, cronometrant el temps des que es produeix el fet fins que acaba la prestació. També registraran temps intermedis: quan s'inicia la RCP, quan es comença la desfibril·lació, etc.
- El grau de compliment de l'algoritme, en quina mesura us heu desviat de les seqüències establertes.
- La qualitat en l'execució de les maniobres i en el maneig del DEA, en cas que s'hagi fet servir.
- La coordinació entre els socorristes.

5 *Nucli formatiu* Primers auxilis en lesions per traumatismes físics

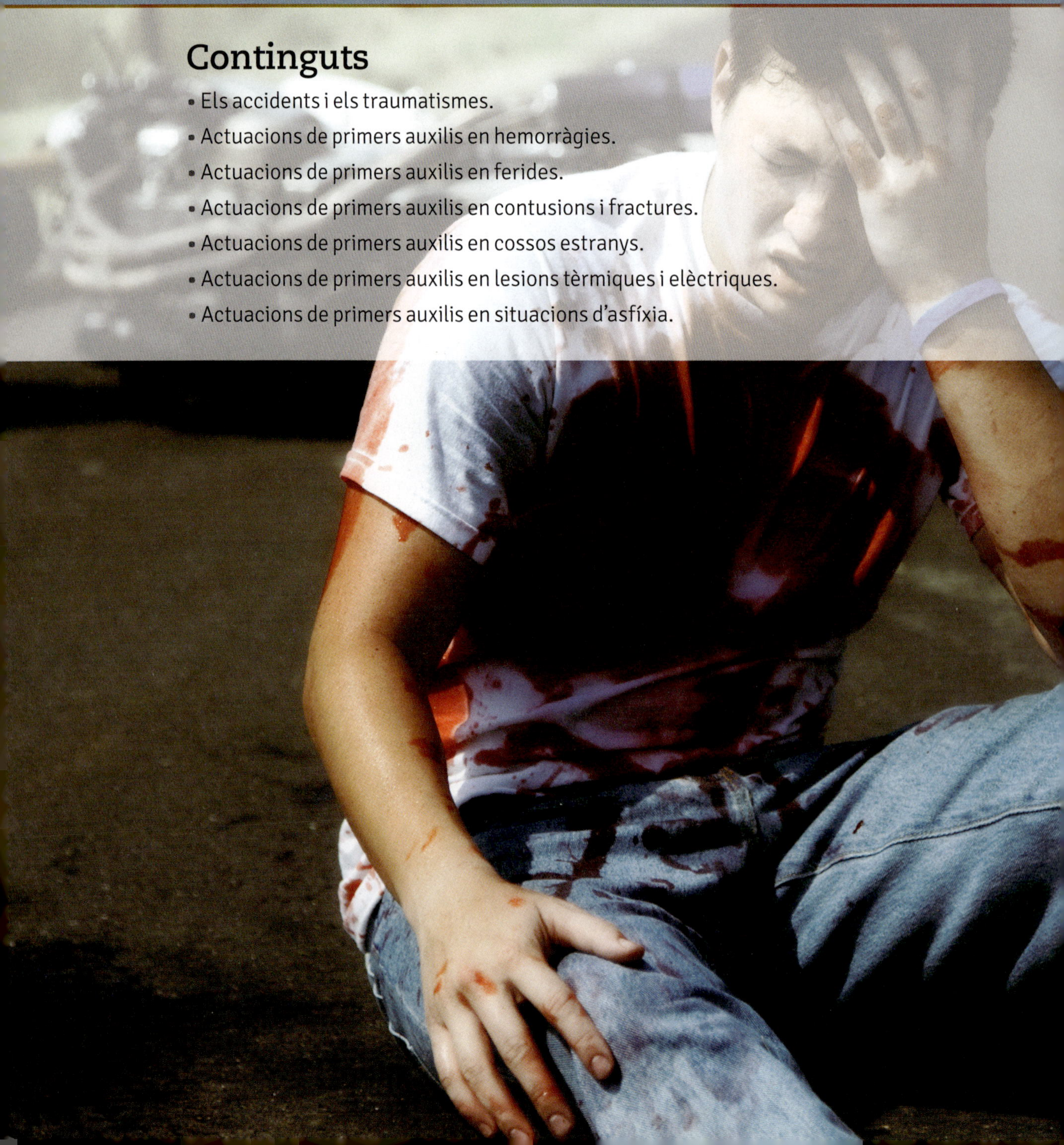

Continguts

- Els accidents i els traumatismes.
- Actuacions de primers auxilis en hemorràgies.
- Actuacions de primers auxilis en ferides.
- Actuacions de primers auxilis en contusions i fractures.
- Actuacions de primers auxilis en cossos estranys.
- Actuacions de primers auxilis en lesions tèrmiques i elèctriques.
- Actuacions de primers auxilis en situacions d'asfíxia.

5.1. Els accidents

Bona part de les actuacions de primers auxilis ajuden les víctimes d'accidents.

Un **accident** és un succés o esdeveniment, involuntari i sobtat, que ocasiona lesions a les persones.

Les lesions causades poden variar entre lleus, greus, molt greus i mortals. Aquesta gravetat determinarà les actuacions, els recursos i la urgència de la prestació de primers auxilis.

Els accidents poden tenir lloc en qualsevol lloc i circumstància, i poden ser de molts tipus. Si considerem el lloc on es produeixen, els podem classificar en:

- Accidents a la llar.
- Accidents a la feina.
- Accidents de trànsit.
- Altres accidents: esportius, al carrer, etc.

Segons el mecanisme de cada accident, en podrem esperar unes lesions o unes altres, i això ajudarà a planificar l'ajut que caldrà donar. El pas del mecanisme del fet a les lesions causades l'estudia la *biomecànica dels accidents*.

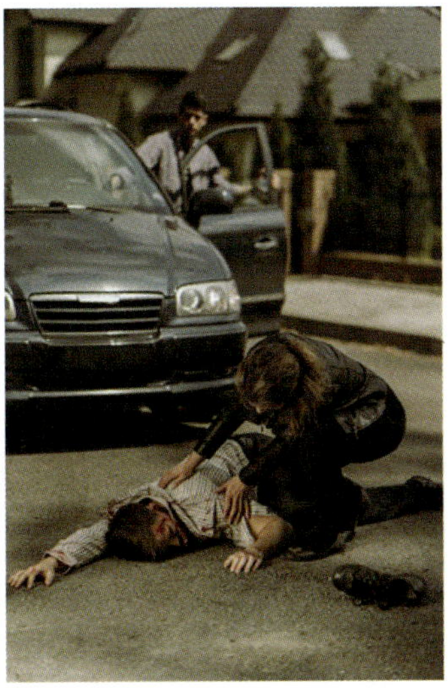

Fig. 5.1. Segons el tipus d'accident, es poden preveure determinades lesions.

5.1.1. La biomecànica dels accidents

La **biomecànica dels accidents** té com a finalitat explicar els mecanismes que causen les lesions en un accident, a partir de l'anàlisi dels diferents factors que hi intervenen: direcció de la força, intensitat de l'impacte, resistència del cos, protecció dels dispositius de seguretat passiva, etc.

Per exemple, pot analitzar quines forces actuen quan un cotxe atropella un vianant, quines parts del vehicle xoquen successivament contra aquest i per quins mecanismes es lesionen les cames, els malucs, les espatlles i el cap.

La biomecànica parteix de la seqüència de fets en els diferents tipus d'accidents i dels elements vius i inerts que hi participen, i estableix quines són les lesions que és més probable que es produeixin. Amb la pauta de lesions esperables en un accident, podem organitzar la nostra avaluació en primers auxilis, i fins i tot podem intuir lesions que no es veuen en un primer moment.

El camp en què aquesta branca de la ciència ha avançat més és el dels accidents de trànsit, perquè són molt freqüents i perquè tenen un preu econòmic i humà altíssim, per les morts i les seqüeles que deixen. (Doc. 5.1)

Tingues-ho *en compte!*

Conèixer la biomecànica d'un accident ens ajuda a localitzar les lesions.

Document 5.1

Biomecànica en els accidents de trànsit

Podem distingir els mecanismes d'accident següents:

- **Xoc frontal**. Un primer vehicle xoca contra un altre vehicle en moviment, contra un objecte immòbil o contra un vianant. Les persones que van dins del primer vehicle es desplacen ràpidament cap endavant, de manera que, si no porten cordat el cinturó de seguretat i/o si el vehicle no té coixins de seguretat, s'estavellen contra el volant, el quadre de comandament, el parabrisa o el seient del davant, segons la posició que ocupi cada persona a l'interior del vehicle. També poden sortir projectades a l'exterior.

  En aquests casos les lesions més importants afectaran el cap i la cara (traumatismes cranioencefàlics i fractures facials), el coll i la columna vertebral (amb lesions medul·lars), i el tòrax. També són corrents les fractures de maluc, fèmur i genoll. Si la víctima portava el cinturó posat, seran més freqüents les lesions esternals i costals, i les lesions de la columna cervical.

- **Xoc lateral**. Es produeix per la col·lisió contra un costat del vehicle. En aquest cas les fractures són diverses, especialment costals i de pelvis, i les lesions són als òrgans interns, cranioencefàliques, toràciques o abdominals.

- **Xocs per darrere**. El tronc de l'ocupant és impulsat cap endavant, però el cap queda momentàniament enrere i després es mou ràpidament endavant. Els moviments d'extensió i flexió lesionen el coll: un esquinç cervical, una luxació o una fractura. Les lesions es poden evitar si el respatller es té col·locat molt a prop de la part més posterior del crani.

- **Bolcada**. Els cossos dels ocupants queden sacsejats mentre el vehicle gira ràpidament sobre si mateix. Es poden produir lesions molt variades i a qualsevol lloc del cos. Les lesions seran especialment greus si no es porta el cinturó de seguretat i no hi ha coixí: són comunes les fractures d'ossos llargs i de la columna.

- **Atropellament**. El xoc del vianant contra el vehicle es produeix en tres fases:
  - Primer contra el para-xocs.
  - Després contra el capó i el parabrisa.
  - Finalment, contra el terra.

  Les fractures afectaran les extremitats inferiors, els malucs i el cap, i hi haurà cremades per fregament contra el terra, aixafament si el cotxe passa per sobre del vianant, etc.

- **Accidents de motocicleta o ciclomotor**. Es poden produir per impacte contra un altre vehicle o un objecte immòbil, per caiguda o lliscada a la carretera, que fa que els ocupants del vehicle surtin projectats enlaire o llisquin per l'asfalt. Les lesions seran diferents si surten projectats, freguen contra el terra o xoquen contra algun objecte durant la caiguda.

  Són destacables els traumatismes cranioencefàlics (que es produeixen fins i tot a 20 km/h, si no es porta casc), les fractures de clavícula, vertebrals, de maluc, de pelvis o de les extremitats. També hi pot haver cremades i ferides diverses per fricció.

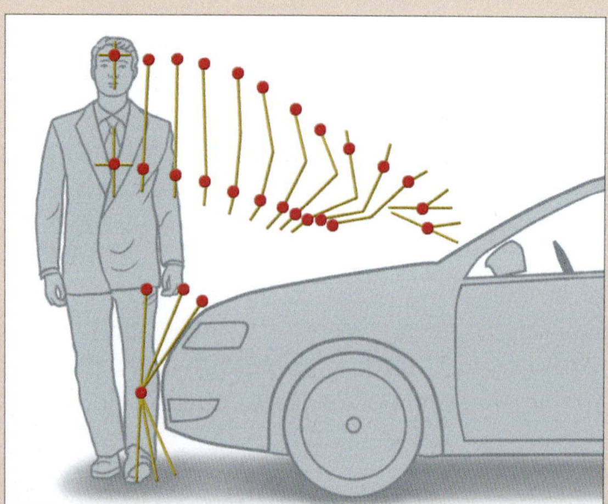

Cinemàtica de l'atropellament.

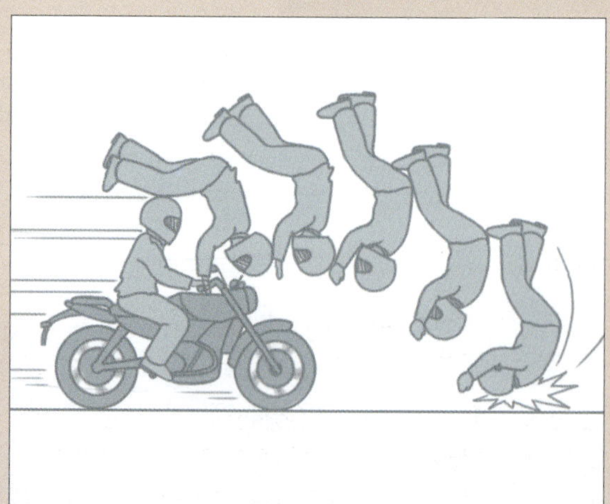

Cinemàtica del xoc d'una motocicleta contra un objecte fix.

5.1.2. Els accidents causen traumatismes

Els accidents causen *traumatismes*.

Els **traumatismes** són lesions produïdes per agents externs.

Segons l'agent extern que els causa, podem diferenciar entre traumatismes *físics*, *químics* i *biològics*.

Traumatismes		Agents que els causen	Lesions que provoquen
Físics	**Mecànics**	Qualsevol objecte	Hemorràgies Contusions Fractures i luxacions Ferides Cossos estranys
	Tèrmics	Calor	Cremades, acalorament, cop de calor
		Fred	Congelació, hipotèrmia
		Electricitat	Enrampada, electrocució
Químics		Medicaments Drogues Altres compostos	Intoxicacions, reaccions al·lèrgiques
Biològics		Mossegades i picades Aliments	Inflamacions, infeccions, reaccions al·lèrgiques

En aquest NUCLI FORMATIU descriurem els traumatismes físics, les lesions que causen i les actuacions en primers auxilis que podeu oferir a cada víctima. Al NUCLI FORMATIU següent descriurem els traumatismes químics i biològics.

En els accidents més greus, la víctima pot patir diversos traumatismes de diferents tipus, sobretot físics.

Els **politraumatismes** són traumatismes de diferents tipus, que afecten diferents zones o òrgans corporals.

Les persones politraumatitzades són més difícils d'avaluar, però sempre cal començar per l'*avaluació d'emergència* i continuar amb l'*avaluació d'urgència*, per localitzar les lesions i determinar la gravetat de cadascuna d'elles. Així sabrem quin ordre hem de seguir per fer una actuació tan eficaç com sigui possible.

Activitats

1. Posa tres exemples d'accidents possibles en cada un d'aquests àmbits: la llar, la feina i l'esport. Indica per a cada un dels nou exemples algunes lesions que pot provocar.

2. Explica el concepte de biomecànica dels accidents i indica per què és important en primers auxilis. Posa un exemple que il·lustri la seva importància.

3. Defineix el concepte de traumatisme. Explica si una picada d'abella és un traumatisme i per què.

4. Què són els politraumatismes? Posa'n uns quants exemples.

5.2. Hemorràgies

Una **hemorràgia** és la sortida de sang dels vasos sanguinis quan se'n trenca la paret.

Tingues-ho *en compte!*

L'hemorràgia pot ser un fet greu, perquè algunes poden portar a la mort en menys de mitja hora.

Les causes més freqüents de les hemorràgies són les ferides i les fractures, tot i que n'hi ha d'altres.

5.2.1. Avaluació de la gravetat

Criteris d'avaluació

La gravetat de l'hemorràgia dependrà de diferents factors, com ara el *vas que sagna*, el *lloc on s'aboca la sagnia* i el *temps i la velocitat de la sagnia*. Tots plegats determinaran el volum de sang que perd la persona, que és el que farà que l'hemorràgia sigui més lleu o més greu.

Segons el vas que sagna

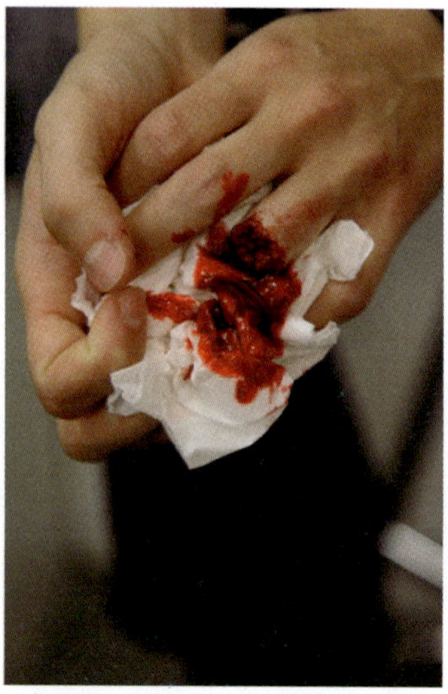

Fig. 5.2.
La gravetat de l'hemorràgia determina les actuacions que cal dur a terme.

Les conseqüències seran més greus segons el vas que sagna:

- En una **hemorràgia arterial** la sang surt a borbollons, més o menys violents amb cada batec, i això fa que se'n pugui perdre molta ràpidament. La sang es veu d'un color vermell viu. A priori és l'hemorràgia més greu.
- En l'**hemorràgia venosa**, la sang surt més contínuament i més lentament. És d'un color vermell més fosc.
- En l'**hemorràgia capil·lar**, la sang surt més a poc a poc, però traspua per molts punts alhora. Per això s'anomena *hemorràgia «en llençol»*.

Segons el lloc on s'aboca la sagnia

És un altre factor que ajuda a preveure la gravetat de l'hemorràgia. Pot ser:

- **Hemorràgia externa.** Son les hemorràgies que aboquen la sang a l'exterior. Solen tenir menys conseqüències, perquè la sagnia sobretot és una situació cridanera i alarmant, i per això s'atenen ràpidament per intentar aturar-les.
- **Hemorràgia interna.** La sang s'acumula entre els teixits o en una cavitat del cos, és menys visible i és més fàcil que passi desapercebuda. Per això l'hemorràgia interna sol ser més perillosa que l'externa.
- **Hemorràgia exterioritzada.** És un tipus d'hemorràgia intermedi, en el qual la sang s'ha abocat a l'interior de l'organisme, però n'ha sortit per un orifici natural, com la boca, el nas, la vagina o l'anus.

Segons el temps i la velocitat de la sagnia

També cal considerar si l'hemorràgia és *aguda* o *crònica*:

- L'**hemorràgia aguda** és la que es pateix durant minuts o hores. Tindrà unes manifestacions generals que dependran de la sang perduda.
- L'**hemorràgia crònica** pot estar sagnant durant dies o setmanes. Lògicament es tracta d'una hemorràgia molt lenta, i per això no ens ocuparem d'aquestes hemorràgies en primers auxilis.

Determinació de la gravetat de les hemorràgies

Les característiques anteriors ens ajudaran a classificar les hemorràgies com a *lleus*, *greus* o *molt greus*, però el factor fonamental de la gravetat seran les manifestacions generals que presenta la víctima.

- **Hemorràgia lleu**. És aquella en la qual es perd menys del 10 % del volum sanguini total, és a dir, menys de 500 cm³ en una persona adulta de pes mitjà.

  Per si mateixa, aquesta pèrdua de sang provoca tot just una lleugera sensació d'inestabilitat, però el dolor que pateixi la persona per la lesió sí que la pot afectar més i fer que necessiti atenció de primers auxilis.

- **Hemorràgia greu**. És aquella en què es perd entre el 10 i el 30 % del volum sanguini, és a dir, entre 500 i 1.500 cm³ aproximadament, en una persona adulta. Per això en aquesta situació et trobaràs una víctima amb:
  - Dolor, amb respiració superficial.
  - Pell pàl·lida i freda.
  - Pols dèbil, amb batecs ràpids (taquicàrdia).
  - Set, per la pèrdua de líquid.
  - Vertigen, desmai, visió borrosa i brunzits a l'orella, per la disminució del reg cerebral.

- **Hemorràgia molt greu**. És aquella en la qual es perd més del 30 % del volum sanguini, més de 1.500 cm³.

  Apreciaràs les manifestacions anteriors, però més intenses, i a més una respiració accelerada (taquipnea) i manifestacions de xoc. Aquesta és l'hemorràgia que pot portar a la mort en poques hores.

Document 5.2

El volum de sang de les persones

Tenim aproximadament 0,8 litres de sang per cada quilo de pes. Això són 5,2 litres per a una persona de 65 quilos o 4 litres per a una de 50 quilos.

5.2.2. Actuacions davant d'una hemorràgia externa

Davant d'una hemorràgia externa caldrà adoptar unes mesures destinades a mantenir l'estat general de la persona en les millors condicions i alhora aplicar tècniques per estroncar la sagnia.

Tingues-ho en compte!

Gairebé sempre trobaràs neguitosos la víctima i els seus acompanyants, perquè la sang impressiona molt.

Tingues-ho en compte!

Precaucions per evitar infeccions per contacte amb la sang:

- Si pots, renta't les mans amb aigua i sabó abans i immediatament després de prestar l'ajuda.
- Si tens guants protectors a l'abast, fes-los servir.
- Evita el contacte directe amb la sang o altres líquids corporals de la víctima, sempre que sigui possible, sobretot sobre les ferides o rascades.
- Evita tocar els objectes tacats amb sang o líquids corporals. Mira de no ferir-te amb vidres, vores metàl·liques tallants o punxants, etc.
- Si et talles amb un objecte tacat amb sang, renta't la ferida amb cura amb aigua i sabó i posa-hi un embenat net i sec.
- Tingues una cura especial amb els esquitxos. Si t'has esquitxat els ulls, renta-te'ls amb força aigua.

Actuacions generals

L'actuació general més senzilla, i convenient per a totes les víctimes, és ferles seure si estan dretes, perquè el dolor de la ferida i l'aprensió les poden fer marejar i caure, cosa que encara podria agreujar més les lesions que ja tenen.

Quan les manifestacions de l'hemorràgia siguin prou intenses (per exemple, si la víctima té la pell pàl·lida i freda i vertigen), és preferible que estiris la víctima en decúbit supí i fins i tot amb les cames aixecades, perquè la sang li arribi millor al cervell i se senti més alleujada.

En qualsevol cas, vés vigilant la víctima, perquè les manifestacions generals de l'hemorràgia poden aparèixer al cap d'uns minuts, de mitja hora o de més temps.

Actuacions per estroncar l'hemorràgia

Per estroncar una hemorràgia externa has de seguir el procediment següent:

1. Destapa l'àrea on hi ha la sagnia per trobar el punt que sagna.
2. Pressiona l'àrea que sagna contra l'os que hi hagi per sota. Fes servir un tros de tela tan net com sigui possible: unes gases netes, un mocador de tela, un drap, un tovalló, una peça de roba, etc. Si el drap s'amara de sang, no el treguis; cobreix-lo amb un altre, i fixa-ho tot junt, si cal, amb unes voltes de bena o amb draps. Quan ho fixis, has de comprimir la ferida contra l'os.

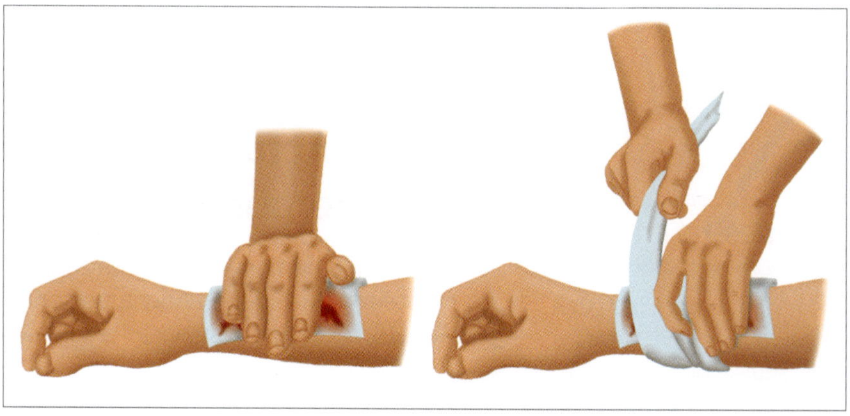

Fig. 5.3. Comprimeix el punt que sagna contra l'os que hi ha per sota i fixa-hi un apòsit.

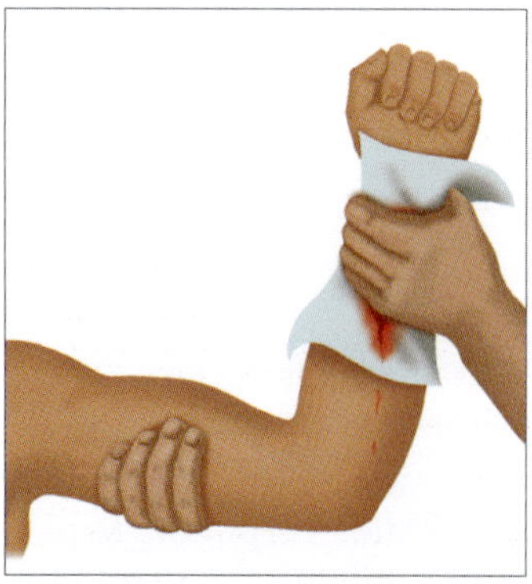

Fig. 5.4. També pots frenar el flux de sang aixecant l'extremitat per damunt del cor i comprimint l'artèria que irriga l'àrea.

3. Si amb la compressió directa l'hemorràgia no s'atura, redueix el flux sanguini cap a la zona afectada aixecant l'extremitat que sagna per sobre del nivell del cor o, si el punt que sagna és al tronc, fent estirar la víctima.
4. També pots frenar el flux de sang cap a la ferida comprimint l'artèria que irriga l'àrea, en un punt entre la ferida i el cor. Comprimeix-la pressionant amb els dits contra l'os de sota. Alguns punts de compressió són aquests:
   - L'angle mandibular si hi ha una hemorràgia a la meitat inferior de la cara.
   - Davant de l'orella si hi ha una hemorràgia al front o al cap, a la zona per damunt de l'orella.

- L'aixella, per a les hemorràgies al braç.
- La cara interna del braç, per a les hemorràgies a l'avantbraç.
- La cara ventral de l'avantbraç, sobre l'os radi, per a les hemorràgies a la mà.
- El centre de l'engonal, per a les hemorràgies a la cuixa.
- Darrere del genoll (buit popliti), per a les hemorràgies que tene lloc a la cama.
- L'empenya, per a les hemorràgies a la part anterior del peu.

Tingues-ho *en compte!*

La compressió de l'artèria és un bon recurs si a la ferida hi ha cossos estranys que impedeixen comprimir directament el punt de sagnia contra l'os.

Les actuacions anteriors, mantingudes un mínim de cinc minuts, solen estroncar l'hemorràgia. De tota manera, mantingues la pressió uns deu minuts més, deixant l'extremitat aixecada i immòbil, per tal de facilitar la formació d'un coàgul prou resistent.

Si la sagnia no s'atura

Si no s'atura la sagnia, el primer que has de fer és assegurar-te que estàs aplicant les mesures correctament. També pot ser que no s'aturi, per exemple, quan hi ha hagut una amputació traumàtica molt greu.

En aquestes situacions greus truca al 112 i segueix les seves recomanacions concretes. Si creuen que és poc probable que l'hemorràgia s'aturi amb les tres primeres mesures, enviaran professionals o, en darrera instància, assessoraran sobre com cal fer el torniquet. (DOC. 5.3)

L'objectiu del torniquet és aturar la irrigació arterial del membre ferit i així estroncar l'hemorràgia. Aquesta és una actuació que a tothom li ve al cap de seguida, però en realitat és tan perillosa que tan sols s'ha de dur a terme excepcionalment, quan perilli la vida de la víctima.

Fig. 5.5.
Successió de mesures quan una hemorràgia no s'atura.

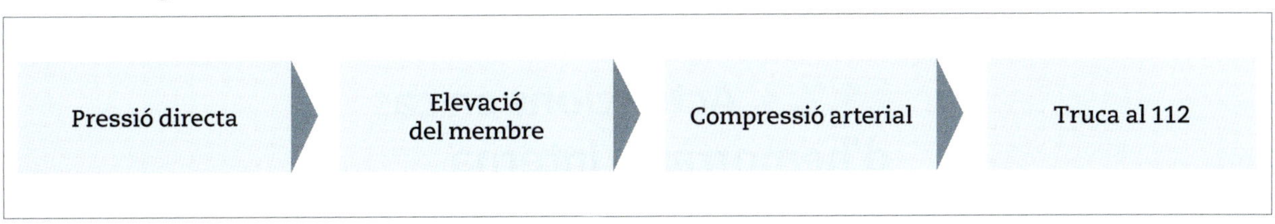

Tingues-ho *en compte!*

El torniquet és perillós!

Aquests són els riscos principals que comporta:

- Una tira prima, de menys de 2,5 cm d'ample, segarà la pell.
- Si és massa fluix, l'hemorràgia serà més gran que abans, quan no hi havia el torniquet.
- La pressió durant massa temps causarà lesions permanents al membre.

Document 5.3

Procediment per fer un torniquet

1. Doblega un drap gran fins a construir una banda de 6 a 8 cm d'ample i uns 80 cm de llarg. Una mànega tova, una corbata o un fulard poden servir, però mai un filferro o una corda, que segarien la pell, els músculs, els nervis i els vasos sanguinis.
2. Col·loca la banda uns centímetres proximalment a la ferida i fes-hi un «seminús».
3. A les puntes lliures lliga-hi un bastó (o una branca o un llapis o un regle d'un pam), amb un segon nus per damunt.
4. Fes girar el bastó, estrenyent l'extremitat fins a aturar el flux arterial i l'hemorràgia. Si està ben fet, no has de notar el pols en cap punt distal. Si deixes el torniquet massa fluix, tan sols comprimiràs les venes, però no les artèries, i encara s'hi acumularà més sang i la ferida sagnarà més.
5. Mantingues el bastó fix en aquesta posició amb un segon drap, lligat a l'extremitat i que el nuï.
6. Apunta en un lloc ben visible l'hora en què has estretit el torniquet, amb un retolador indeleble o fins i tot amb un pintallavis.
7. El torniquet s'ha de mantenir durant menys de vint minuts, perquè més enllà d'aquest temps, la isquèmia pot provocar lesions irreversibles a l'extremitat. Poden anar des de dolor permanent o paràlisi fins a la gangrena i la necessitat d'amputació.

Quan s'apropin els vint minuts, pressiona amb força sobre la ferida mentre afluixes el torniquet; deixa'l fluix durant cinc minuts i després torna'l a estrènyer. Repeteix aquesta acció les vegades que calgui, però no treguis el torniquet fins que se'n facin càrrec els equips professionals.

Actuacions si la ferida té un cos estrany

Si la ferida té un **cos estrany incrustat**, com ara un vidre gros o un fragment irregular de metall o de fusta, l'actuació correcta és més difícil de decidir autònomament i per això convé que truquis al 112 i segueixis les instruccions dels seus professionals. Mentre arribin, no l'has de treure, perquè si ho fas pot esqueixar els teixits, o bé ampliar la ferida o agreujar l'hemorràgia.

Per aturar l'hemorràgia mentre esperes, pressiona els llavis de la ferida pels costats. Si vols embenar l'àrea ferida, col·loca trossos de tela doblegats als costats del cos estrany, fins a gairebé recobrir-lo, de manera que la bena que posis pel damunt no pressioni l'objecte contra el cos de la víctima.

Si els professionals ho aconsellen, treu el cos estrany i aplica les tècniques d'estroncament que acabem de veure.

5.2.3. Actuacions en cas d'hemorràgia interna

T'hauràs de plantejar la possibilitat d'una hemorràgia interna:

- Si la víctima ha rebut un cop molt fort, en especial al tronc, per un accident de trànsit o una caiguda des d'una certa altura, per exemple.
- Si presenta les manifestacions generals de l'hemorràgia greu (pal·lidesa, pols dèbil i ràpid, fredor, desmai, etc.), encara que no vegis cap sagnia. Aquestes manifestacions poden tardar fins a una o dues hores a aparèixer i per això cal tenir molta prudència a l'hora d'avaluar aquestes persones.

Per això quan sospitis que la persona accidentada pateix una hemorràgia interna, truca al 112, per seguir les seves instruccions sobre com has d'actuar.

Mentre arriba l'ajuda o seguint les recomanacions del 112, per vigilar l'evolució de la víctima, posa-la en posició lateral de seguretat, perquè si vomita no aspiri el vòmit cap als pulmons. Tapa-la per evitar que es refredi, i vigila-la sovint, ja que el seu estat general es pot deteriorar amb certa rapidesa, i això la pot dur fins a la inconsciència.

En tota hemorràgia greu la pèrdua de sang pot conduir la víctima a un estat de *xoc*.

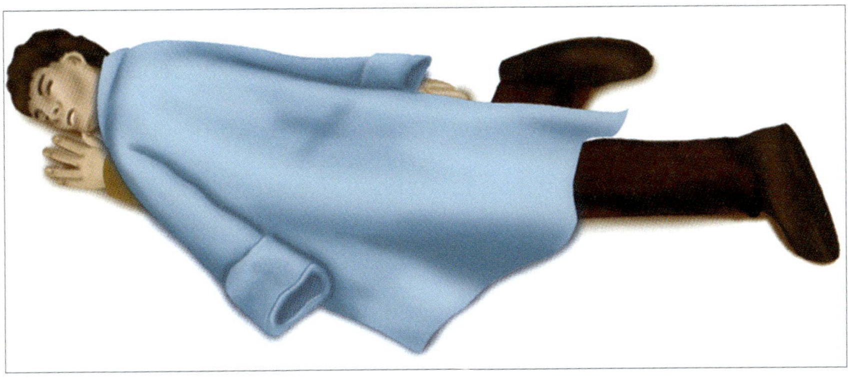

Fig. 5.6. Si sospites que una persona pateix una hemorràgia interna, posa-la de costat i tapa-la.

El xoc

El **xoc** és una situació en la qual arriba tan poca sang als diferents òrgans del cos que aquests van fallant: el cor, els pulmons, el cervell, etc.

El xoc, si no s'atén adequadament, evoluciona cap a l'empitjorament, fins a la mort.

Les manifestacions generals del xoc són fàcils de reconèixer: la pell es posa de color cendrós i es refreda (especialment a les zones més allunyades del cor), la suor és enganxosa, el pols és ràpid i dèbil, la respiració és ràpida i superficial, la víctima es queixa de set, la consciència li va minvant (des de la somnolència fins al coma) i es manté com indiferent respecte al món exterior.

Tingues-ho *en compte!*

La causa més comuna de xoc que pots trobar-te en primers auxilis és l'hemorràgia greu, però hi ha més situacions que hi poden portar: la deshidratació, les cremades, les infeccions disseminades, la reacció anafilàctica (una mena d'al·lèrgia molt intensa), l'infart i altres malalties greus del cor, etc.

Actuació en cas de xoc

Si identifiques una situació de xoc, excepte si tens instruccions específiques des del 112, has d'actuar així, mentre esperes l'arribada dels equips d'emergències:

1. Atura l'hemorràgia, si n'hi ha, o el problema mèdic que hagis vist que causa el xoc, en la mesura de les teves possibilitats. Si hi ha ferida, mantingues-la per damunt del nivell del cor, subjectant l'extremitat afectada ben amunt.
2. Posa la víctima en decúbit supí, amb les cames una mica aixecades, per exemple amb uns coixins sota els peus.
3. Gira-li la cara cap a un costat. Tranquil·litza-la i mantingues-la escalfada, tapant-la amb mantes si cal.
4. Si la persona està conscient, dóna-li líquids a glops petits, preferiblement una solució isotònica comercial.

5.2.4. Actuacions en cas d'epistaxi

L'**epistaxi** és una hemorràgia exterioritzada en què surt sang des de les fosses nasals, pels forats del nas.

Les causes més freqüents d'epistaxi són un cop al nas, haver-se gratat la fossa nasal, haver-se mocat molt sovint i amb força, l'entrada d'un cos estrany, el fet que l'aire ambiental sigui molt sec i calent, la pujada a grans altituds o la hipertensió arterial. En primers auxilis hauràs d'atendre la pèrdua de sang i, també, la preocupació de la persona afectada.

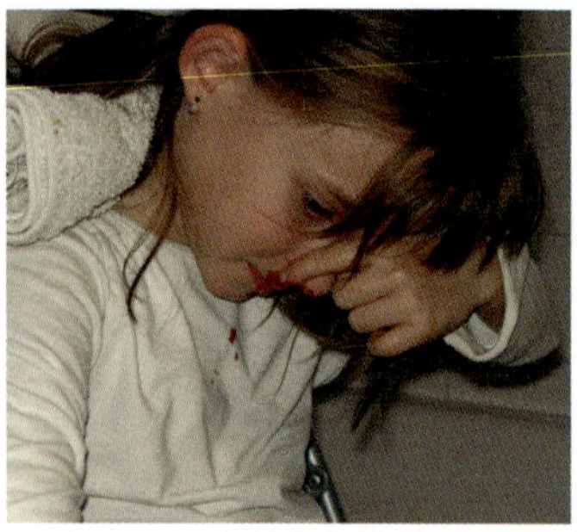

Fig. 5.7.
La persona amb epistaxi ha de seure cap endavant i respirar per la boca, i cal comprimir-li les aletes del nas amb dos dits.

Les actuacions que has de dur a terme quan algú pateix una epistaxi són:

1. Tranquil·litza la persona, especialment si és un infant, perquè el plor fa que arribi més sang a la cara.
2. Fes que segui amb el cap inclinat cap endavant i que respiri per la boca. Amb dos dits pinça-li els costats del nas durant cinc minuts. Les compreses d'aigua molt freda al clatell també ajuden a aturar l'hemorràgia, perquè la fredor contreu els vasos sanguinis del cap. Si així s'atura l'epistaxi, neteja-li la boca i la cara amb una gasa amarada d'aigua tèbia. Avisa la persona que vagi amb cura les hores següents, perquè l'hemorràgia es pot reproduir si es furga el nas, si es moca o si bufa pel nas.
3. Però si després de 3 o 4 minuts de compressió l'hemorràgia no s'atura, porta la persona a un centre mèdic o truca als serveis d'urgència i segueix les instruccions que et donin.
4. Si no reps instruccions diferents, durant el trasllat al centre mèdic o mentre esperes, pots fer tandes de 10 minuts de compressió de la fossa nasal amb els dits i després observa si s'ha aturat l'hemorràgia. Segueix així fins que la víctima sigui atesa per personal sanitari.

Activitats

5. Descriu amb detall quines variables influeixen en l'avaluació de la gravetat d'una hemorràgia.
6. Descriu la seqüència d'accions que has de seguir per intentar estroncar una hemorràgia externa. Concreta com cal dur a terme cadascuna de les accions.
7. Dibuixa una figura humana amb els punts més importants que es poden comprimir segons quina sigui la zona que sagna. Digues el nom de les artèries comprimides.
8. Comprimeix l'artèria d'un company o companya en un dels punts de pressió esmentats. Una tercera persona comprovarà que desapareix el pols en un punt més llunyà del trajecte arterial. Per exemple, la primera persona pot comprimir a l'aixella o al braç i l'altra pot prendre el pols radial.
9. Explica què és un torniquet i els riscos d'aplicar-lo.
10. Quins problemes planteja l'estroncament d'una hemorràgia en una ferida que tingui un cos estrany? Quines pautes d'actuació has de seguir?
11. Una dona gran està patint una epistaxi. Què faràs per estroncar-la? Si al cap d'un quart d'hora no has aconseguit aturar-la, què faràs? En què canviarien les teves actuacions si la víctima fos un infant de 3 anys?
12. Per parelles (socorrista i víctima), simuleu l'avaluació i l'actuació que cal dur a terme en cas que la víctima entri en xoc.

5.3. Ferides

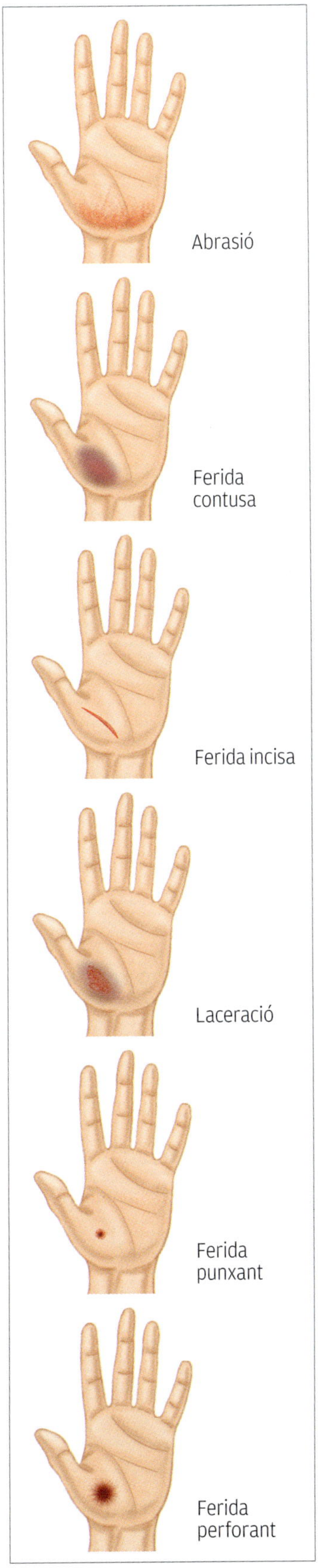

Fig. 5.8.
Diferents tipus de ferides.

Les **ferides** són lesions que trenquen la continuïtat de la pell, les mucoses o un òrgan intern.

Totes les ferides causen dolor i una hemorràgia més o menys important. Cal identificar els diferents tipus de ferida i les complicacions que se'n poden derivar, ja que així podrem decidir les actuacions aplicables a cada situació.

5.3.1. Tipus de ferides

Hi ha diferents tipus de ferides, que classifiquem segons l'agent que les ha provocat i el mecanisme pel qual s'han produït:

- L'**abrasió** o **rascada** (*erosió*). És una ferida que té una superfície molt àmplia i molt poca profunditat; de fet, ni travessa la pell. L'ha produït el fregament del cos contra una superfície rugosa, per exemple en una caiguda de moto. En les abrasions hi solen quedar objectes externs (*cossos estranys*) petits, com ara sorra o graveta.
- El **tall** (*ferida incisa*). És una ferida causada per la vora tallant d'un objecte (un vidre, una navalla o la tapa d'una llauna). Els talls són ferides llargues i en general poc profundes, amb les vores llises. El problema principal dels talls és que sagnen molt.
- La **punxada** (*ferida punxant*). És la ferida produïda per l'extrem punxant d'un objecte, que es clava com una agulla o una navalla. La superfície d'aquestes ferides és molt petita en relació amb la seva profunditat i per això sagnen poc. En canvi, tenen més risc de lesionar òrgans interns i d'infectar-se.
- La **ferida contusa**. És la que causa un cop contra un objecte rom, però de forma tan violenta que arriba a separar la pell i els teixits per sota d'aquesta. En són exemples les causades per un cop de pedra. La ferida contusa té vores irregulars i masegades, i sovint allotja cossos estranys.
- La **ferida amb pèrdua de substància**. És la que deixa un «cràter» i, per tant, té les vores irregulars i molt separades.
- L'**estrip** o **esqueixada** (*laceració*). És causat per un objecte que s'introdueix en un òrgan del cos, l'estira i l'estripa. Així passa amb els accidents de moto o bicicleta, en què el viatger s'enganxa amb algun objecte mentre llisca. Aquesta ferida destrossa el teixit i s'infecta molt fàcilment.
- La **ferida en penjoll** (*avulsió*). És una ferida tallant, de manera que la pell i una porció de teixit que hi ha per sota queden penjant, connectades amb el teixit sa mitjançant un pedicle.
- La **ferida perforant**. N'és l'exemple més típic una ferida per arma de foc. L'orifici d'entrada és relativament petit, però el projectil causa lesions al llarg de tot el trajecte; a més, de vegades hi ha un orifici de sortida. El més greu d'aquestes ferides són les lesions internes.
- **Mossegada**. Combina característiques de les ferides incises, contuses, esqueixades o fins i tot en penjoll. Moltes de les mossegades s'infecten i per això cal que les examinin en un centre sanitari. També cal identificar l'animal que les ocasiona, per esbrinar si estava vacunat correctament.

Tingues-ho en compte!

Cal que identifiquis les complicacions que poden provocar les ferides per saber com cal actuar.

5.3.2. Complicacions de les ferides

Les ferides poden causar diverses complicacions, que poden ser *locals* o *generals*, segons que es limitin a la zona de la ferida o afectin tot l'organisme.

Complicacions locals

Les complicacions locals estan delimitades a la zona de la ferida. Les més habituals són:

- **Lesió de vasos mitjans o grans**. Sospitaràs que n'hi pot haver una si s'evacua una quantitat massa elevada de sang.
- **Lesió de nervis**. Es pot donar quan la víctima no nota el contacte de la mà en algun punt més enllà de la ferida o no pot moure una part de l'extremitat.
- **Lesió de tendons**. Sospitaràs que n'hi pot haver una si a la víctima li costa o li és impossible fer un moviment concret.

Les ferides mal curades poden causar retards en la cicatrització o deixar cicatrius molt gruixudes. Reduiràs molt el risc que això passi si quan apliques els primers auxilis deixes la ferida ben neta.

Tingues-ho en compte!

Com reconeixem una ferida infectada?

- Amb el pas de les hores o dels dies, la zona ferida està més calenta, més envermellida, més inflada i més sensible o dolorosa. És a dir, més inflamada.
- Entre els llavis de la ferida pot sortir un líquid espès, blanquinós i pudent (pus).
- La persona ferida pot tenir febre.

Complicacions generals

Les hemorràgies i les infeccions són les complicacions generals més habituals de les ferides, especialment quan no s'han tractat adequadament.

De les hemorràgies, ja n'hem parlat; pel que fa al risc que la ferida s'infecti, dependrà de si aquesta és neta o bruta:

- Una ferida és **neta** quan l'agent lesiu, la zona corporal afectada i les cares internes de la ferida estan poc contaminats. L'exemple més evident d'això és la ferida quirúrgica.
- Una ferida és **bruta** si l'agent lesiu és un objecte brut o rovellat, de vores irregulars; si afecta una cavitat del cos; si la pell que es trenca estava bruta prèviament; si la ferida té les vores tortuoses; si el traumatisme introdueix cossos estranys al cos i els posa en contacte amb els teixits interns.

Com més neta sigui la ferida, més petita i més regular quedarà la cicatriu.

5.3.3. Primers auxilis en la cura de ferides

Les actuacions en primers auxilis davant d'aquestes ferides s'han d'orientar a aquests objectius:

- **Evitar o reduir la infecció**, fent les cures de la ferida seguint les pautes que explicarem a continuació.
- **Contenir l'hemorràgia**. Seguint les pautes que ja hem explicat anteriorment.
- **Protegir la ferida**, per evitar exposar-la a agents externs que puguin retardar el procés de curació.

Procediment davant d'una ferida lleu

El procediment que has de seguir davant d'una ferida lleu serà el següent:

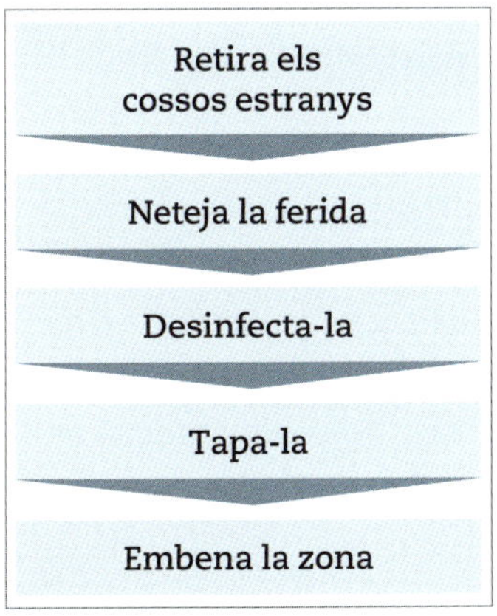

Fig. 5.9. Seqüència d'atencions en les ferides lleus.

1. Treu de l'àrea ferida els cossos estranys que es vegin fàcilment. En cas de fregament amb el terra, aquests cossos poden haver penetrat sota la pell i hauràs de buscar-los amb cura.
2. Neteja la ferida sota un bon raig d'aigua, per eliminar-ne els cossos estranys més petits (com ara sorra i graveta), o fins i tot els que no pots veure. Fes-ho amb molta cura i deixa-la tan neta com et sigui possible. És millor que l'aigua sigui freda, perquè el fred contreu els vasos i les vores de la ferida i, així, minva l'hemorràgia.
3. Desinfecta la ferida amb un antisèptic. El més habitual a la farmaciola és la povidona iodada, però si no en tens a mà pots fer-ho amb aigua i sabó. Un altra opció és l'aigua oxigenada.
4. Tapa la ferida amb gases estèrils o un drap net i embena la zona. Procura que l'embenat comprimeixi lleugerament la ferida. Si és una ferida petita que no es troba en una zona exposada a fregaments, és millor que la deixis destapada perquè així es curarà més de pressa. (Doc. 5.4)
5. Fixa l'embenat amb esparadraps hipoal·lergògens, amb un imperdible o amb dues puntes de bena estripades i nuades.
6. Adreça la persona a un servei sanitari, perquè li puguin revisar la ferida correctament, s'assegurin que no hi ha lesions de vasos, nervis o tendons i, si cal, li cusin les vores de la ferida o li posin la vacuna contra el tètan.

Si la ferida és molt lleu, no cal que compleixis aquest darrer requisit.

Tingues-ho en compte!

Per reduir el risc que les ferides s'infectin, treballa-hi de la manera més neta que puguis, rentant-te les mans, fent servir draps nets i tocant la ferida amb les mans tan poc com sigui possible.

Procediment davant d'una ferida greu

1. Treu-ne amb molta cura els cossos estranys grossos i neteja la brutícia de la ferida amb aigua a raig.
2. Tapa la ferida amb gases estèrils o amb un drap net i no la manipulis més.
3. Truca als serveis d'emergència o porta la víctima a un centre hospitalari en les millors condicions possibles. Mentrestant, no deixis de vigilar-li els signes vitals.

Tingues-ho en compte!

Errors que cal evitar

- **Desinfectar la ferida amb alcohol**. És un compost irritant i hi ha altres antisèptics més efectius. Amb tot, més val alcohol que no posar-hi res.
- **Fer servir un antisèptic acolorit**. Si has de remetre la víctima al servei mèdic no posis antisèptics acolorits a la ferida perquè en dificultaran l'avaluació o el seguiment mèdic.
- **Fer servir cotó fluix** per netejar o per tapar les ferides. És un producte que s'esfilagarsa i es queda enganxat als teixits humits, i hi actua com un altre cos estrany.

Document 5.4

L'embenat

Un embenat és un bocí de tela disposat de tal manera que fixi unes gases al seu lloc, protegeixi una ferida o una altra lesió, o aturi una hemorràgia per pressió.

L'embenat es fa servir per fixar un apòsit o material sobre la cura, per exercir una certa pressió sobre la zona per alleujar-ne la inflor que experimentarà després d'un traumatisme o, també, per limitar el moviment articular. A més, l'embenat també l'utilitzarem com a tècnica auxiliar en procediments d'immobilització.

L'embenat l'has de posar tibant, però no massa ajustat. Abans de posar-lo assegura't que la superfície on ha d'anar estigui ben seca.

Els dos embenats més comuns i més fàcils d'aprendre i recordar són l'*embenat circular* i l'*embenat en forma de vuit*.

L'embenat circular

L'embenat circular no impedeix el moviment articular. S'utilitza a les extremitats, en punts en què siguin primes (canells, turmells, dits):

- Comença l'embenat en un punt distal de l'àrea ferida i fes diverses voltes de bena per fixar aquest extrem al seu lloc.
- Després, vés fent voltes de bena mentre avances a poc a poc cap al costat proximal. En cada tomb superposaràs tres quartes parts de l'amplada de la bena a la capa inferior i tan sols avançaràs una quarta part de l'amplada.
- Acaba l'embenat subjectant la bena amb algun d'aquests mètodes:
  - Talla l'extrem de la bena amb unes tisores i fixa'l amb esparadrap o amb una agulla imperdible.
  - Desfés dues voltes de bena, posant els dits sobre l'àrea que estàs embenant, torna a fer un tomb de bena, agafa l'extrem lliure amb els dits i estira, de manera que quedi fet un nus pla.
  - Fes un tall longitudinal d'uns vint centímetres a l'extrem de la bena; amb els dos caps envolta l'àrea que estàs embenant i fes-hi un nus.

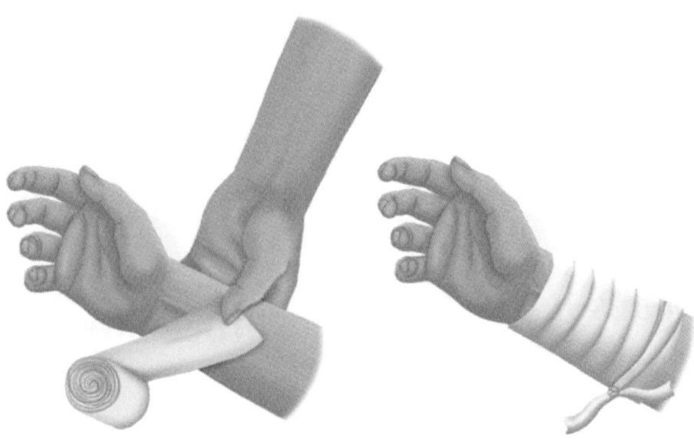

Procediment d'embenat circular

L'embenat en forma de vuit

L'embenat en forma de vuit impedeix o limita el moviment articular. Es pot aplicar al turmell, al genoll, al canell, al palmell de la mà, al colze, etc.

- Comença l'embenat distalment i fixa l'extrem amb dues voltes de bena, com en l'embenat circular.
- Després «dibuixa el vuit», puja per un costat, gira i baixa per l'altre. Vés avançant a poc a poc, solapant cada tomb de bena amb les tres quartes parts de la capa que hi ha per sota.
- Un cop està tot cobert, deixa l'embenat ben fixat fent servir algun dels tres mètodes que ja hem explicat.

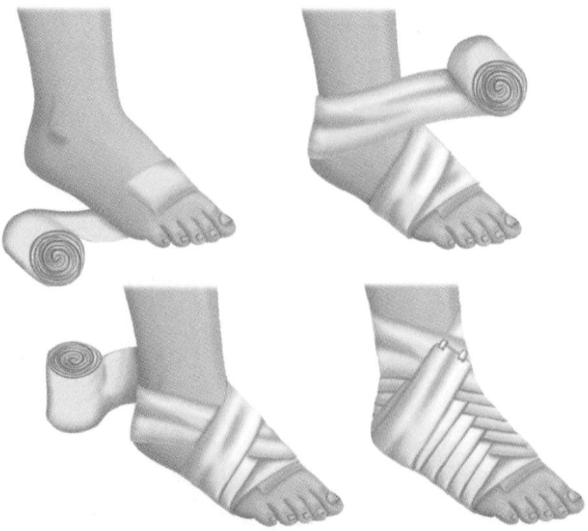

Procediment d'embenat en forma de vuit

Activitats

13. Fes un esquema dels diferents tipus de ferida que hem presentat i posa un exemple de cadascun d'ells.

14. Enumera els procediments apropiats per estroncar l'hemorràgia d'una ferida lleu i per manipular-la sense infectar-la.

15. Indica quines de les actuacions següents són correctes i quines incorrectes, i explica per què en cada cas:

> Una nena cau al pati del col·legi i es fa una ferida lleu al genoll. El mestre se l'emporta al vestidor per fer la cura. Li neteja la ferida amb un cotó fluix i aigua oxigenada, hi posa mercromina i la tapa amb unes benes amb esparadrap.

16. Simuleu la cura d'una ferida al maniquí de l'aula o a un company o companya. Penseu en diferents situacions en què es poden produir ferides i en el material que podreu fer servir segons els mitjans disponibles.

17. Per parelles, practiqueu l'embenat circular i l'embenat en forma de vuit, en diferents zones del vostre cos. Repetiu-ho fins que en domineu la tècnica.

5.4. Contusions i fractures

> Una **contusió** és una lesió, resultat d'un traumatisme provocat per un agent físic, que no trenca la pell però afecta els teixits que hi ha per sota.

Les causen cops amb objectes de superfície roma (sense angles ni punta), com ara el puny, la vora d'un moble, una paret o el terra. Segons la zona afectada, la contusió podrà ser:

- **Muscular**, si afecta el múscul.
- **Articular**, si afecta una articulació o un lligament articular.
- Una **fractura**, si trenca l'os.

5.4.1. Contusions musculars

Segons la intensitat de l'afectació produïda per la contusió sobre el múscul, tenim tres nivells de gravetat:

- **Contusions de primer grau**. Causen dolor i també un blau (una equimosi), que és una petita hemorràgia que queda infiltrada entre els teixits.
- **Contusions de segon grau**. Són més violentes i trenquen vasos més grans. L'hemorràgia s'acumula per sota de la pell (al teixit subcutani) en una bossa i hi forma un bony o nyanyo (hematoma). Causen dolor intens.
- **Contusions de tercer grau**. Per la seva violència provoquen un dolor molt intens, amb hematoma i una necrosi extensa dels teixits de sota de la pell. Al principi la pell està intacta, però amb el pas de les hores s'acabarà necrosant i això convertirà la contusió en una ferida.

Les actuacions de primers auxilis necessàries dependran de la gravetat de la contusió:

- En una **contusió de primer grau**. L'actuació urgent que has de dur a terme és remullar la zona contusa amb aigua freda o posar-hi gel al damunt, sempre protegit amb una tovallola.
- En les **contusions de segon i tercer grau**. Caldrà que embolcallis la zona contusa amb un embenat compressiu i que la persona mantingui aquesta zona elevada. Després, fes que vagi a un centre sanitari, on li faran una avaluació més acurada.

5.4.2. Contusions articulars

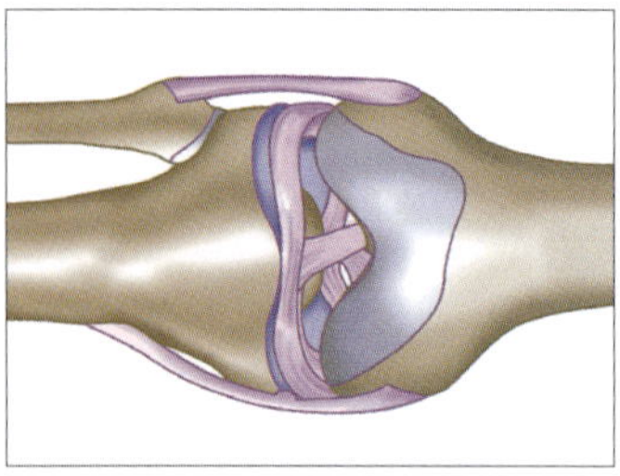

Fig. 5.10. Esquema d'una articulació.

La contusió directa sobre una articulació és més perillosa, perquè les lesions de les articulacions i els lligaments donen més problemes.

L'articulació és la unió entre dos ossos que permet que es moguin l'un respecte a l'altre. Per facilitar aquest moviment els extrems ossis enfrontats (les facetes articulars) estan coberts d'un cartílag. A més, l'articulació està envoltada d'unes cintes fibroses (anomenades lligaments) que mantenen en contacte els ossos i limiten l'amplitud del moviment.

Avaluació i identificació de la lesió

Tingues-ho *en compte!*

Les lesions articulars poden ser la conseqüència d'un moviment forçat de l'articulació, per exemple d'una torçada de turmell o d'una caiguda sobre les mans.

Un impacte, una batzegada, una torçada o altres accions poden afectar l'estructura de l'articulació, especialment els lligaments, i causar les lesions següents:

- Un **esquinç**. És una distensió o estirament excessiu del lligament de l'articulació, però sense que s'arribi a trencar.
- Un **trencament lligamentós**. En aquesta lesió els dos extrems del lligament se separen completament.
- Una **luxació**. Es produeix quan les dues facetes òssies de l'articulació es desplacen una respecte de l'altra i perden el contacte normal. Amb la luxació s'acostumen a esquinçar un o més lligaments.

Totes aquestes lesions causen dolor local, impotència funcional, inflamació i potser un hematoma, però en una luxació són més intensos. Altres signes que t'ajudaran a diferenciar la luxació de les altres dues lesions són:

- La deformitat, que és més clara si es compara l'articulació amb la de l'altre costat.
- La palpació d'un buit en l'espai articular.

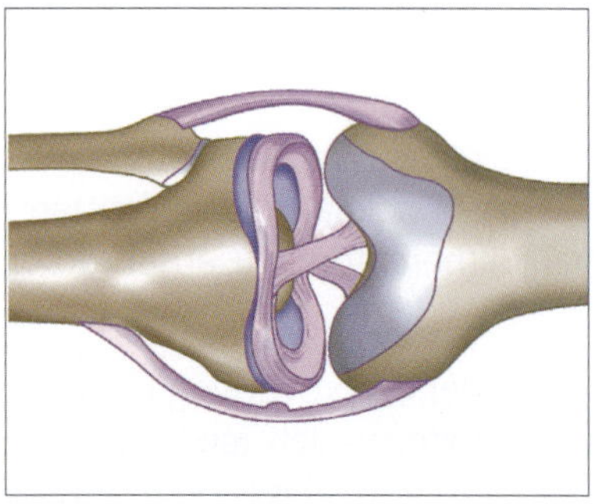

Fig. 5.11. Esquinç.

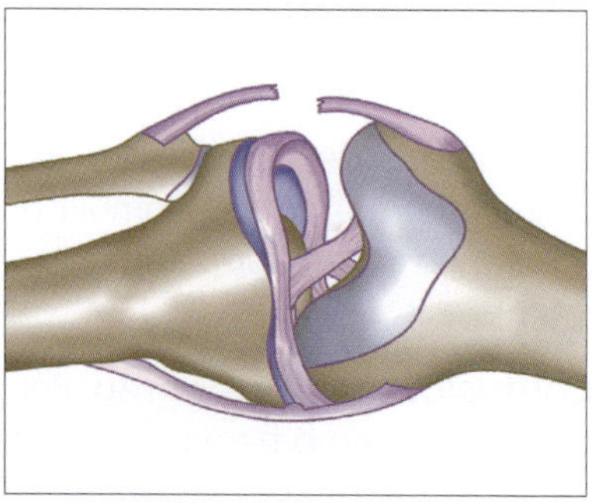

Fig. 5.12. Trencament lligamentós.

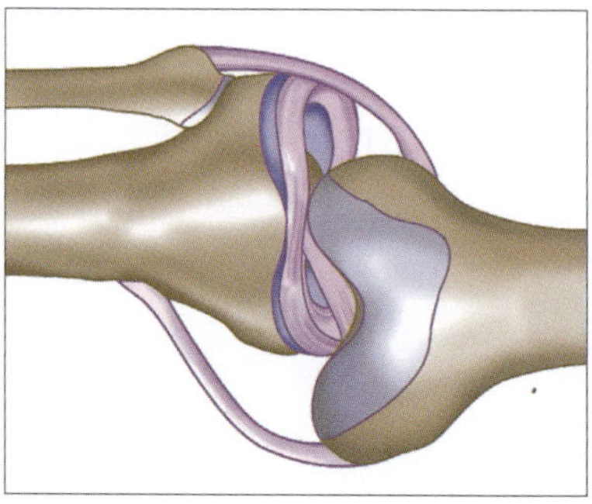

Fig. 5.13. Luxació.

Actuacions de primers auxilis

En les lesions articulars, les mesures que hauràs d'aplicar en primers auxilis són:

- Deixar la zona lesionada en **repòs**, aixecant-la per damunt del nivell del cor per reduir la intensitat de l'equimosi o l'hematoma. Si cal, la persona ferida s'estirarà i posarà l'extremitat sobre uns coixins.
- Pot necessitar una **immobilització** de l'àrea afectada tal com està, sense pretendre recol·locar els ossos. Ho pots fer amb un embenat compressiu amb:
  - Una bena corrent. Tingues cura d'exercir una pressió uniforme en totes les voltes i no l'ajustis massa, per no dificultar la circulació sanguínia.
  - Una bena elàstica, si està poc inflamat. L'hauràs d'aplicar amb les mateixes precaucions.
- També pots aplicar **fred** al punt contús. La pauta és fer-ho tan sols durant 15 o 20 minuts, i l'aplicació s'ha de repetir cada vuit hores, durant dos o tres dies. El fred el pots aplicar amb aquests mètodes:
  - Amb un drap de rus mullat en aigua freda i escorregut, aplicat sobre la zona lesionada. Cal canviar-lo cada deu minuts, perquè s'escalfa fins a la temperatura ambient.
  - Amb una bossa amb glaçons (també pot servir una de verdures congelades), embolcallada en una tovallola lleugera i aplicada sobre l'embenat.
  - Submergint la zona afectada en aigua refredada amb glaçons.

Si la lesió és greu, per exemple un luxació amb ruptura de lligaments, hauràs d'actuar com si fos una fractura (ho veurem a continuació), i trucar als serveis d'emergència o traslladar la persona al centre sanitari.

Tingues-ho *en compte!*

Les situacions més greus, com ara la presència d'una gran inflamació o la sospita de trencament dels lligaments articulars, convé que les avaluïn sense retard un metge o una metgessa, ja que podran distingir aquestes lesions de les fractures òssies.

5.4.3. Les fractures

La **fractura** és el trencament d'un os.

Per a la prestació de primers auxilis convé que coneguis les diferències entre les fractures *obertes* i les fractures *tancades*, perquè les primeres tenen més risc d'infectar-se.

- La fractura és **oberta** si els fragments de l'os, en desplaçar-se, han trencat la pell i hi han causat una ferida, entre els llavis de la qual es veuen aquests fragments.
- La fractura és **tancada** quan la pell està íntegra, sense ferida.

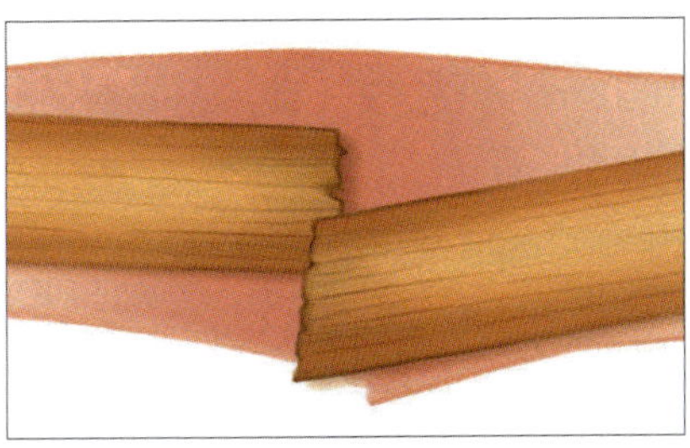

Fig. 5.14. Fractura oberta.

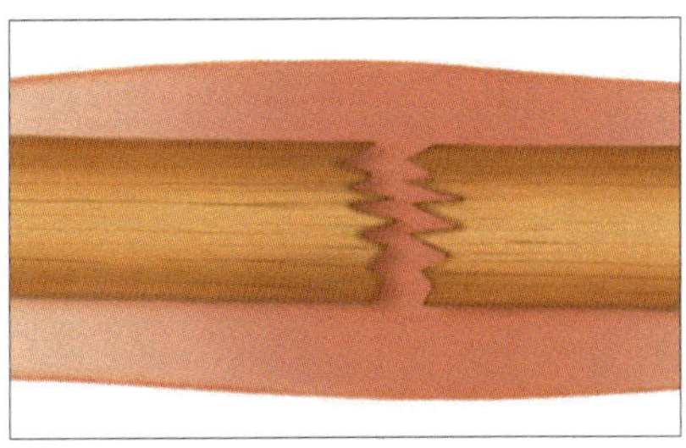

Fig. 5.15. Fractura tancada.

També és interessant que sàpigues que hi ha fractures *simples*, fractures *comminutes* i fractures *de canya verda*.

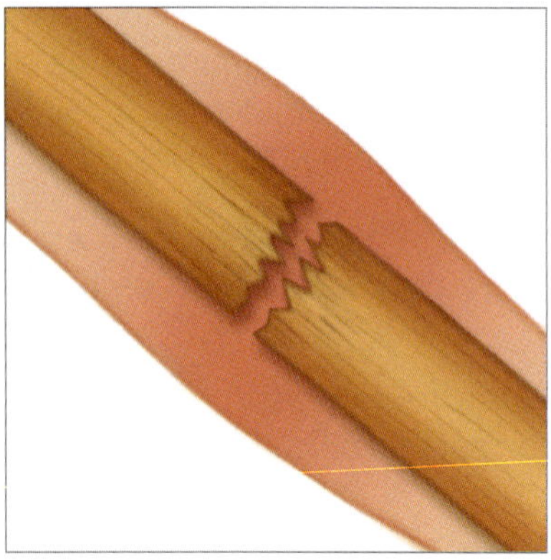

Fig. 5.16. Fractura simple.

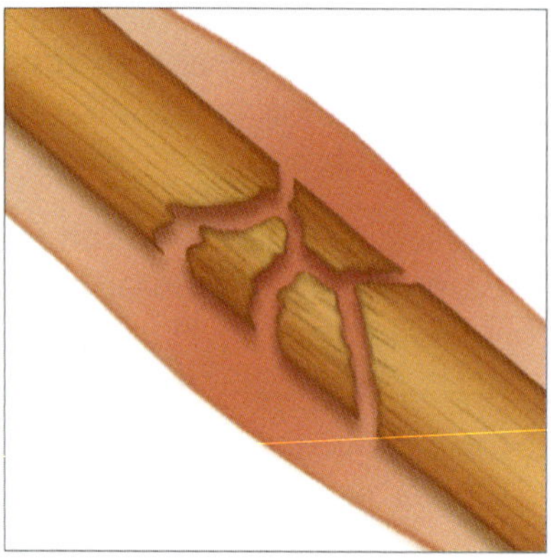

Fig. 5.17. Fractura comminuta.

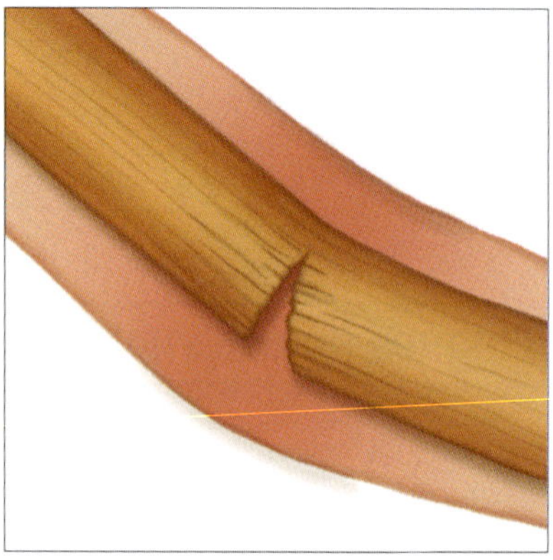

Fig. 5.18. Fractura de canya verda.

Detecció i avaluació d'una fractura

El diagnòstic de la fractura l'han de fer el metge o la metgessa, però convé que tinguis elements de judici per poder sospitar que s'ha produït i remetre la víctima als serveis sanitaris.

La sospita de fractura serà més fonamentada com més dades de les següents presenti la víctima:

- **Antecedents**. Valoració sobre la intensitat que ha tingut el traumatisme, ja sigui per l'agent traumàtic, pel mecanisme de lesió, per la violència del traumatisme, per la posició en què es troba la part afectada, etc.
- **Símptomes**. Valoració del que la víctima explica:
  - Ha notat un cruixit.
  - Pateix un dolor intens a la zona afectada i li és impossible moure-la voluntàriament, perquè fer-ho li augmenta molt més el dolor.
- **Signes**. Els que el socorrista aprecia. Són més evidents quan comparem la zona afectada amb el costat contrari sa:
  - Deformació local, per la desviació i el desplaçament dels fragments. Val a dir que de vegades no s'aprecia.
  - Calor, envermelliment i inflor, per la inflamació.
  - Crepitació, per fregament entre els fragments. Li has de preguntar a la persona si nota la crepitació, però no l'has d'explorar.
  - Mobilitat anormal de la zona, perquè és inestable pel fet de tenir l'os trencat. Tampoc l'has d'explorar.
  - Color morat de la pell, ja sigui per l'equimosi o bé per l'hematoma intern.
  - Hemorràgia que surt a l'exterior, fins i tot amb un fragment d'os visible.
  - L'extremitat pot estar freda, sense pols, i la persona hi pot notar un formigueig o la pot tenir insensible. Aquestes dades són manifestacions del fet que hi ha una lesió vascular o nerviosa.

Tingues-ho *en compte!*

De vegades la fractura no es percep des de la superfície perquè els fragments ossis no s'han separat.

Això és el que passa en les fractures de canya verda i en les fractures estables (A). Les fractures separades s'aprecien amb més facilitat (B).

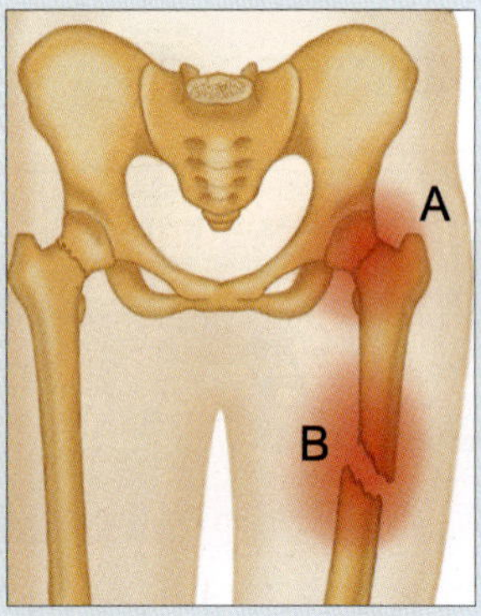

Actuacions de primers auxilis

Quan sospitis que hi ha una fractura, cal que segueixis els passos següents:

1. Primer, fes una avaluació general de la víctima, ja que la seva vida pot estar en perill a causa de l'hemorràgia o del xoc. Valora la gravetat de la lesió:
   - Si la lesió és lleu, per exemple si sospites d'una fractura al braç, pots efectuar el trasllat, havent immobilitzat la zona prèviament.
   - Si la lesió és greu, truca immediatament al 112.
2. Si has trucat al 112, esperaràs l'arribada de l'assistència. Mentrestant:
   - Trasllada la víctima a una zona segura, si es necessari. Si no, més val que no la moguis.
   - Tracta els possibles problemes derivats de la falta de flux sanguini per tal de prevenir el xoc.
   - Presta atenció a la zona lesionada. Si és una fractura oberta, primer tracta la ferida de la manera adequada i, si convé, immobilitza la zona, sense intentar redreçar la fractura.

Tingues-ho en compte!

- No intentis reduir una fractura, perquè pots lesionar els vasos sanguinis i els nervis propers, a part de fer mal a la víctima i agreujar-li la lesió.
- Quan hagis de moure la víctima amb una fractura, fes-ho amb compte, encara que tingui la lesió immobilitzada, perquè una sacsejada li podria desplaçar els fragments i agreujar-li les lesions.

Activitats

18. Indica els diferents tipus de contusions musculars segons la seva gravetat. Explica, de cadascuna d'elles, les manifestacions que presenten i les mesures que cal adoptar.

19. Explica què són l'esquinç, el trencament lligamentós, la luxació i la fractura. Indica com pots identificar cada una d'aquestes lesions.

20. Fixa't en els casos següents. Indica de quina lesió creus que es pot tractar i explica, en cada cas, què cal fer i què no s'ha de fer.

a) Un nen que juga en uns gronxadors rep un cop fort al cap. El cop li fa molt de mal i li surt un nyanyo.

b) Una noia es torça el turmell mentre juga a bàsquet. Li fa molt mal i se li infla molt.

c) Caminant per l'habitació, un senyor gran s'ha donat un cop al séc de la cama amb un calaix obert i li ha sortit un blau.

d) Una dona ha caigut contra un esglaó i s'ha donat un cop molt fort al braç, que sembla que li farà ferida i tot.

e) En una excursió de muntanya un infant ha caigut des d'una certa altura i la cama li ha picat contra una roca. Diu que no pot aguantar el mal que li fa i que ha sentit un cruixit. La zona està inflamada i la veus deformada.

f) Una dona gran ha relliscat i ha caigut cap endavant sobre la mà estesa. Li fa molt mal el colze i el notes diferent de l'altre.

21. Per quina raó mai no has d'explorar la crepitació per fregament ni la mobilitat anormal de la zona fracturada?

22. Repasseu el que heu estudiat al Nucli formatiu 3 i porteu diferents materials al centre, per practicar amb un company o companya diferents maneres d'immobilitzar un membre fracturat: braç, avantbraç, clavícula, genoll, cuixa, cama o turmell.

5.5. Cossos estranys

Considerem **cossos estranys** tots els objectes externs, sòlids o líquids, que estan introduïts en un orifici natural (boca, nas, orelles, uretra, vagina o anus), en una cavitat corporal o més profundament a l'interior de l'organisme.

Generalment la introducció és accidental i és més freqüent en els infants. Els principals accidents tenen lloc per l'entrada d'aquests cossos als ulls, les orelles, el nas, etc., o pel fet d'haver-los ingerit, sobretot en nenes i nens petits.

5.5.1. Cossos estranys a l'ull

Quan la persona té un petit objecte entre la parpella i el globus de l'ull, pateix una molèstia, un dolor o una cremor intensos, amb envermelliment de la mucosa que envolta l'ull (la conjuntiva) i visió borrosa.

Tingues-ho *en compte!*

Evita que la víctima es fregui els ulls, perquè això facilita la lesió de la còrnia, o bé introdueix encara més l'objecte. Tampoc no ha de moure gaire els ulls, pel mateix motiu.

El procediment que cal seguir en primers auxilis en aquestes situacions és el següent:

1. Sovint n'hi ha prou submergint la cara de la víctima en una pica amb aigua i que hi parpellegi mentre hi té l'ull a dins.
2. Si així no li marxa l'objecte, porta la persona a un lloc ben il·luminat i examina-li acuradament l'ull, per localitzar-hi el cos estrany:
   - Primer explora-li el blanc de l'ull (l'escleròtica): demana-li que miri tan amunt com pugui, tan avall com pugui i també a la dreta i a l'esquerra.
   - Després busca a la cara interna de la parpella inferior, estirant-la lleugerament cap avall i demanant a la persona que mentrestant miri cap amunt.
   - Finalment, examina amb molta cura la cara interna de la parpella superior de la persona. Estira-li les pestanyes amb els dits i posa un bastonet per damunt de la vora de la parpella. Després gira la parpella (amb el cartílag interior) cap amunt, mentre la persona està mirant cap avall.

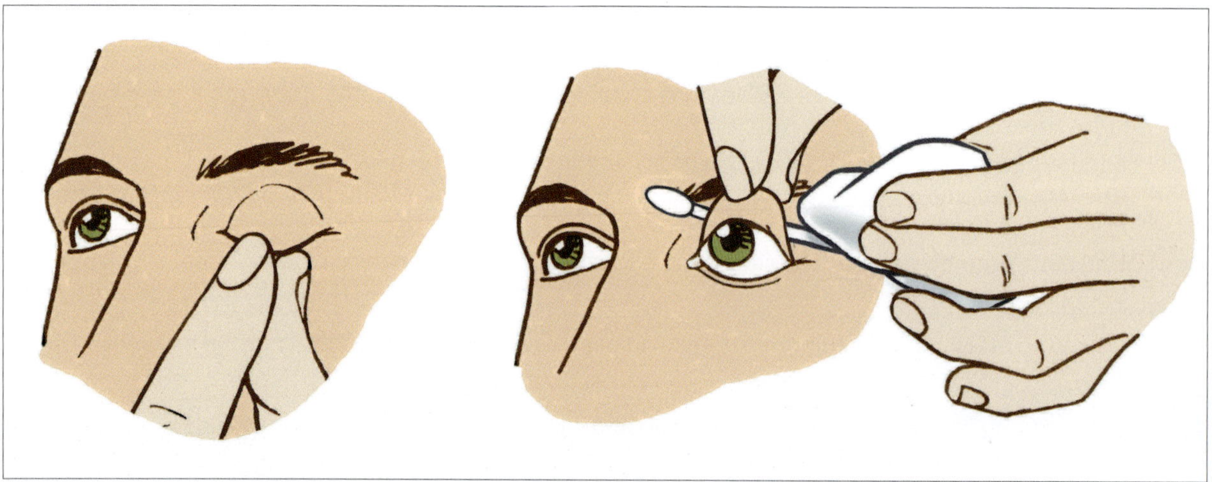

Fig. 5.19. Procediment per girar la parpella superior.

3. Si localitzes el cos estrany, treu-lo amb l'ajut de la punta d'un mocador molt net o bé fent servir un bastonet de cotó fluix, que has d'haver mullat prèviament.

4. Si l'objecte és sorra o pols, remulla bé l'ull amb un raig d'aigua de l'aixeta, que hauràs d'aplicar directament a l'ull, mentre el mantens obert.

5. Si l'objecte és difícil de treure, per exemple perquè està clavat, acompanya la víctima al servei d'urgències d'un hospital. Mentrestant, tapa-li els dos ulls amb mocadors aguantats amb esparadrap o amb una bena, per tal que no parpellegi.

***Tingues-ho** en compte!*

De vegades, les llàgrimes han evacuat el cos estrany, però la irritació a la conjuntiva persisteix uns quants minuts, i això fa que la víctima i la persona que l'auxilia pensin que el cos encara hi és.

5.5.2. Cossos estranys a l'orella i al nas

Els cossos estranys a l'orella causen brunzits i molèsties, de vegades fins i tot la sortida de líquid pel conducte auditiu. Els cossos més habituals són: un insecte, un tap de cera o aigua que queda a l'orella després de banyar-se.

Si es tracta d'un insecte o un altre objecte al qual es pot accedir fàcilment, pots intentar extreure'l amb unes pinces. Si no es pot accedir a l'objecte o les molèsties es deuen a taps, aigua o altres causes, és preferible que la persona sigui atesa en un centre de salut.

Si el cos estrany s'ha introduït al nas, seguiràs la mateixa pauta: si s'hi pot accedir fàcilment, pots intentar extreure'l amb unes pinces; si no, fes anar la persona al centre sanitari.

5.5.3. Cossos estranys ingerits

El risc més alt el tenen els infants petits: es poden empassar les peces petites amb què juguen. La gran majoria d'aquests objectes surten amb la femta sense causar trastorns; simplement cal vigilar les deposicions dels dies següents, per assegurar-se que l'objecte ha sortit.

Però hi pot haver problemes si l'objecte és punxant, irritant o tòxic (per exemple, una pila de botó). En aquests casos porta la víctima a l'hospital immediatament.

Activitats

23. Inspecciona l'ull del teu company o companya acuradament, com si li estiguessis buscant un cos estrany. Primer l'escleròtica, després la parpella inferior i finalment la parpella superior.

24. Si una persona sent brunzits forts a l'orella i nota com si hi tingués un cos estrany, com hauràs d'actuar?

25. Busca informació sobre què cal fer per treure un petit objecte del nas d'un infant.

5.6. Lesions i trastorns per la calor

Document 5.5

Altres tipus de cremades

Hi ha altres agents que poden cremar, com ara l'electricitat, els àcids i els àlcalis forts, les radiacions ultraviolades, els raigs X i els isòtops radioactius. Tot i que en un centre sanitari els professionals els donaran tractaments diferents, en primers auxilis l'atenció serà la mateixa en tots els casos.

Quan la calor actua sobre la persona, pot causar-li *lesions locals* o *trastorns generals*. Veurem que els primers són les cremades, i els segons, l'acalorament i el cop de calor.

5.6.1. Lesions locals. Les cremades

Les **cremades** són traumatismes locals causats per la calor intensa, que pot venir d'agents sòlids, líquids o gasosos, i també per una flama directa.

La manifestació més important de qualsevol cremada és el dolor intens, al qual s'afegiran les manifestacions de les complicacions que aniran apareixent en cada cas.

Les cremades greus causen una afectació general en l'organisme, perquè la pèrdua de pell afavoreix que:

- S'evaporin els líquids corporals, la qual cosa facilita la deshidratació de la víctima.
- Es perdi calor corporal, de manera que es podrà arribar a la hipotèrmia.
- Penetrin els gèrmens externs, cosa que afavoreix molt les infeccions.

A banda de fer front als trastorns locals, en una intervenció en primers auxilis també hauràs de lluitar contra l'afectació de l'estat general de la víctima.

Determinació de la gravetat de les cremades

La gravetat de la cremada depèn bàsicament del producte:

Profunditat × Superfície

Tot i que també hi influeixen les particularitats de l'agent lesiu i les de la víctima.

La profunditat de les cremades

D'acord amb la seva profunditat, una cremada pot ser de *primer*, de *segon* o de *tercer* grau.

- **De primer grau**. Només afecta la capa superficial de la pell (l'epidermis), a la qual causa un envermelliment o *eritema*. Pica i fa una mica de mal o de cremor, però es resol espontàniament en quatre o cinc dies.
- **De segon grau**. Afecta gairebé tota la pell (l'epidermis i la capa superior del derma), i causa una butllofa o *flictena*. Fa més mal i tarda fins a vuit o deu dies a curar-se.
- **De tercer grau**. Destrueix tota la pell i part del teixit que hi ha per sota (subcutani), i deixa una **úlcera**. Aquesta **úlcera** es recobrirà d'una escara, generalment blanquinosa. La cremada no és gens dolorosa, perquè les terminacions nervioses locals han estat destruïdes, però al voltant el dolor és intens.

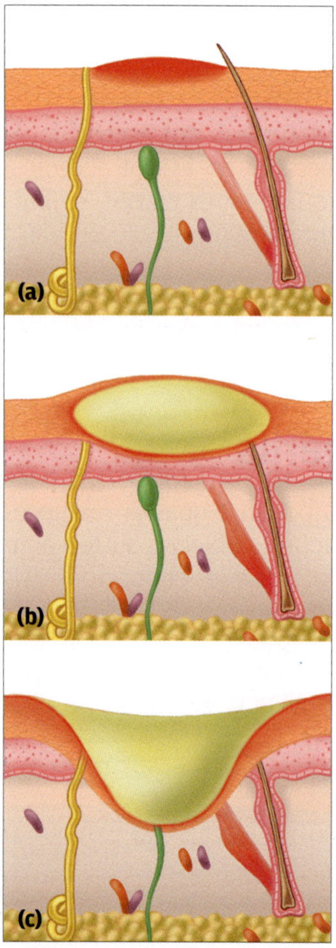

Fig. 5.20.
Cremades de primer (a), de segon (b) i de tercer grau (c).

L'extensió de les cremades

Per calcular l'extensió d'una cremada petita, s'utilitza com a unitat la superfície del palmell i dels dits de la víctima, que equivalen aproximadament a l'1 % de la seva superfície corporal.

En canvi, per calcular el percentatge de superfície corporal afectada en les cremades grans en persones adultes, fem servir la regla que anomenem «dels nous». Per als nadons es fa servir una escala modificada, però a mesura que vagin creixent, s'haurà d'anar passant progressivament de l'una a l'altra.

Superfície corporal cremada (en percentatge)		
Part del cos	**En persones adultes (regla dels nous)**	**En nadons**
Cap i coll	9	18
Cara anterior del tronc	9 × 2	18
Cara posterior del tronc	9 × 2	18
Cada extremitat superior	9 la dreta i 9 l'esquerra	9 × 2
Cada extremitat inferior	9 × 2 la dreta i 9 × 2 l'esquerra	14 × 2
Òrgans sexuals externs	1	–

Tipus de cremades segons la gravetat

Si coneixem la profunditat i la superfície d'una cremada podrem determinar si és *lleu*, *greu* o *molt greu*.

- **Cremades lleus**. Són les de primer o segon grau que afecten menys del 10 % de la superfície corporal.
- **Cremades greus**. Posen en perill la vida de la víctima, pels riscos de deshidratació, hipotèrmia i infecció. Es consideren greus:
  - Les de primer o segon grau que afecten del 10 al 30 % de la superfície corporal.
  - Les de primer o segon grau que n'afecten el 10 %, però en infants o en persones grans.
  - Les de tercer grau que afecten el 2 % de la superfície corporal.
- **Cremades molt greus**. Sovint esdevenen mortals. Es consideren com a tals les cremades de primer o segon grau que afecten més del 30 % de la superfície corporal.

Tingues-ho en compte!

Una cremada a la boca o a la gola és molt més perillosa, perquè la inflamació de les vies respiratòries pot impedir el pas de l'aire. Procura que la víctima vagi bevent aigua fresca a glops petits i porta-la al centre sanitari.

Primers auxilis davant d'una cremada lleu

Les actuacions de primers auxilis en una cremada lleu són aquestes:

1. Refreda ràpidament la zona afectada amb aigua fresca de l'aixeta o de la dutxa, fins que a la persona ja no li faci mal.
2. Treu els cossos estranys de l'àrea cremada (roba cremada, cendra, etc.), amb l'ajut del raig d'aigua. Si la roba no es desaferra, no l'arrenquis; retalla-la al voltant de la part enganxada.
3. Cobreix la zona afectada amb gases estèrils o draps nets, però no la comprimeixis, perquè la zona cremada s'inflamarà en poc temps i s'inflarà. Si mulles l'apòsit de tant en tant, refredaràs la cremada i alleujaràs el dolor de la víctima.

   Si és una cremada petita, la pots deixar a l'aire, sense tapar-la ni posar-hi cap pomada.
4. Llevat que la cremada sigui molt lleu, porta la víctima al centre sanitari o recomana-li que hi vagi.

Tingues-ho *en compte!*

Errors que cal evitar en el tractament de les cremades lleus

- Fer servir remeis casolans (oli, mantega, margarina, farina, vinagre o pasta de dents), perquè no són millors que l'aigua fresca per alleujar el dolor, i a més faciliten la infecció.
- Refredar la cremada amb glaçons o amb aigua glaçada, perquè és un contrast tèrmic molt intens, que lesiona els teixits interns, desprotegits sense la pell.
- Arrencar la roba enganxada a la cremada, perquè fent-ho lesionaràs més els teixits.
- Petar les butllofes, perquè això facilita la infecció.
- Posar pomades o locions sobre les butllofes petades, perquè faciliten la infecció.
- Posar pomades sobre una cremada greu abans que l'avaluïn el metge o la metgessa, perquè dificulta que la puguin observar.

Primers auxilis davant d'una cremada greu

Sempre has de començar fent l'avaluació d'emergència i, si no hi ha risc vital, passar a l'avaluació i l'atenció urgents. De tota manera, no deixis de vigilar l'evolució de la consciència i la respiració de la víctima.

El més útil és trucar al 112. Segons l'estat de la víctima, et recomanaran traslladar-la a l'hospital o t'enviaran una ambulància. Mentrestant, pots anar aplicant les mesures següents:

1. Treu-li la roba, excepte la que estigui aferrada al cos.
2. Cobreix la zona cremada amb draps nets o amb apòsits estèrils. Però mai embenis juntes dues superfícies cremades (dos dits, el lòbul de l'orella contra el crani, les parpelles tancades...), perquè quedarien adherides. No facis servir antisèptics acolorits, que emmascaren la cremada i dificulten l'avaluació mèdica.
3. Mantingues aixecades les extremitats cremades.
4. Si la víctima està conscient i no vomita, dóna-li begudes (aigua o beguda isotònica) a glops petits, com ara mig got cada 15 o 20 minuts.

Tingues-ho *en compte!*

La persona a qui s'ha encès la roba en flames no ha de córrer; digues-li que rodoli per terra o embolcalla-la amb un teixit gruixut, com ara una manta, per apagar-la. Vigila que el teixit sigui de llana o de cotó, perquè les fibres sintètiques cremen amb facilitat i empitjorarien la situació.

5.6.2. Trastorns generals causats per la calor

Els trastorns generals causats per la calor són l'*acalorament* i el *cop de calor*.

L'acalorament

L'**acalorament** o esgotament per calor és un quadre lleu i freqüent. L'exemple més freqüent és la **insolació**.

Es dóna en persones que estan exposades a una temperatura alta durant una estona llarga, sense estar acostumades a aquestes condicions. El risc d'acalorament és encara més alt quan l'ambient és humit o si la persona, a més, està deshidratada.

Són més susceptibles de patir-lo la gent gran i els infants.

Les manifestacions de l'acalorament són l'envermelliment de la pell, amb sufocacions, mal de cap intens, vertígens, desassossec, augment lleuger de la temperatura (hipertèrmia), batecs del cor accelerats (taquicàrdia) i descens de la tensió arterial (hipotensió).

Per atendre una persona que ha patit un acalorament:

1. Estira la víctima en un lloc fresc, amb les cames lleugerament aixecades.
2. Destapa-li una bona àrea de pell, venta-la i posa-li compreses mullades al cap.
3. Dóna-li aigua fresca o una beguda isotònica.

Però és millor prevenir. L'acalorament s'evita no exposant-se al sol gaire estona, especialment en les hores de radiació solar més intensa. O, si cal exposar-s'hi, s'ha de procurar beure aigua sovint.

Tingues-ho *en compte!*

Els nadons també poden patir un acalorament, per exemple quan els passegen els dies assolellats en un cotxet o en una cadireta completament tancats amb un plàstic transparent i a més amb molta roba. I també quan se'ls deixa una estona dins del cotxe un dia càlid, encara que sigui a l'ombra.

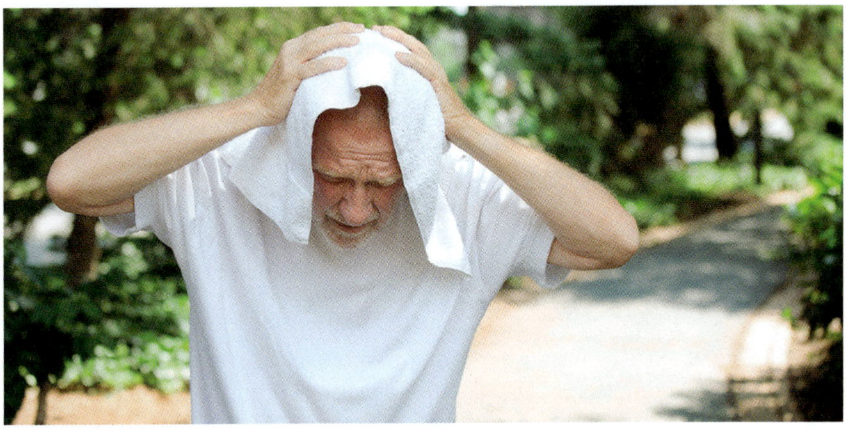

Fig. 5.21. Les persones més vulnerables són més susceptibles a l'acalorament.

El cop de calor

El **cop de calor** és una acumulació de calor en l'organisme de la persona, que no l'ha pogut dissipar a l'ambient.

Es produeix quan es combinen la calor, la humitat i l'exercici físic continuat, a dosis superiors a les que la persona està acostumada a suportar. Per efecte dels tres factors, la víctima es deshidrata i els seus mecanismes fisiològics per dissipar la calor corporal fallen, de manera que la seva temperatura augmenta i fins i tot pot arribar a morir.

La persona que pateix el cop de calor tindrà mal de cap, basques i mareig, temperatura de més de 40 °C, envermelliment i sequedat de la pell, respiracions accelerades i pols molt ràpid, de més de 140 batecs per minut. El quadre pot evolucionar fins a la confusió, el coma i la mort.

Les actuacions de primers auxilis consisteixen a portar la víctima a un centre sanitari o avisar el 112. Mentrestant:

1. Estira-la en un lloc fresc i treu-li la roba.
2. Mulla-la repetidament amb aigua fresca o tèbia, deixant que s'assequi amb l'aire o amb el vent d'un vano o un ventilador. També li pots aplicar compreses humides o fins i tot submergir-la parcialment en aigua fresca.
3. Si està conscient, fes-li beure aigua fresca o una beguda isotònica.

Tingues-ho en compte!

Si bé l'acalorament és freqüent però lleu, el cop de calor no és tant freqüent però és més greu. Cada estiu hi ha una desena de persones afectades per un cop de calor al nostre país: persones grans a casa seva, gent treballant al sol, esportistes mal entrenats o «urbanites» que volen arreglar el jardí el primer dia de les vacances d'estiu.

Activitats

26. Completa la taula següent per determinar la gravetat de les cremades segons els criteris de profunditat i extensió.

Gravetat	Profunditat	Extensió
Lleus		
Greus		
Molt greus		

27. Llegeix els tres casos següents i assenyala en cadascun d'ells la gravetat de les cremades patides, justificant la teva decisió. Després descriu les actuacions de primers auxilis que duries a terme.

Una dona de 23 anys que treballava en una indústria ha patit un accident laboral que li ha provocat cremades a la cara anterior d'una cama, amb envermelliment i butllofes.

Un home de 55 anys que ha lluitat contra un foc a casa seva ha patit cremades amb butllofes a les extremitats superiors, a l'esquena i als glutis.

Un nen de 3 anys s'ha abocat una olla d'aigua calenta al damunt i s'ha escaldat des de l'espatlla fins a la mà.

28. Simula amb un company de classe, millor que amb el maniquí, les actuacions de primers auxilis davant de cremades lleus o greus.

29. Diferencia entre acalorament i cop de calor. Posa un exemple de cada cas. Descriu les manifestacions que presenten i compara les actuacions de primers auxilis que has d'adoptar en cada cas.

5.7. Lesions i trastorns pel fred

Tingues-ho *en compte!*

Una persona pot patir lesions pel fred encara que la temperatura ambiental estigui per sobre dels zero graus, perquè la tolerància de cada persona a les temperatures baixes depèn de molts factors com l'edat, la nutrició, el cansament, l'estat de salut, l'habituació al fred, etc.

El fred també pot causar lesions locals o trastorns generals. Les unes i els altres són més comuns en la gent que practica esports d'hivern o també en persones que es poden quedar adormides a l'exterior en nits fredes.

Tant el vent com l'aigua són molt importants en l'aparició d'aquest tipus de lesions o trastorns:

- El vent accelera el refredament del cos i augmenta la sensació de fred.
- L'aigua fa el mateix, però encara més ràpidament; per això una persona que caigui en aigua molt freda pot morir per refredament en menys d'una hora.

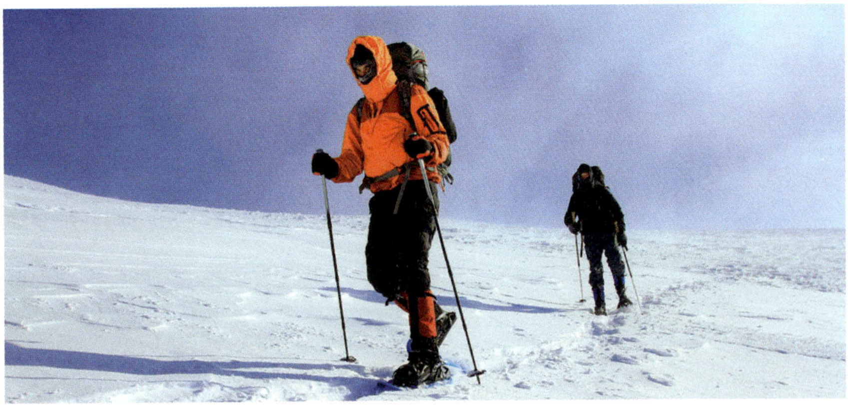

Fig. 5.22. La pràctica d'esports d'hivern és un factor de risc de lesions o trastorns pel fred.

5.7.1. La congelació

La **congelació** és una lesió local pel fred.

Pot ser l'efecte de l'acció directa del fred sobre una zona concreta, però també pot ser el resultat del refredament general, que sempre serà més intens a les parts més exposades: els dits, el nas i les orelles.

Seqüència i graus de congelació

El refredament corporal es va manifestant seguint una seqüència en tres graus:

- **Congelació de primer grau**. Primer apareix una pal·lidesa indolora i, després, un envermelliment amb sensibilitat augmentada, formigueig, sensació de cremor i dolor.
- **Congelació de segon grau**. Si el refredament continua, la pell s'acaba tornant freda, blavosa (cianòtica) i inflada (edematosa), i es cobreix de butllofes blavoses. La víctima sent coïssor i dolor intens, alhora que la zona esdevé gairebé insensible al tacte.
- **Congelació de tercer grau**. Si no recupera la temperatura normal, es produirà la mort (necrosi) dels teixits amb gangrena. Aquesta necrosi provoca els riscos més importants de les congelacions, que són les cicatrius, la infecció o l'amputació.

Actuacions de primers auxilis

Les actuacions de primers auxilis dependran del grau de congelació. Si la congelació és de primer grau, n'hi ha prou tapant la zona afectada amb roba d'abric, però si és més greu:

1. Porta la víctima a un lloc més càlid.
2. Avalua si pateix un refredament general (hipotèrmia).
3. Treu-li la roba humida de la zona congelada i canvia-la per roba seca, perquè la roba mullada causa molta sensació de fred.
4. Banya la zona afectada amb aigua tèbia. També cal que li facis beure líquids tebis.
5. Desinfecta les lesions sense fregar-les. No rebentis les butllofes.
6. Embena la zona afectada.
7. Avisa el 112 i segueix els seus consells. Si has de traslladar la víctima a l'hospital, procura que no es refredi durant el trajecte.

5.7.2. La hipotèrmia

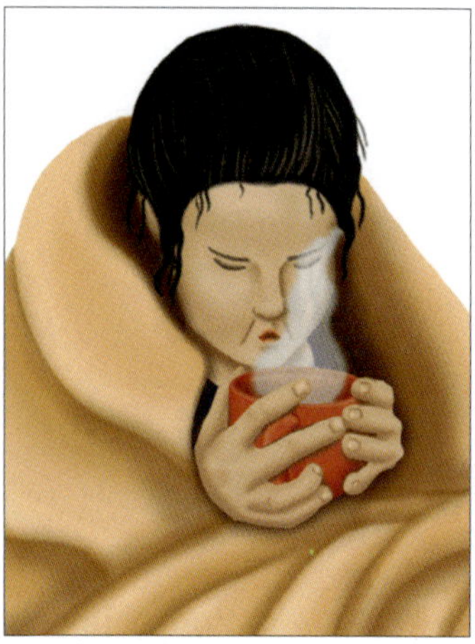

Fig. 5.23. L'escalfament d'una víctima de congelació o hipotèrmia s'ha de dur a terme de forma progressiva.

La **hipotèrmia** és el descens de la temperatura corporal per sota dels nivells fisiològicament acceptables.

Quan comença el refredament, les respostes normals de l'organisme són el moviment voluntari continuat i les esgarrifances (unes contraccions musculars involuntàries, que produeixen calor i escalfen el cos). Si la hipotèrmia és lleu, amb això n'hi haurà prou i la víctima es recuperarà amb facilitat.

El problema serà més greu quan, tot i les esgarrifances, el cos es continuï refredant. Amb la hipotèrmia mantinguda, a la víctima li ve una sensació de fatiga i decaïment, les passes es fan vacil·lants, se li altera el comportament i acaba caient en una somnolència que la fa quedar-se quieta i li fa perdre la consciència. A partir d'aquest moment el refredament s'accelera i la víctima mor.

El risc de mort serà més alt quan la víctima tingui una o més de les característiques següents:

- Quan el pols estigui per sota de 40 batecs per minut.
- Quan tingui menys de 8 respiracions per minut.
- Quan la temperatura corporal sigui inferior als 26 °C.

¡Tenlo *en cuenta!*

La hipotèrmia la causa, normalment, una exposició continuada al fred, per exemple:

- Caure en un riu o un llac amb aigües molt fredes.
- Vestir peces humides en un ambient fred, especialment si fa vent.
- Romandre a l'aire lliure en ambients gèlids sense la roba d'abric suficient.
- Cansar-se excessivament o no beure prou en entorns freds, per exemple practicant esports de muntanya.

Actuacions de primers auxilis

Les actuacions necessàries són les següents:

1. Porta la víctima a un lloc més càlid.
2. Si no té esgarrifances, fes-li una avaluació d'emergència i actua segons el que calgui. Si la situació és molt greu o existeix risc vital, truca al 112.
3. Si no cal una actuació d'emergència:
    - Afluixa-li la roba cenyida i canvia-li la roba humida per roba seca.
    - Escalfa la víctima progressivament. Abriga-la amb mantes o amb un sac de dormir o banya-la amb aigua, primer a uns 10 °C i a poc a poc més calenta.
    - Segons el cas, dóna-li begudes tèbies i dolces a glops petits.

Tingues-ho en compte!

Errors que cal evitar

- Fer massatges amb neu a la zona congelada.
- Escalfar massa ràpidament la víctima d'una hipotèrmia, o apropar a les parts congelades fonts de calor directa, com ara estufes, foc o ampolles d'aigua calenta.
- Donar-li tabac o alcohol o tenir-la en un ambient amb fum.
- Treure-li les sabates si té els peus congelats. Després, si calgués calçar-la de nou, no ho podries fer.

Activitats

30. Elabora una taula on comparis els aspectes següents de la congelació i la hipotèrmia:

a) Tipus de lesió o trastorn que és.

b) Manifestacions i conseqüències.

c) Actuació en primers auxilis.

31. Llegeix aquestes notícies:

> Cinc excursionistes es van perdre aquest dissabte al Puigmal. Quan baixaven van trobar una tempesta de neu i amb la mala visibilitat es van desorientar. Tot i trucar a emergències amb els telèfons mòbils, el rescat va ser molt difícil, pel fort vent i la dificultat de la zona on eren.
>
> Durant la nit van haver de suportar temperatures de –4 °C i un vent de 70 km/h, que junts donaven una temperatura de sensació de –25 °C. Dues dones del grup les van trobar mortes per congelació, i les altres dues i un home patien hipotèrmia i congelacions. Afortunadament, aquests darrers es recuperen a l'hospital i no necessitaran amputacions.

> Una dona gran en un estat general i mental acceptable va sortir d'un poblet a fer un passeig un matí de primavera. Volia xerrar amb una amiga que feia uns dies havia anat a estar-se en un mas a un parell de quilòmetres. Encara que la nit havia estat fresca, a mig matí feia bona temperatura i la dona vestia una brusa, sense cap altra roba d'abric.
>
> Però la dona es devia equivocar de camí i es va desorientar i, tota neguitosa, es va perdre pels camins del terme i no va trobar ningú per preguntar-li on era el mas que buscava. En fer-se de nit la temperatura exterior va baixar fins als 5 °C. Al cap d'uns quants dies la van trobar morta, a uns cinc quilòmetres del poble.

a) Quins són els motius d'aquestes morts?

b) En el primer cas, quines actuacions de primers auxilis calia donar a les persones que van sobreviure?

c) Quins consells es poden donar per reduir aquests riscos?

5.8. Lesions per l'electricitat

El cos humà és un bon conductor de l'electricitat, per això quan pateix una descàrrega el corrent recorre tot el cos, des del punt d'entrada (normalment els dits) fins a un altre punt per on surt (per exemple el peu que està en contacte amb el terra).

Al llarg d'aquest recorregut el corrent afectarà tots els òrgans, vasos i nervis del cos pels quals circuli.

5.8.1. Efectes del pas del corrent

En alguns casos es pateix una enrampada o una batzegada, però també pot causar una lesió greu o fins i tot la mort instantània per *electrocució*.

> L'**electrocució** es produeix quan una persona pateix una aturada cardiorespiratòria com a conseqüència d'una descàrrega elèctrica.

Tingues-ho *en compte!*

El corrent elèctric pot tenir efectes tardans, unes hores després de l'accident, com lesions musculars. Per aquesta raó, sempre que no siguin enrampades molt lleus, és convenient portar la víctima al centre sanitari.

Aquestes són altres lesions que pot causar el pas del corrent:

- **Cremades elèctriques** en els punts d'entrada i de sortida del corrent. Si es toca amb els dits un cable elèctric mal aïllat, el punt d'entrada seran els dits, i el de sortida, els peus, en contacte amb el terra, o una altra persona que estigui tocant la primera víctima. Aquestes cremades solen ser de color gris blanquinós, ben delimitades i poc extenses, però profundes, ja que solen lesionar els músculs.
- **Espasmes musculars** violents, perquè el corrent altera la funció muscular. Els espasmes poden arribar a esqueixar els músculs o a fracturar els ossos.
- **Alteració del ritme cardíac** (*fibril·lació ventricular*), amb mort sobtada. Això tindrà lloc si el trajecte del corrent passa a prop del cor, per exemple si entra per una mà i surt per l'altra.

Tots aquests efectes es produeixen de manera immediata amb el pas del corrent. Els efectes seran més greus:

- Com més gran sigui la intensitat del corrent, que es mesura en amperes.
- Com més alta sigui la tensió del corrent. La tensió la mesurem en volts.
- Com més baixa sigui la resistència del cos al pas del corrent. L'enrampada és més intensa si es tenen les mans o els peus mullats, si s'està molt suat, si es va descalç, si es porten sabates de sola de cuir mullades, etc.
- Com més temps actuï el corrent.
- Si el recorregut del corrent passa pels òrgans vitals.

Tingues-ho *en compte!*

Quan algú toca un fil elèctric amb la part del davant dels dits (la *cara palmar*), l'espasme pot fer que la mà quedi garrotada al voltant del fil, de manera que la víctima no se'n pugui alliberar.

5.8.2. Primers auxilis davant d'una descàrrega elèctrica greu

Davant d'una descàrrega elèctrica greu has de seguir aquesta seqüència d'actuacions:

1. Abans de tocar la víctima, atura l'acció del corrent:
   - Apagant la bombeta per l'interruptor o desconnectant l'electrodomèstic de l'endoll.
   - Accionant el diferencial, o l'interruptor general automàtic de l'habitatge.
   - Apartant la víctima del corrent fent servir un objecte aïllant (no metàl·lic): un bastó, el pal d'una escombra, una cadira, que han d'estar ben secs. Si hi ha aigua a terra procura no mullar-te, posant-te a sobre d'una caixa de fusta o un objecte similar.
2. Fes-li l'avaluació d'emergència i porta a terme les actuacions que calgui aplicar.
3. Si no cal una actuació d'emergència, fes-li l'avaluació urgent i tingues cura de les diferents lesions.
4. Porta-la a un centre de salut.

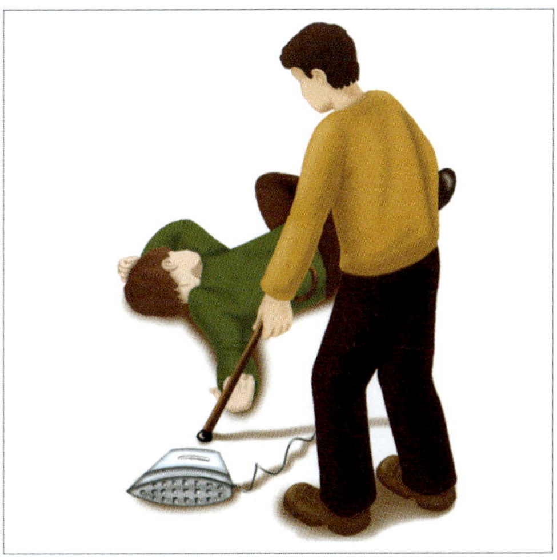

Fig. 5.24. Aparta la víctima del corrent fent servir un objecte aïllant.

Activitats

32. Explica situacions que poden dur a una electrocució a la llar, com ara les que sumen *electricitat + humitat + imprudència*.

33. Elaboreu a classe una llista de recomanacions per evitar els accidents amb l'electricitat.

34. Localitza al quadre general de protecció i comandament de casa teva l'interruptor diferencial (ID) i l'interruptor general automàtic (IGA). Assegura't que els teus familiars també sàpiguen quins són.

35. Respon les preguntes i argumenta les respostes:

a) Una persona està patint una descàrrega elèctrica i tu l'agafes de les espatlles per apartar-la dels fils elèctrics. Què et pot passar?

b) Quins efectes pot tenir una descàrrega elèctrica?

c) Després de la descàrrega, la persona et diu que ja ha passat i que es troba bé. Cal portar-la de tota manera al centre de salut?

5.9. Asfíxia

L'**asfíxia** és la interrupció de l'intercanvi de gasos normal entre els pulmons i l'aire exterior.

En l'asfíxia hi ha una dificultat de respiració, que necessita una atenció urgent, o una falta completa de respiració, que necessita una atenció d'emergència, perquè la falta d'oxigen provocarà una aturada cardíaca en pocs minuts.

Hi ha diferents fets que causen asfíxia: l'*obstrucció de la via aèria per cossos estranys*, la *compressió de la via*, l'*ofegament* i la *respiració de gasos tòxics*. La primera l'hem estudiat a la UNITAT FORMATIVA 1 i la darrera l'explicarem al NUCLI FORMATIU següent.

Document 5.6

Cas real

Per al segon fill van aprofitar el llit de baranes del germà gran, que els pares havien revisat i consideraven que encara es podia aprofitar.

Però una barana lateral tenia un cargol fluix, de manera que fent força la barana es podia desplaçar fins a uns vuit centímetres del somier.

En una ocasió, l'infant de mesos es va desplaçar cap enrere dins del llit, va relliscar pel buit entre el somier i la barana i hi va quedar atrapat a l'altura de l'abdomen.

Quan la seva mare va entrar a veure'l, el va trobar mort, asfixiat.

5.9.1. Compressió de la via aèria

La **compressió de la via aèria** es produeix quan algun objecte comprimeix el coll, el tòrax o l'abdomen de la persona.

L'actuació en primers auxilis inclou l'alliberament de la part del cos comprimida i l'aplicació del protocol general d'actuació (avaluació d'emergència i avaluació urgent), amb ventilació i compressions quan siguin necessàries.

Un cop més, cal insistir en la prevenció, en particular amb els infants més petits. Tingueu cura que el cap del nadó o de l'infant no pugui quedar atrapat entre els barrots del seu llit de baranes i tampoc no els poseu cap collaret que es pugui enganxar en un suport rígid. (DOC. 5.6)

5.9.2. Ofegament

Els accidents per ofegament en aigua es poden produir per *submersió* o per *hidrocució*.

La submersió

La **submersió** o **immersió** es produeix quan l'individu cau a l'aigua, no pot mantenir el cap per sobre de la superfície i acaba «respirant» aigua, la qual cosa impedeix el funcionament dels pulmons.

Les causes més comunes de les submersions són no saber nedar, nedar en aigües desconegudes (en les quals hi ha remolins, corrents o marees) i intentar salvar algú que s'ofegava. Els infants i les persones grans es poden ofegar en una banyera.

Tingues-ho *en compte!*

No s'ha de deixar mai un nadó a la banyera sense vigilància perquè es podria ofegar.

Com a norma general, podem esperar que una persona ofegada sobrevisqui si feia menys de 3 o 4 minuts que era sota l'aigua sense respirar. De tota manera, si l'aigua és molt freda, el metabolisme s'alenteix i la víctima es pot reanimar després de períodes més llargs sense oxigen.

La hidrocució

La **hidrocució** és una aturada cardiorespiratòria d'origen nerviós, causada per la diferència de temperatura entre la pell de la persona i l'aigua en la qual se submergeix.

La hidrocució és una afectació gairebé instantània, que presenta més risc si les temperatures ambientals són altes i l'aigua està freda, si la persona fa poca estona que ha menjat o entra a l'aigua de sobte o, simplement, si la persona és més susceptible de patir aquest problema.

***Tingues-ho** en compte!*

L'afectació es coneix popularment com a «tall de digestió», tot i que sovint no té cap relació amb la ingestió de menjar.

El cas típic d'hidrocució és el de la persona que ha pres el sol durant molta estona i, com que té la pell molt calenta, decideix prendre un bany per refrescar-se i entra a l'aigua de cop.

La hidrocució pot ser lleu, i en aquest cas la persona sentirà calfreds i rampes, amb vertigen i brunzits a les orelles. En canvi, en els casos greus, la víctima perdrà la consciència de sobte perquè patirà una aturada cardiorespiratòria immediata. Per això no arribarà a respirar dins de l'aigua, i quan la pugueu treure la trobareu pàl·lida i no cianòtica.

Un detall clau de la hidrocució és que redueix les reaccions metabòliques al mínim, de manera que la persona accidentada es pot reanimar fins i tot després d'haver passat fins a 30 minuts sota l'aigua.

***Tingues-ho** en compte!*

Evitem els accidents!

- No us banyeu al mar si hi ha la bandera vermella.
- No nedeu en plena digestió o si esteu molt cansats o en condicions físiques dolentes.
- Nedeu paral·lelament a la platja i no mar endins.
- Vigileu els infants mentre siguin a l'aigua, a la piscina i fins i tot a la banyera.

L'actuació de primers auxilis

A més dels signes i els símptomes típics de l'asfíxia, hi sol haver un refredament general (hipotèrmia), perquè el cos es refreda ràpidament a l'aigua. Els passos que hauràs de seguir són aquests:

1. Treu la víctima de l'aigua. Utilitza mètodes que et permetin protegir la teva seguretat. Una vegada fora de l'aigua podràs explorar el seu estat.
2. Fes l'avaluació d'emergència i inicia l'algoritme de suport vital bàsic, començant amb cinc ventilacions de rescat.

   Als pulmons de la víctima els costa més expandir-se, pel refredament del cos i per l'aspiració d'aigua, de manera que per ventilar hauràs de bufar una mica més fort i més a poc a poc. És probable que la víctima regurgiti aigua durant les atencions de primers auxilis. Vigila que no envaeixi la seva via aèria.
3. Si la víctima recupera la respiració espontània, mentre arriben els serveis d'emergència, fes l'avaluació urgent, buscant, per exemple, signes d'hipotèrmia. Fes les actuacions adequades i continua vigilant la víctima.

Activitats

36. A classe, digueu entre tots cinc noms d'agents que poden causar cadascun dels tipus d'asfíxia i escriviu-los a la pissarra.

37. Explica les diferències que hi ha entre submersió i ofegament.

38. Indica quines pautes d'actuació, generals i específiques, has de tenir en compte quan atenguis en primers auxilis una persona que ha patit asfíxia per submersió.

6 *Nucli formatiu* Primers auxilis per a traumatismes químics i biològics

Continguts

- Traumatismes químics i biològics.
- Actuacions de primers auxilis en intoxicacions.
- Actuacions de primers auxilis en picades i mossegades.
- Actuacions de primers auxilis en reaccions al·lèrgiques.

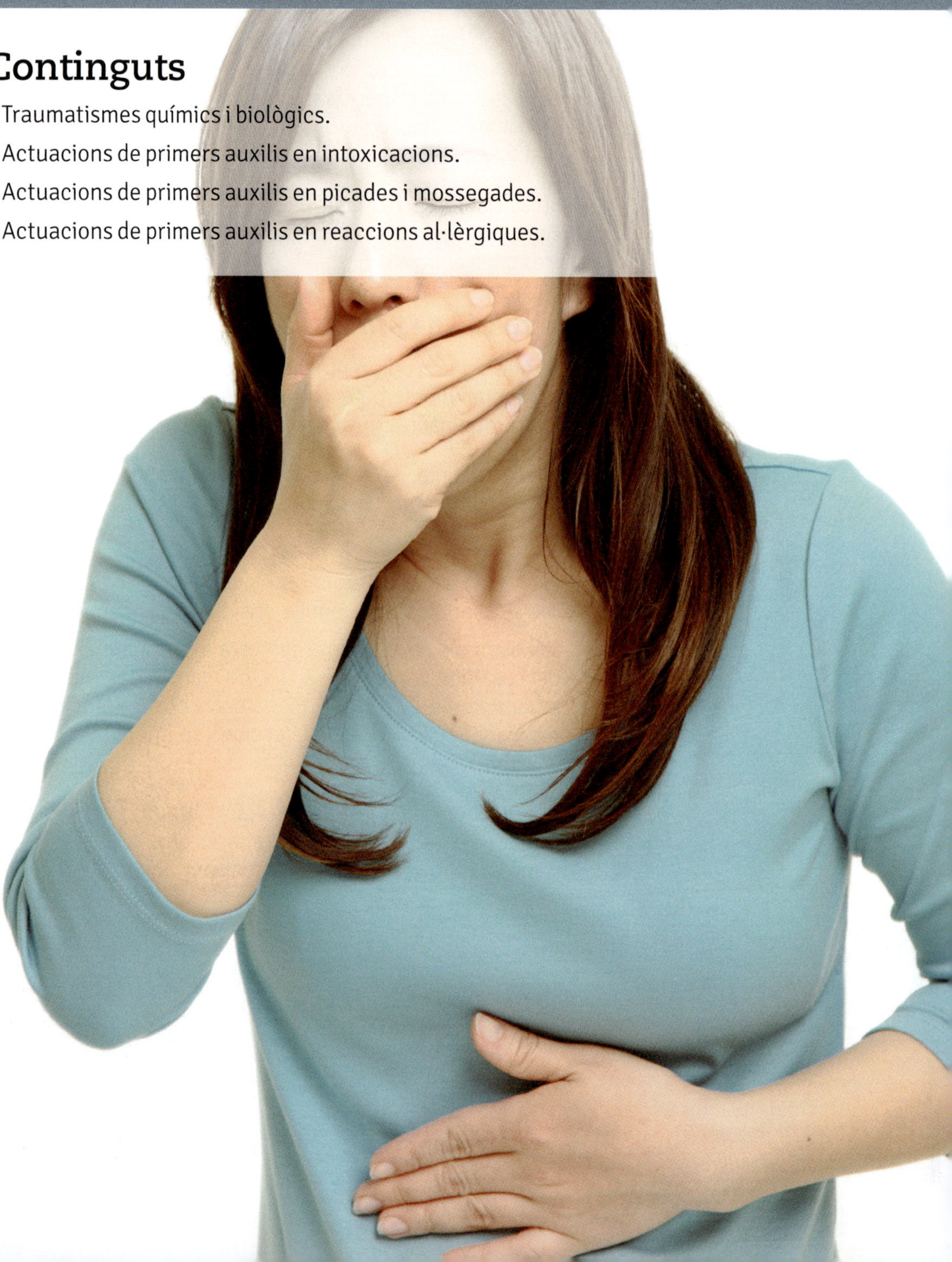

6.1. Traumatismes químics i biològics

A més de traumatismes físics, també poden causar danys els traumatismes químics i biològics:

- Els **traumatismes químics**. Són els danys a les persones causats per dosis massa altes d'alguna substància química com una intoxicació de gas, d'alcohol, d'un medicament, etc.
- Els **traumatismes biològics**. Els causen microorganismes (bacteris, virus, fongs, etc.) que provoquen infeccions o reaccions al·lèrgiques. En són exemples una punxada que inocula una hepatitis, la ingesta d'un aliment contaminat, etc.

Els traumatismes químics i biològics entren al nostre organisme a través de diferents vies:

- Per **via digestiva**. Amb la ingesta de la substància que els conté. És la via d'entrada de l'alcohol, d'un àcid, de molts medicaments o drogues, dels aliments contaminats o amb al·lergògens, etc.
- Per **via respiratòria**. Per inhalació o aspiració voluntàries (per exemple el consum de cocaïna o de cànnabis) o involuntàries de les partícules, els gasos o els vapors que es troben a l'aire.
- Per **via percutània**. Per una punció, sigui voluntària (com l'administració d'heroïna) o accidental, per exemple amb una agulla contaminada).
- Per la **pell o les mucoses**. Les mucoses protegeixen menys. La pell també deixa el pas més lliure quan pateix èczemes, ferides o cremades.

Els principals traumatismes químics i biològics que necessiten actuacions de primers auxilis i que tractarem a continuació són: les *intoxicacions*, les *picades i mossegades* i les *reaccions al·lèrgiques*.

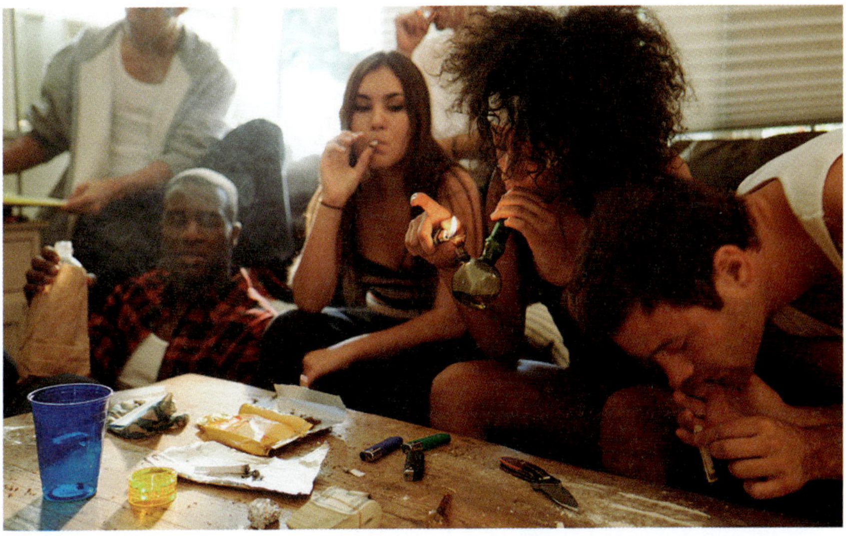

Fig. 6.1. Els traumatismes químics i biològics poden entrar a l'organisme per diferents vies.

Activitats

1. Posa deu exemples de traumatismes químics o biològics i indica'n la via d'entrada a l'organisme.

6.2. Intoxicacions

Tingues-ho *en compte!*

No deixis mai productes tòxics a l'abast dels infants.

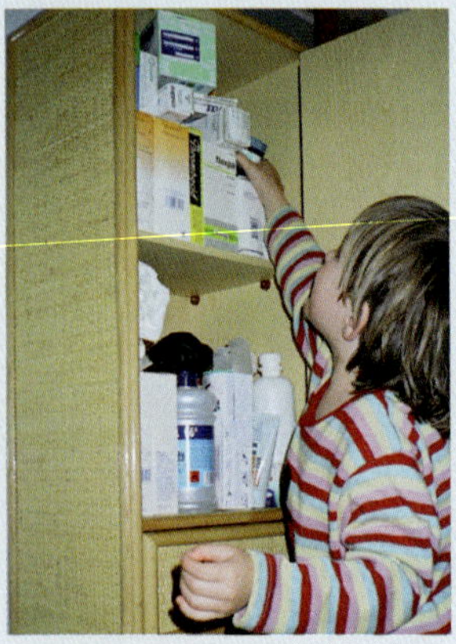

Una **intoxicació** és l'efecte nociu d'un agent químic sobre una persona, que l'ha ingerit, inhalat o absorbit a través de la pell.

Algunes intoxicacions tenen conseqüències lleus i transitòries, però d'altres són greus i fins i tot mortals. Per a persones adultes, els tòxics més freqüents són, amb molta diferència, l'alcohol, els medicaments (especialment les benzodiazepines i els antidepressius) i les drogues d'abús.

En canvi, en nenes i nens petits, les intoxicacions són la primera causa de mort. Els infants se solen intoxicar accidentalment i els productes més comuns amb què ho fan són els medicaments i els productes de la llar.

6.2.1. La gravetat de les intoxicacions

La toxicitat de qualsevol substància depèn de diferents factors:

- La **dosi rebuda**. Qualsevol producte pot ser tòxic si se'n pren una dosi prou gran. O, a l'inrevés, cap producte ho serà si la dosi rebuda és prou petita. Per això són tòxiques, per exemple, les sobredosis de medicaments.
- La **velocitat d'administració**. L'administració massa ràpida d'una substància pot intoxicar, encara que la dosi administrada sigui la comuna. D'altra banda, l'absorció de dosis petites, però repetides, de moltes substàncies també pot causar una intoxicació crònica.
- La **via d'entrada**. Per exemple, hi ha substàncies poc tòxiques per via oral que ho són molt quan s'injecten.
- L'**estat previ de la persona**. La toxicitat serà diferent en cada cas segons l'edat de la persona, les malalties que ha patit, el seu estat immunitari, etc.

Tingues-ho *en compte!*

Molts medicaments són tòxics quan no se n'administra la dosi correcta, no es fa per la via indicada o no es donen a la persona apropiada.

Tingues-ho *en compte!*

Evitem els accidents!

- No deixeu medicaments o productes tòxics a l'abast dels infants. Guardeu-los en armaris amb tanques de seguretat.
- Mantingueu sempre els productes perillosos i els medicaments a l'embalatge original. Mai no guardeu les restes d'aquests productes en envasos d'aliments.
- Tapeu el pot de producte tòxic de seguida després de fer-lo servir, especialment si hi ha un infant a la vora. Llegiu les instruccions d'ús d'aquests productes: pot ser perillós barrejar-los o és possible que calgui ventilar bé l'habitació en fer-los servir.

Document *6.1*

Les intoxicacions i la llei

Moltes intoxicacions, especialment si han estat mortals, tenen interès judicial, perquè cal saber si es tracta d'un accident, un suïcidi o fins i tot un assassinat. Si et trobes amb una situació d'aquestes, hauràs de comunicar el fet a les autoritats o al personal mèdic, explicar-los el que ha passat i, sobretot, no tocar res de l'entorn de la víctima.

6.2.2. Avaluació de la intoxicació i alerta

Les intoxicacions poden ser de tipus molt diferents i sovint calen actuacions molt específiques, que la majoria de vegades es desconeixen o no es recorden. Per això, quan et trobis amb una situació d'intoxicació segueix els passos següents:

- Fes l'avaluació d'emergència i, si no hi veus risc vital, continua amb l'avaluació urgent.
- Alerta el 112 o demana consell telefònic a un centre especialitzat en toxicologia. Perquè et puguin atendre adequadament necessitaran tenir una informació bàsica sobre la intoxicació: (DOC. 6.2)
  - **Què?** El tòxic que la víctima ha absorbit.
  - **Quant?** La quantitat de tòxic ingerida o rebuda.
  - **Qui?** L'edat, el sexe, el pes i els antecedents mèdics de la víctima de la intoxicació.
  - **Quan?** L'hora a la qual s'ha produït la intoxicació.
  - **Com?** Les circumstàncies de la intoxicació.
- Per disposar d'aquesta informació:
  - Intenta identificar l'agent tòxic preguntant-ho a la víctima, si està conscient, o a les persones properes, o buscant pels voltants.
  - Si trobes l'agent causant (un producte químic, una planta, un aliment cuinat, etc.) però no saps identificar-lo, quan arribin els equips d'emergència o quan portis la víctima a un centre sanitari, proporciona'ls-en una mostra.

Document 6.2

Centres especialitzats en toxicologia

A més del telèfon d'emergències (112) hi ha centres especialitzats que poden informar sobre el perill real de la intoxicació i sobre els passos que cal seguir.

El més important és el **91 562 04 20** (Institut Nacional de Toxicologia), amb atenció les vint-quatre hores del dia tots els dies de l'any. També presten aquesta atenció les unitats de toxicologia dels grans hospitals.

6.2.3. Actuacions de primers auxilis en intoxicacions

Les actuacions dependran de la gravetat de l'estat de la víctima i de l'agent tòxic:

- Si la situació **té risc vital**. Inicia l'algoritme de suport vital bàsic, que ja coneixes.
- Si **no hi ha risc vital**. Mentre la víctima no rebi atenció mèdica, li prestaràs unes atencions específiques, diferents segons si la intoxicació ha estat *per contacte*, *per inhalació* o *per ingestió*.

Actuacions en cas d'intoxicació per contacte

Aquestes actuacions estan orientades a evitar l'absorció del tòxic a través de la pell de la persona accidentada i seran més eficaces com més aviat es duguin a terme:

- Si el tòxic ha entrat a través de la **pell**, com és el cas de la gasolina o el dels insecticides, treu-li la roba impregnada i renta la pell afectada durant 10 o 15 minuts amb aigua i sabó.
- Si li ha tocat els **ulls**, mantingues-los-hi oberts i renta'ls-hi amb un raig d'aigua de l'aixeta un mínim de 30 minuts, per evitar lesions corneals.

Actuacions en cas d'intoxicació per inhalació

Quan la persona està respirant un gas tòxic, el primer que has de fer és evitar que el continuï respirant, però sempre tenint cura de la teva seguretat. Malauradament són habituals les notícies de persones que moren per asfíxia quan entren en un recinte tancat a socórrer una víctima inconscient. (Doc. 6.3)

Els consells d'actuació generals són:

1. Tanca la sortida del gas tòxic, si és possible; obre les finestres o treu la persona a l'exterior, segons el cas.
2. Si li costa respirar, deixa-la en posició semiasseguda mentre es recupera. Si la situació és més greu, demana assistència mèdica urgent. Si no, de tota manera, cal portar-la a l'hospital, encara que només sigui per fer-li una revisió.

Tingues-ho en compte!

Evitem els accidents! L'asfíxia per gasos

- No mantingueu el cotxe o cap altre vehicle engegat dins de locals tancats, especialment en garatges petits.
- Feu revisar regularment els aparells de combustió i la instal·lació de gas.
- No tapeu les reixetes de ventilació de la cuina o del bany.
- Quan sospiteu d'una fuita de gas o en sentiu l'olor, no manipuleu els interruptors elèctrics ni encengueu cap tipus de flama.

Tingues-ho en compte!

Per evitar l'asfíxia per un gas tòxic no serveix de res provar de no respirar durant el salvament ni tampoc posar-se un drap tapant la boca i el nas. Tapar-se el nas en casos en què hi hagi fum només pot ser efectiu per evitar, en part, la irritació de les vies respiratòries.

Document 6.3

Intoxicacions per gasos

Quan parlem d'intoxicacions, hi ha dos gasos particularment perillosos: el *monòxid de carboni* i l'*àcid sulfhídric*. El primer, perquè cada any mata gent a Espanya, i el segon, perquè els seus efectes són gairebé instantanis un cop es respira.

- El **monòxid de carboni**. És un gas asfixiant «silenciós», ja que no fa olor, no té color i no és irritant. El monòxid de carboni s'origina en totes les combustions i, si el lloc no està ventilat, s'acumula amb molta facilitat en l'ambient. La intoxicació comença amb mal de cap, palpitacions, brunzits a les orelles i sensació de pesadesa i de pèrdua de força; la persona accidentada cau a terra i perd la consciència i, si el monòxid de carboni continua actuant, acabarà morint. Per al salvament i les atencions generals a aquestes víctimes, cal seguir les pautes generals que ja hem explicat.
- L'**àcid sulfhídric**. És un gas molt tòxic i que causa la mort en pocs segons. Es forma a les fosses sèptiques, també anomenades pous negres, o en el most en fermentació. No entreu a salvar les víctimes si no disposeu d'un equip de respiració autònom.

Actuacions en cas d'intoxicació per via oral

Si el tòxic ha entrat per via oral, després de trucar al 112 o a l'Institut Nacional de Toxicologia, segueix-ne les instruccions o recomanacions. Algunes mesures addicionals que pots prendre són aquestes:

- Tant si practiques la RCP com si deixes la víctima en posició de repòs, vés amb compte que els possibles vòmits no obstrueixin la via respiratòria o no siguin aspirats.
- Si la ingestió és recent, és convenient retardar o evitar l'absorció del tòxic en el tub digestiu, per la qual cosa li pots donar carbó activat (un

carbó vegetal especial, que bloqueja el tòxic, de venda en farmàcies) dissolt en aigua.

- Com a actuació general deixa que la persona vomiti de manera natural. No li provoquis el vòmit (posant-li els dits o el mànec d'una cullera a la gola o donant-li aigua amb sal), perquè si es produeixen poden ser perillosos.

Document 6.4

La intoxicació més comuna: la borratxera

La borratxera o intoxicació etílica és la intoxicació provocada per l'alcohol comú de les begudes, que és una substància que deprimeix el funcionament cerebral. La progressió dels efectes de la intoxicació per alcohol segueix aquestes fases:

1. **Intoxicació lleu**:
   - *Depressió dels centres de «fre social».* L'individu deixa d'estar inhibit per allò que no hauria de fer i se sent excitat i alhora indiferent a les conseqüències d'allò que fa.
   - *Dany a les reaccions psicomotrius.* Reacciona més lentament als estímuls externs i calcula pitjor les distàncies i les velocitats dels objectes en moviment.
2. **Intoxicació moderada**:
   - *Pèrdua dels «frens socials».* Ja amb molt poc fre moral (o gens en absolut), la persona deixa anar la seva irritabilitat i la seva agressivitat.
   - *Dany a la coordinació.* La parla o els moviments fins dels dits es fan grollers i totes les reaccions als estímuls, més lentes.
3. **Intoxicació greu**. *Pèrdua quasi completa dels sentits i de la coordinació.* La persona camina i parla amb molta descoordinació i dificultat i va caient en un estat de somnolència o sopor.
4. **Intoxicació molt greu**. *Pèrdua de consciència*, que pot arribar al coma. En els casos més greus, fins i tot amb depressió de la funció respiratòria i mort.

Com a conseqüència de la pèrdua de les funcions cerebrals, la intoxicació alcohòlica pot portar a accidents, de circulació o d'una altra mena, a baralles, o fins i tot a la mort, per refredament (hipotèrmia), per aspiració de vòmits o per depressió respiratòria mentre la persona «dorm la mona».

Intoxicació	Capacitats que van quedant		
	Fre social	Coordinació	Consciència
No Lleu Moderada Greu Molt greu	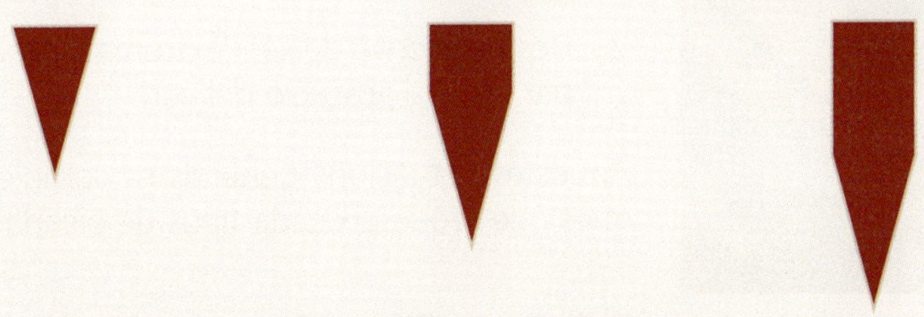		

Les pautes d'actuació per ajudar qui pateix una intoxicació etílica comencen per les mesures generals, amb avaluació d'emergència i avaluació urgent, i les actuacions posteriors que calguin:

- Evita que la persona begui més alcohol i que es busqui problemes.
- Si està conscient, fes-li beure força líquids; si pot ser, ensucrats.
- Si fa fred, tapa-la.
- No la facis vomitar si té la consciència molt disminuïda.
- Si està en coma, posa-la en decúbit lateral i avisa una ambulància.
- Utilitza la ventilació artificial si en necessita.

Activitats

2. Explica com actuaràs en cadascun dels supòsits següents i també com no actuaràs mai si:
   a) Trobes una persona que s'ha intoxicat amb drogues.
   b) Trobes una persona inconscient que ha vomitat i sospites que s'ha intoxicat.
   c) Trobes un infant semiinconscient que et diu «he begut d'aquella ampolla».
   d) En el trull d'un celler veus una persona morta.

3. Elabora una llista amb productes tòxics que es guarden a la llar i indica els llocs inapropiats on es poden trobar o les condicions en què mai s'han de guardar.

4. Quins primers auxilis necessita una persona que pateix una intoxicació etílica? Diferencieu les actuacions que proposeu segons la gravetat que pugui tenir aquesta situació.

5. Esmenta uns quants exemples de combustions que desprenguin monòxid de carboni. Què cal fer en aquestes situacions?

6. En parelles o grups de tres, simuleu el procediment de primers auxilis en cas d'intoxicacions. Comenceu descrivint l'escenari d'actuació. Recordeu que, si cal, podeu demanar consell telefònic.

7. Busca uns quants productes químics que tingueu guardats a casa.
   - Llegeix-ne les etiquetes o els prospectes i fes una llista amb deu productes potencialment tòxics.
   - Busca els pictogrames que identifiquen aquestes substàncies tòxiques i copia'ls amb el seu significat.
   - Busca en llibres, en revistes o en pàgines electròniques del món de l'atenció a la salut quins són els primers auxilis que s'han d'oferir en cas d'intoxicació per aquests productes.

6.3. Picades i mossegades

Les picades i les mossegades causen, en general, una molèstia local (amb dolor, coïssor o inflor) que dura una estona. L'excepció es dóna en les persones sensibles o quan es tracta de moltes picades, perquè pot aparèixer una reacció al·lèrgica. En qualsevol cas l'actuació general consisteix a:

1. Desinfectar immediatament la zona afectada, per evitar la transmissió de bacteris i virus procedents de l'animal. Si no tens desinfectant a mà, com a mínim renta la zona amb aigua i sabó.
2. Després convé deixar l'extremitat afectada en repòs i aplicar fred local, per reduir l'absorció del verí.

Aquestes actuacions generals es completen amb les actuacions específiques que requereix cada tipus de picada o mossegada.

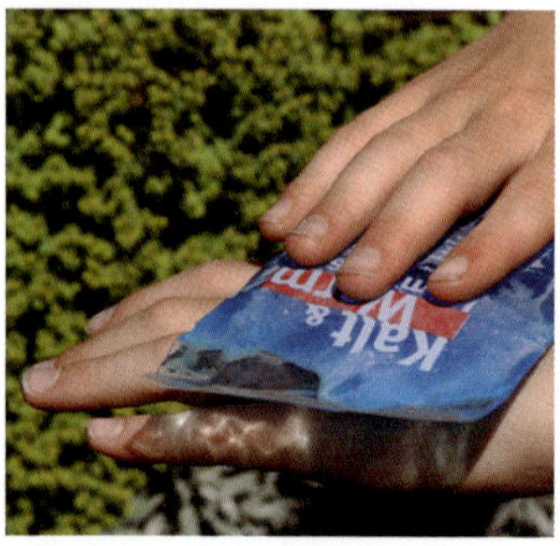

Fig. 6.2.
Rentar i desinfectar la ferida i aplicar-hi gel són mesures eficaces en cas de picades.

6.3.1. Picades d'abelles, vespes i abellots

Davant d'una picadura d'abella, vespa o abellot:

1. Treu el fibló, perquè empitjora la reacció al verí. Fes-ho amb unes pinces, amb la vora d'una targeta de plàstic o amb les ungles.
2. Apropa una font de calor intensa a la pell picada durant un minut, perquè la temperatura alta destrueix el verí. Pots fer servir una bombeta, un encenedor, etc., però sempre tenint molta cura de no cremar la pell.

3. Redueix el dolor de la picada aplicant-hi una compresa humida o gel. Per reduir la coïssor i el risc d'infecció en cas d'haver-se gratat la picada, proposa a la persona que s'apliqui una pomada de cortisona.

Si la picada continua fent mal un cop passades vint-i-quatre hores, convé anar a una consulta mèdica, perquè probablement està infectada.

Les picades a la boca i a la gola sempre són perilloses, perquè la inflamació que causen podria obstruir la via aèria. Per això convé aplicar-hi fred immediatament i portar la persona a un centre sanitari.

6.3.2. Picades de paparra

Si la paparra ha picat, convé treure-la com més aviat millor:

1. Posa-li al damunt cotó o un drap mullat en alcohol (o gasolina o oli) per atordir-la.
2. Arrenca-la amb cura amb unes pinces, assegurant-te que el cap no quedi aferrat a la pell.

Cal mantenir vigilada la zona picada durant unes quantes setmanes, perquè la malaltia per picada de paparra pot tardar setmanes o mesos a desenvolupar-se.

6.3.3. Mossegada de serp

Té un perill molt difícil de resumir, perquè la seva gravetat depèn de dos grups de factors:

- L'animal: l'espècie, l'època de l'any, la intenció de la mossegada, els gèrmens presents a la seva boca...
- La persona: l'edat, l'estat previ de salut, la sensibilització al verí, el punt on s'ha produït la mossegada i el temps que ha passat fins al tractament.

Com a actuació de primers auxilis, cal:

1. Rentar i desinfectar la ferida.
2. Aplicar un embenat lleugerament compressiu a l'extremitat afectada.
3. Aplicar-hi fred i immobilitzar-la.
4. Portar la víctima a l'hospital, per fer-li una avaluació completa.

> **Tingues-ho** *en compte!*
>
> No s'ha de punxar la ferida, ni succionar-la ni aplicar-hi torniquets. En alguns casos es produeix una reacció al·lèrgica al verí, de manera que cal vigilar la persona fins que rebi atenció professional.

6.3.4. Mossegades d'altres animals

Davant la mossegada de gossos, gats o altres mascotes o animals:

1. Renta la ferida en dos temps. Primer, amb un bon raig d'aigua de l'aixeta, durant prou estona, segons la profunditat i la gravetat de la ferida. Després, amb més cura, fent servir aigua i sabó.
2. Porta la persona a un centre sanitari o a l'hospital, perquè l'avaluïn, ja que moltes d'aquestes ferides s'infecten. Si és possible, és important que hi duguis la cartilla de vacunació de l'animal.

6.3.5. Picades de medusa

Les meduses són invertebrats marins d'aspecte molt fràgil, que suren en els corrents marins i poden arribar a la vora de la costa. Com que són poc visibles, la millor manera de protegir-se'n és seguir les indicacions de les autoritats. En primers auxilis:

1. Renta la zona de la picada amb aigua salada.
2. Extreu de la pell qualsevol resta de tentacle, vigilant de protegir-te els dits.
3. Aplica-hi fred durant 15 minuts (gel embolicat amb un drap, però no gel directament). Si encara fa mal, 15 minuts més de fred. No s'ha de fregar la zona afectada amb la tovallola, ni tampoc amb sorra.
4. Si l'estat de la víctima no millora, sinó que se li afecten la respiració o el pols, porta-la immediatament a l'hospital.

És probable que les persones que han patit una picada hagin quedat sensibilitzades, de manera que tinguin més risc en una segona picada.

Tingues-ho *en compte!*

Les restes de medusa que queden a la platja són perilloses perquè durant setmanes poden inocular el seu verí per contacte.

Activitats

8. Completa la taula següent indicant les actuacions de primers auxilis en cas de picades o mossegades de cadascun d'aquests animals:

Picada o mossegada	Actuacions en primers auxilis
Vespes, abelles o semblants	
Paparra	
Serp	
Altres animals	
Medusa	

6.4. Reacció al·lèrgica

L'**al·lèrgia** és una reacció intensa del sistema immunitari de la persona contra un agent estrany, anomenat al·lergogen, que en realitat no és perillós per a ella.

Per raons no gaire ben conegudes, el sistema immunitari interpreta que l'al·lergogen sí que és perillós i l'ataca, i en fer-ho perjudica la mateixa persona.

L'al·lèrgia se sol manifestar uns minuts després d'haver entrat en contacte amb l'al·lergogen (gairebé sempre abans de dues hores) i pot tenir manifestacions molt variades:

- Urticària, picors, edemes.
- Inflamació nasal i de la gola, dificultat respiratòria, etc.
- Reacció anafilàctica, que és la més greu i, per això, la tractarem amb més detall.

Però algunes al·lèrgies es manifesten uns dies després de prendre el producte; causen erupcions, inflamacions, febre, dolor articular, etc.

6.4.1. La reacció anafilàctica

La **reacció anafilàctica** és una reacció al·lèrgica general, molt intensa i d'inici ràpid.

Les causes més comunes són els medicaments, els verins de vespa, els aliments o el làtex. Sol començar en menys de 10 minuts després de l'exposició a l'agent causal, però també es pot retardar unes quantes hores. Es manifesta amb diverses de les afectacions següents:

- Afectació de la pell i de les mucoses:
  - Coïssor generalitzada, amb urticària.
  - Inflamació dels llavis, la llengua i les parpelles.
- Afectació respiratòria: dificultats per respirar, perquè la gola està obstruïda.
- Afectació digestiva: basques i vòmits, dolor abdominal, diarrea, etc.
- Afectació general:
  - Pols ràpid i irregular.
  - Sudoració abundant.
  - Vertigen o pèrdua de consciència.

Aquesta reacció pot portar al xoc, anomenat *xoc anafilàctic*, amb risc de mort.

6.4.2. Actuació de primers auxilis

Cal actuar ràpidament, perquè l'anafilaxi és una emergència mèdica, que pot matar la víctima. Per això el primer que s'ha de fer és trucar al 112, perquè, un cop confirmin l'anafilaxi, organitzin una atenció professional urgent. Mentrestant, la víctima estarà estirada en la posició de repòs més adequada:

- La més recomanable és en decúbit supí amb les cames aixecades.
- Si té dificultat respiratòria, serà millor tenir-la semiasseguda.
- Si està inconscient però respira espontàniament o si pateix vòmits, és preferible deixar-la en posició lateral de seguretat.

En qualsevol cas, s'ha de vigilar que la respiració espontània es mantingui i, si la persona entra en aturada cardiorespiratòria, caldrà iniciar la ressuscitació.

Algunes persones amb facilitat per patir reaccions al·lèrgiques porten al damunt adrenalina autoinjectable. Cal administrar-la així que sigui possible, perquè com més aviat la rebin, més efectiva serà. (Doc. 6.5)

Document 6.5

L'adrenalina autoinjectable

L'adrenalina intramuscular és el tractament d'elecció contra les reaccions anafilàctiques. Hi ha dispositius senzills dissenyats perquè les persones que no tenen coneixements sanitaris puguin injectar l'adrenalina. Hi ha les marques comercials Altellus® i Jext®. Vénen en dues presentacions: la de 0,15 mg, per a infants de menys de 25 kg de pes, i la de 0,3 mg, per a infants d'un pes superior i per a persones adultes. El lloc per punxar-la és la cara anterolateral de la cuixa.

Activitats

9. Explica què és l'anafilaxi i per què es considera una emergència mèdica.

10. Explica com cal valorar una reacció anafilàctica i com cal actuar quan es presenta.

7 *Nucli formatiu*

Primers auxilis en patologia orgànica d'urgència i en part imminent

Continguts

- Primers auxilis davant de signes i símptomes cardiovasculars.
- Primers auxilis en trastorns respiratoris urgents.
- Primers auxilis en alteracions neurològiques.
- Primers auxilis en hipoglucèmia o hiperglucèmia.
- Primers auxilis en agitació psicomotriu.
- Atenció al part imminent.

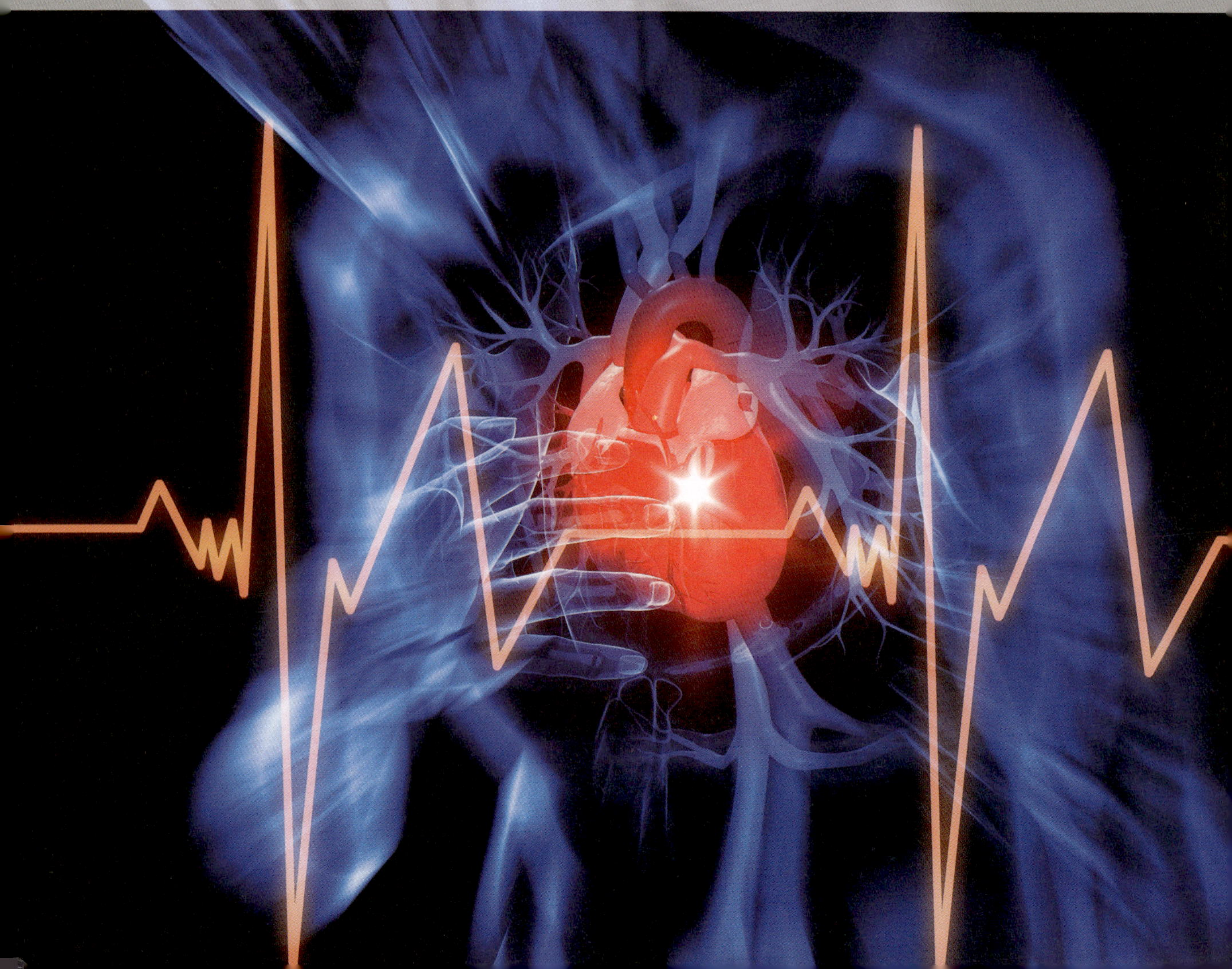

7.1. Primers auxilis en patologia orgànica

Un gran nombre d'atencions de primers auxilis es fan per atendre malalties o complicacions sobtades d'aquestes. Algunes de les que pots trobar més sovint són:

- Malalties o manifestacions cardiovasculars.
- Malalties o manifestacions respiratòries.
- Malalties o manifestacions neurològiques.
- Hipoglucèmia i hiperglucèmia.
- Quadres d'agitació psicomotriu.

A continuació, veurem com cal actuar en cada cas, després d'identificar les manifestacions de la víctima.

7.2. Signes i símptomes cardiovasculars

7.2.1. El dolor toràcic, un signe d'infart

El dolor toràcic espanta molt la persona, perquè pensa que pot estar causat per un infart. I, de fet, aquest és un risc important en qualsevol persona adulta i en especial en les que tenen varis factors de risc. (DOC. 7.1) Altres signes de possible malaltia cardiovascular son les arítmies o la dificultat respiratòria.

L'**infart agut de miocardi** és la mort d'una part del teixit del cor, per falta de reg sanguini.

El quadre típic, però no l'únic, de l'infart és un dolor intens i opressiu al centre del pit, com si la persona hi tingués una llosa. De vegades el dolor s'escampa a l'espatlla esquerra, al braç esquerre, al coll i altres zones properes. També hi poden haver pal·lidesa o cianosi, suor, respiració superficial, basques i marejos, pols irregular, etc. El dolor pot aparèixer tant després de fer un esforç com estant en repòs i fins i tot dormint. Moltes altres vegades, la persona pateix directament una aturada cardíaca i mor (*mort sobtada*).

L'angina de pit i la inflamació de les membranes que envolten el cor (pericarditis) són malalties cardíaques amb manifestacions semblants a les de l'infart. Encara que siguin menys greus, necessiten atenció mèdica urgent i, des del punt de vista de primers auxilis, es tracten de la mateixa manera.

***Document** 7.1*

Els factors de risc més importants de l'infart de cor

- Edat: com més edat, més risc.
- Hipertensió arterial.
- Tabaquisme.
- Obesitat.
- Diabetis *mellitus*.
- Excés de colesterol o altres greixos en sang.
- Sexe: és més freqüent en homes. Després de la menopausa el risc s'iguala en els dos sexes.

***Tingues-ho** en compte!*

En tot dolor toràcic cal excloure la lesió cardíaca, per tant, truca al 112 sempre que una persona tingui signes i símptomes com els descrits.

Però no tots els dolors toràcics son símptomes de lesió cardíaca

El dolor toràcic pot estar causat per altres malalties, que no tinguin res a veure amb problemes cardíacs. A la taula següent s'assenyalen unes quantes regles senzilles per distingir-les. Com sempre, les regles tenen excepcions i, en cas de dubte, el més aconsellable és aconseguir una visita mèdica urgent.

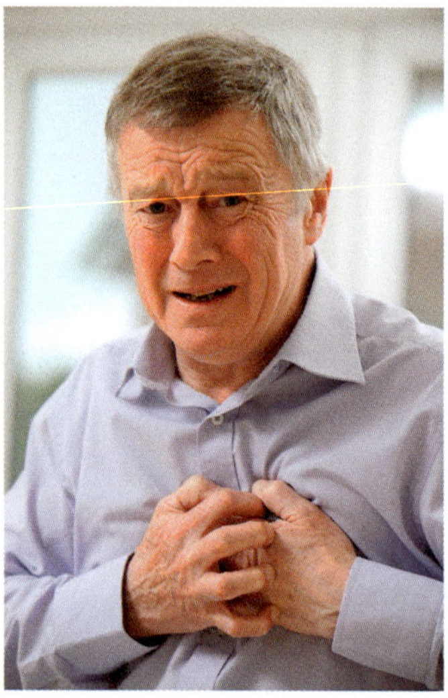

Fig. 7.1.
El dolor toràcic alerta sobre la possible presència d'una malaltia cardíaca.

Causes de dolor toràcic diferents de la lesió cardíaca

El dolor...	Causa
Augmenta amb els moviments i amb la pressió sobre la zona.	Lesions de les costelles, els cartílags o els músculs del pit.
	Crisi d'ansietat.
Sol aparèixer o augmentar després de menjar.	Trastorns digestius: lesions esofàgiques, cremor d'estómac, còlic biliar...
Sol aparèixer o augmentar quan es tus o s'inspira amb força.	Trastorns respiratoris: lesió pleural, pneumotòrax, asma, hipertensió pulmonar...
És com si a la víctima li clavessin un ganivet al centre del pit.	Dissecció de l'artèria aorta.
Es pot compassar amb la respiració. Augmenta amb la tos.	Embòlia pulmonar.

7.2.2. Actuacions de primers auxilis en cas de dolor toràcic

La necessitat d'avaluació d'emergència dependrà de si la víctima ha perdut la consciència, perquè això indicarà la possibilitat d'una aturada cardiorespiratòria. Si es confirma aquest fet, cal seguir els protocols de SVB.

Si la persona està conscient, has de mantenir-la en repòs, en posició semiasseguda, i, si les manifestacions suggereixen un infart, aconseguir-li ajut mèdic com més aviat millor. Mentrestant, vés avaluant si li cal ressuscitació cardiopulmonar.

***Tingues-ho** en compte!*

Molts dolors toràcics són banals

Ho són els dolors intensos que duren pocs segons, que s'acostumen a produir en persones joves i sanes. I també els dolors aguts al final d'una respiració profunda. Els dolors toràcics amb marejos i formigueig als dits fan pensar més aviat en hiperventilació per ansietat.

Activitats

1. Per què incloem el dolor al pit entre els trastorns que poden necessitar primers auxilis? Com has d'actuar quan una persona es queixa d'un fort dolor en aquesta zona? I què has de fer si poc després queda inconscient?

2. Les arítmies sovint són un signe de malaltia cardiovascular. Descriu com es detecten i què cal fer quan apareixen.

7.3. Trastorns respiratoris urgents

La **dificultat respiratòria** és la sensació de falta de l'aire suficient. El terme tècnic per a aquesta alteració és **dispnea**.

La persona malalta pot explicar la dispnea com a falta d'alè, incapacitat de respirar profundament, necessitat de panteixar per agafar aire, sensació de no rebre prou aire, etc. A més, sol sentir neguit o angoixa i també uns quants dels signes següents:

- Respiracions ràpides, que poden ser profundes o superficials, segons la causa de la dispnea. Requereixen l'ús dels músculs del tòrax i del coll per respirar.
- Sorolls anormals en la respiració com xiulets (és el so que fa l'aire quan passa per les vies aèries estretides) o borbollejos (sons que s'assemblen al borbolleig de l'aigua).
- Coloració blavosa (cianosi) dels llavis, les ungles i els dits.
- De vegades, febre o tos.
- De vegades, inflor a la cara, a la llengua o a la gola, amb dificultat o impossibilitat per parlar.

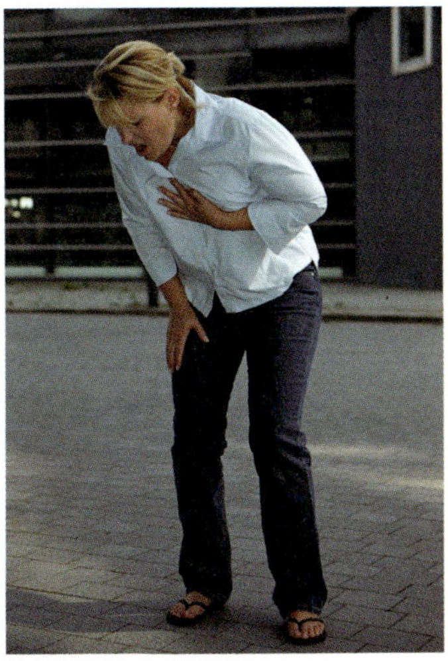

Fig. 7.2.
La dificultat respiratòria prou intensa o duradora és una urgència mèdica.

La dispnea té causes molt diverses, tant respiratòries com cardíaques:

- La dificultat perquè l'oxigen arribi a la sang, per afectació de les vies respiratòries o dels pulmons, deguda a:
  - Infeccions greus.
  - Lesions traumàtiques al coll o al tòrax: contusions fortes, fractures costals o esternals, ferides, etc., que alteren la mecànica respiratòria o simplement causen dolor intens amb la respiració.
  - Reaccions al·lèrgiques que inflamen les vies respiratòries.
- La dificultat per transportar l'oxigen als òrgans: malalties cardíaques, incloent-hi l'infart de cor.

També pot causar-la la falta d'oxigen en l'ambient: pel fet de trobar-se a una gran altitud, en una habitació poc ventilada o en un local on es fuma, per exemple. Afectarà més les persones ja malaltes i, en general, les més vulnerables.

7.3.1. Primers auxilis en cas de dispnea

Primer cal avaluar si la respiració és suficient per a les necessitats de la persona. Si no és el cas, truca al 112 i inicia la ressuscitació.

Si la respiració és suficient, però la sensació de dificultat respiratòria és prou intensa o duradora, serà una urgència mèdica. Normalment hauràs de trucar al 112, especialment si la persona té dispnea en repòs o dispnea amb xiulets. T'aconsellaran traslladar-la a un centre sanitari o que t'esperis fins que arribin els serveis professionals. Mentrestant:

1. Busca lesions que puguin ser responsables de la dificultat respiratòria: pregunta a la persona per traumatismes al cap, el coll o el tòrax. Si no pot parlar, hauràs de buscar els signes que acompanyin la dispnea.

Tingues-ho en compte!

La llei no prohibeix que una persona que no sigui professional sanitari pugui administrar un medicament: el que demana és que el socorrista tingui una seguretat suficient que amb allò ajuda la víctima; no una «seguretat completa», perquè el socorrista poques vegades la tindrà. Dit d'una altra manera, que a la balança pesin molt més els beneficis que els riscos.

2. Si la persona pateix contusions o fractures, tranquil·litza-la i mantingues-la en repòs, semiasseguda; això li alleujarà el dolor i reduirà la seva necessitat d'oxigen. Si té ferides, tapa-les amb cura, perquè algunes «xuclen» aire amb cada moviment inspiratori.

3. Ajuda la persona a administrar-se qualsevol medicament que tingui prescrit per a aquests casos, des d'un inhalador contra l'asma fins a l'oxigen domiciliari. Fes-ho en les dosis que t'indiqui.

   Si té adrenalina autoinjectable prescrita contra possibles crisis al·lèrgiques greus, administra-la-hi.

4. Continua vigilant la respiració i la circulació de la persona mentre no arribi l'ajuda professional.

7.3.2. Primers auxilis en una crisi asmàtica

La persona que pateix una crisi asmàtica presenta dificultat respiratòria, tos i xiulets. De vegades se senten des d'un metre de distància i d'altres cal apropar l'orella a uns centímetres del tòrax de la persona. A més, si t'hi fixes, també notaràs que l'expiració s'allarga i que la freqüència respiratòria augmenta. La crisi sol acabar amb l'eliminació d'una certa quantitat de moc, el que obstruïa les vies.

La persona que coneix el seu diagnòstic sap quin tractament medicamentós s'ha d'administrar. En aquestes situacions la teva tasca serà ajudar la víctima a administrar-se'l immediatament, si és que el neguit de la crisi fa que li costi fer-ho correctament.

Tingues-ho en compte!

Si la persona malalta és una nena o un nen molt petit o no goses administrar-li el medicament, es quedarà sense els beneficis d'aquest medicament. Passarà el mateix si la persona no sap si era asmàtica i pateix una dificultat respiratòria aguda. En aquests casos porta la víctima a un servei mèdic.

Si no se'l pot administrar, fes-ho tu, quan tinguis clara la dosi que necessita i la manera d'administrar-la.

Els medicaments que actuen més ràpidament contra la crisi asmàtica són els broncodilatadors en aerosol (els medicaments per via oral tarden més temps a actuar). Per això les persones asmàtiques n'haurien de portar sempre a sobre. L'aerosol s'ha d'aplicar de la manera següent:

1. Destapa l'aerosol i demana a la persona que expiri tot l'aire que pugui dels pulmons.

2. Demana-li que obri la boca i que comenci a inspirar profundament. Amb el bec de l'aerosol a 5 cm de la seva boca, pressiona perquè surti el núvol de medicament.

3. Assegura't que retingui la respiració durant 5 o 10 segons, per donar temps perquè el medicament es dipositi als bronquis.

Si pocs minuts després de l'administració del medicament desapareix la crisi asmàtica i la persona es torna a trobar bé, no caldrà l'atenció mèdica urgent.

Activitats

3. Si trobes una persona a qui li costa molt respirar però que no ha patit cap traumatisme, quines preguntes li faràs i com actuaràs?

4. Explica com s'ha d'administrar un aerosol. Practiqueu-ho en parelles.

7.4. Alteracions neurològiques

Les alteracions neurològiques poden causar diferents manifestacions. Les més habituals en primers auxilis són:

- La pèrdua de consciència.
- Les alteracions motores i sensitives.
- Les convulsions.

7.4.1. La pèrdua de consciència

Recorda que la consciència és la capacitat que té la persona d'adonar-se dels seus pensaments i dels seus processos mentals, així com també la de relacionar-se amb l'exterior, rebent-ne estímuls i reaccionant-hi.

El estats de consciència disminuïda són la somnolència, la confusió, l'estupor i el coma. El coma és l'estat més greu, en què l'individu no reacciona quan sent parlar, ni per les sacsejades ni pel dolor; és com un estat de son molt profund.

La gravetat del coma, a més, és un factor de pronòstic important: una persona que es trobi en un coma profund té més risc de morir o de patir seqüeles neurològiques que la que té un coma més superficial.

Algunes de les causes més habituals de pèrdua de consciència són la *commoció* i el *desmai.*

Avaluació del nivell de consciència

Podràs avaluar el nivell de consciència de la víctima mirant si té els ulls oberts i parlant-li: si obre els ulls i et contesta, pregunta-li com es diu i què ha passat, i intenta tranquil·litzar-la. Així sabràs si les seves respostes són adequades o bé si està confosa o si no sap en quin moment està o en quin lloc és.

Si no contesta les teves preguntes i comentaris, dóna-li una ordre senzilla, com ara que obri els ulls o mogui els dits, toca-li una extremitat o explora si sent el dolor. Les seves respostes et serviran per avaluar el nivell de consciència. Per a avaluacions més reglades pots seguir l'anomenada *escala de Glasgow del coma.* (DOC. 7.2)

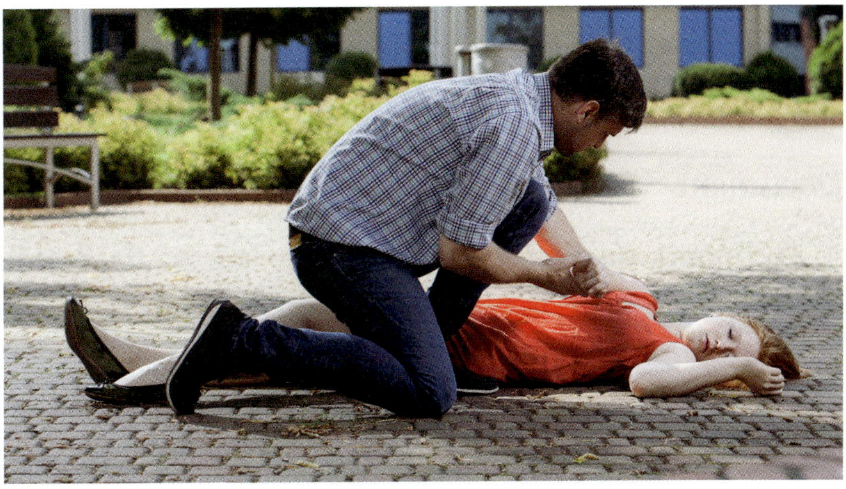

Fig. 7.3. Les respostes de la persona et permetran avaluar el nivell de consciència.

Document 7.2

Escala de Glasgow del coma

Qüestió	Situació de la persona	Punts
Ulls	Els manté oberts espontàniament	4
	Els obre en cridar-la, però els tanca després	3
	Els obre amb el dolor, però els tanca després	2
	No els obre	1
Parla (fes-li preguntes concretes; si cal, fes-li una mica de mal perquè contesti)	Respon qui és, on és, quin dia és	5
	Està confosa en algun dels aspectes anteriors	4
	Barreja paraules, intel·ligibles, però sense relació entre elles	3
	Emet sons no articulats (gemecs, balbucejos)	2
	No emet sons	1
Moviments (dóna-li ordres o fes-li mal perquè mogui l'extremitat)	Aixeca les mans, les cames, treu la llengua, etc., quan li ho demanes	6
	Protegeix amb la mà el lloc on se li ha fet mal	5
	Fa el gest de protegir el lloc o bé enretira l'extremitat flexionant-la	4
	Flexiona patològicament l'extremitat adolorida, potser amb la flexió de l'altra extremitat	3
	Estén patològicament l'extremitat cap al lloc del dolor	2
	No respon al dolor intens en llocs diferents	1

Si s'obtenen 8 punts o menys, probablement les conseqüències del traumatisme seran més greus.

La commoció

La **commoció** és el blocatge brusc de les funcions cerebrals, especialment de la consciència, que ha estat causat per un traumatisme, rebut generalment al cap.

El cop sacseja el cervell i l'afecta de manera transitòria o més duradora. El terme tècnic per denominar les contusions al cap és **traumatisme cranioencefàlic**.

El cop pot haver causat una fractura de crani, una situació que és molt més greu. D'entre totes les fractures possibles, la més greu és la fractura de la base del crani, perquè té un risc molt alt de mort o de seqüeles neurològiques greus. (Doc. 7.3)

Document 7.3

Les manifestacions de la fractura de la base del crani

La víctima té la consciència disminuïda i respon malament als estímuls externs o no hi respon en absolut. Pot tenir el cap o la cara deformats, pot ser que un líquid aquós i sangonós li surti pel nas o per una orella o pot tenir sang al blanc dels ulls.

El que has de fer quan trobis una persona en aquesta situació és deixar-la com està, si no calen desplaçaments per rescatar-la, i trucar immediatament al 112.

Actuacions en cas de primers auxilis

1. Estira la víctima a terra, al llit, en un sofà o en una taula. Pots aixecar-li les cames en un angle de 20 o 30°. No t'oblidis de que, si es tracta d'una persona que acaba de patir un accident de moto, no li has de treure el casc.
2. Segueix el protocol general de suport vital bàsic:
   - Comença per l'avaluació d'emergència i si hi ha risc vital comença la ressuscitació.
   - Si no pateix una aturada cardiorespiratòria, fes-li l'avaluació urgent.
3. Si la víctima no té cap lesió que necessiti atenció, afluixa-li la roba. Si té manifestacions d'afecció greu, posa-la en posició lateral de seguretat, per evitar que aspiri un possible vòmit.
4. Si aprecies que la persona no es recupera del tot o tens dubtes sobre la gravetat de les lesions, truca al 112. T'indicaran com has d'actuar o t'enviaran una ambulància.

Tingues-ho *en compte!*

És normal que la persona afectada no recordi els esdeveniments immediatament anteriors a l'accident i que tingui una mica de mal de cap després.

El desmai

El **desmai**, també anomenat *síncope* o *lipotímia*, és una pèrdua sobtada de la consciència, motivada per una disminució transitòria del reg sanguini del cervell.

El desmai comença com un mareig, amb suor freda, pal·lidesa, basques, hipotensió i pols lent i irregular o molt dèbil. La persona s'adona que s'està desmaiant, mentre perd la consciència i acaba caient. La situació pot variar entre qui no perd del tot la consciència i qui pateix alguna convulsió després de caure.

Hi ha moltes causes per a aquest reflex nerviós: des de la calor excessiva fins a les aglomeracions, passant pel fet d'haver estat molt de temps quiet dret sota el sol, la deshidratació o el dejuni prolongat. També el poden causar el dolor, una hemorràgia, les emocions fortes i desagradables (la simple visió de la sang), l'aprensió (la visió d'una xeringa), entre altres coses; però gairebé sempre la persona afectada hi té una certa propensió, és a dir, que reacciona amb certa freqüència d'aquesta manera.

Document *7.4*

La hipotensió ortostàtica

La hipotensió ortostàtica és una mena de desmai lleu; en realitat és la mica de vertigen que pateixen algunes persones que estaven estirades o assegudes i s'aixequen de sobte. No té més transcendència.

Actuacions de primers auxilis en cas de desmai

En cas de desmai n'hi acostuma a haver prou amb una actuació simple, ja que la persona es restablirà en pocs minuts. Mentrestant:

- Estira-la a terra. Si la persona no ha perdut la consciència i no es pot estirar, fes que s'assegui amb el cap entre els genolls, però vigilant sempre que no caigui.
- Un cop recuperi la consciència, deixa que es refaci a poc a poc, primer asseguda i després dreta, recolzada. Beure aigua a petits glops l'ajudarà a tranquil·litzar-se i a refer-se.

Però de vegades la situació és greu, per exemple si la consciència tarda més de mig minut a tornar, o si hi ha signes de cardiopatia: taquicàrdia o bradicàrdia excessives, fibril·lació, etc. En aquests casos és més que un simple desmai i caldrà trucar al 112.

7.4.2. Alteracions motores i sensitives

Les **alteracions motores** són les dificultats per moure les extremitats, per parlar o per fer qualsevol altre moviment; mentre que les **alteracions sensitives** són les sensacions estranyes en aquests punts o fins i tot el fet de no notar-hi cap sensació.

Unes causes molt comunes per les quals una persona pot notar de sobte alteracions motores o sensitives són els traumatismes amb fractures òssies o ferides que afectin la medul·la espinal o els nervis en els trajectes que fan al llarg del cos.

Un altre accident que causa aquest tipus d'alteracions és l'infart cerebral o ictus. Es tracta d'una lesió del teixit del cervell per una falta sobtada d'irrigació sanguínia.

L'infart cerebral requereix tractament professional hospitalari immediat. Si es porta a terme en un hospital de referència en les tres primeres hores des de l'inici del succés, es pot aconseguir que les afectacions motores o sensitives desapareguin per complet o gairebé del tot. El problema és que molta gent rep aquest tractament amb retard.

Avaluació i actuacions

A la UNITAT FORMATIVA 1 hem vist com cal avaluar l'existència d'aquestes alteracions. Recorda que es fa preguntant a la víctima si nota els dits de les mans i dels peus i si té alguna sensació estranya en alguna part del cos. Pots tocar-la amb suavitat en alguns punts i preguntar-li si ha notat el contacte i també li pots demanar que mogui amb cura els dits de les mans i dels peus.

La persona també pot patir trastorns sobtats de la visió o mal de cap intensíssim.

Aquestes comprovacions són especialment importants si sospites de la presència d'un infart cerebral, perquè així es pot obtenir un diagnòstic precoç i iniciar la intervenció al més ràpidament possible. (DOC. 7.5)

Per això si la persona té dificultats per complir qualsevol de les ordres senzilles, truca al 112 i segueix les instruccions professionals. Han de verificar si es tracta d'un infart cerebral i, si és el cas, començaran el tractament adequat.

Document 7.5

Diagnòstic precoç de l'accident vascular

Hi ha una exploració molt senzilla, l'escala FAST (*Face Arm Speech Test*), que pot aconseguir més diagnòstics precoços fins i tot utilitzada per qui no és professional sanitari.

Escala FAST			
Demana a la persona que:	a) Somrigui	b) Contesti una pregunta senzilla	c) Aixequi els dos braços
Pot estar afectada si:	Els moviments de la cara son asimètrics	No contesta, la parla és difícil d'entendre o la frase no té sentit	Els moviments són asimètrics

7.4.3. Convulsions

Les **convulsions** són contraccions sobtades, involuntàries i enèrgiques dels músculs esquelètics.

Hi ha convulsions de dos tipus:

- **Clòniques**. Són batzegades que mouen el cos i les extremitats de manera descoordinada. Poden afectar els dos costats del cos alhora, com passa amb les convulsions generalitzades, o tan sols una zona del cos, per exemple un costat; és el que s'anomenen *convulsions parcials* o *localitzades*).
- **Tòniques**. Més que batzegades són espasmes musculars, és a dir, contraccions persistents, que deixen rígida i fixa la zona afectada. Quan les convulsions tòniques afecten tot el cos, a la persona afectada se li flexiona l'esquena cap enrere, deixa de respirar i li pot sortir escuma per la boca.

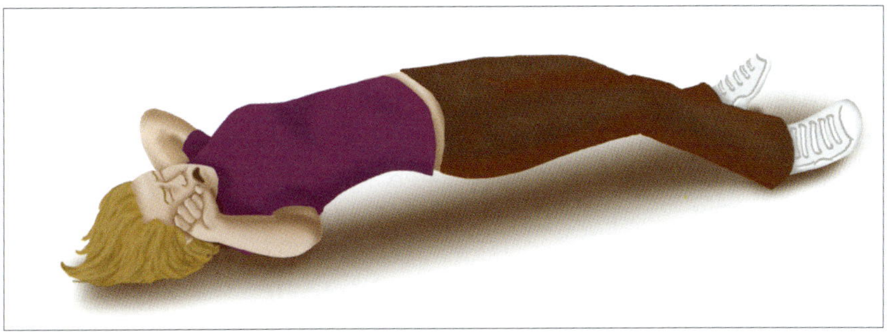

Fig. 7.4. Posició que adopta una persona amb convulsions tòniques que afecten tot el cos.

A continuació, descriurem les causes més comunes de convulsions, que són: l'*epilèpsia*, els *atacs histèrics* i la *febre alta*.

L'epilèpsia

L'**epilèpsia** és una malaltia crònica del cervell, la manifestació més comuna de la qual són els atacs epilèptics generalitzats, que combinen les convulsions tòniques amb les clòniques i la pèrdua de consciència.

L'atac epilèptic o crisi epilèptica pot començar amb mareig, al·lucinacions olfactives (les persones noten olors estranyes, que la resta de la gent no percep) i espasmes musculars localitzats en una àrea petita. Menys d'un minut després, la persona sol emetre un crit ronc, cau a terra inconscient i comença a patir les convulsions tòniques i després les convulsions clòniques.

Les contraccions li poden provocar ganyotes, ulls desorbitats i la sortida d'escuma sangonosa per la boca, i no és rar que s'orini o es defequi a sobre.

L'atac sencer pot durar entre uns segons i dos o tres minuts. Després de l'atac ve la fase de recuperació, en la qual la persona pot quedar semiadormida o adormir-se entre trenta minuts i dues hores, aproximadament. Recuperarà la consciència a poc a poc, generalment sense recordar allò que ha passat durant la seva crisi.

Tingues-ho en compte!

Prevenció de les crisis epilèptiques

Les crisis epilèptiques seran menys freqüents si:

- La persona que pateix l'epilèpsia fa uns horaris regulars i dorm prou hores.
- No pren alcohol, cocaïna o derivats del cànnabis, que són substàncies que faciliten el desencadenament de les crisis.

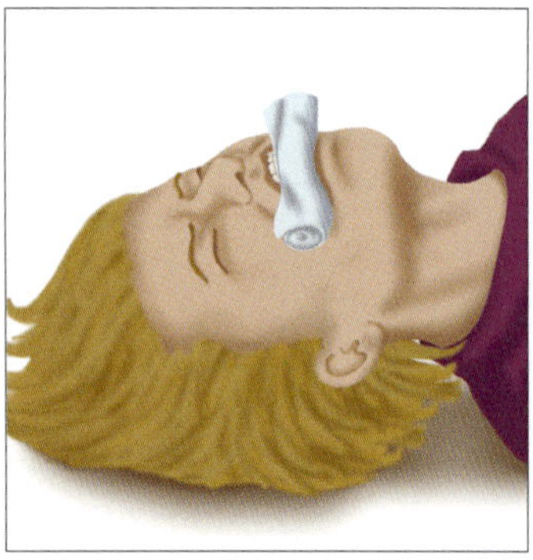

Fig. 7.5.
Posar un objecte entre les dents evita que la persona es mossegui la llengua.

Actuacions de primers auxilis

Tot i que és molt cridaner per a la gent que el presencia, l'atac epilèptic generalitzat tan sols necessita unes atencions simples:

1. Estira la víctima a terra, però evitant que es lesioni en caure. Si ja és a terra, no la moguis de lloc, llevat que estigui en un punt perillós, com ara al mig del carrer. Si pots, posa-la de costat, per si vomita.
2. Aparta els objectes contra els quals es podria donar cops durant les convulsions, o bé aparta-la a ella.
3. Posa-li algun coixí o algun abric sota el cap i algun objecte entre les dents (per exemple un paquet de mocadors de paper), per evitar que es mossegui la llengua. Afluixa-li les peces de roba que li estrenyin el coll o la cintura.
4. Ja en la fase de recuperació, explora si té lesions. Si cal, trasllada la víctima a un centre sanitari, especialment si poc després d'una crisi en comença una altra.
5. Si no cal traslladar-la, tranquil·litza-la, dóna-li aigua a glops petits i deixa-la reposar o dormir còmodament fins que es recuperi, mentre li tractes les petites lesions que necessitin primers auxilis.
6. Recomana-li que vagi a un centre de salut si és la primera crisi o si en pateix molt sovint. La primera crisi epilèptica en una persona adulta necessita un estudi acurat per descobrir-ne la causa.

Tingues-ho en compte!

Repercussions de l'epilèpsia

Si les crisis no són gaire freqüents (menys d'un parell a l'any), les persones poden fer esport amb normalitat, llevat dels esports de risc no supervisables, com ara l'alpinisme o el ciclisme de muntanya. També poden conduir vehicles particulars, si fa un any que no tenen crisis.

L'atac histèric

La **histèria** és un trastorn neuròtic que s'expressa com una cerca d'atenció pels altres i que sol necessitar tractament psiquiàtric. L'atac histèric és una de les seves possibles manifestacions.

L'atac histèric de vegades es pot manifestar amb unes convulsions semblants a les de l'atac epilèptic, però sempre hi trobaràs unes quantes diferències:

- L'atac histèric es dóna sempre davant de persones que el presencien.
- És més «espectacular» que l'epilèptic i generalment no segueix ben bé la seqüència explicada: les convulsions són aparatoses, però no són rítmiques i a més van acompanyades de crits forts. La crisi pot acabar en un plor o en un riure estranys.
- La persona no se sol fer mal en caure i tampoc no se sol mossegar la llengua, ni orinar-se o defecar-se a sobre.

Tingues-ho en compte!

No és el mateix que «un atac de nervis» o «una crisi nerviosa», que pateixen algunes persones quan viuen situacions tan dramàtiques que superen el domini de les seves emocions.

Actuacions de primers auxilis

Quan algú pateixi un atac histèric, has de fer marxar les persones del voltant (el «públic») o endur-te la víctima a una habitació on pugueu estar a soles.

Mantingues la calma i vés vigilant l'evolució de l'atac. Pots ajudar a aturar-lo mullant-li la cara amb aigua fresca. Després de l'atac, recomana-li que consulti el metge o metgessa de capçalera.

Convulsions en infants amb febre alta

La febre dels infants es pot tractar a casa. Si és excessivament alta, caldrà adoptar unes quantes mesures de primers auxilis per tal d'evitar que pugui causar convulsions febrils.

Actuacions en cas de febre en infants

En cas de febre és útil seguir les recomanacions de l'algoritme següent:

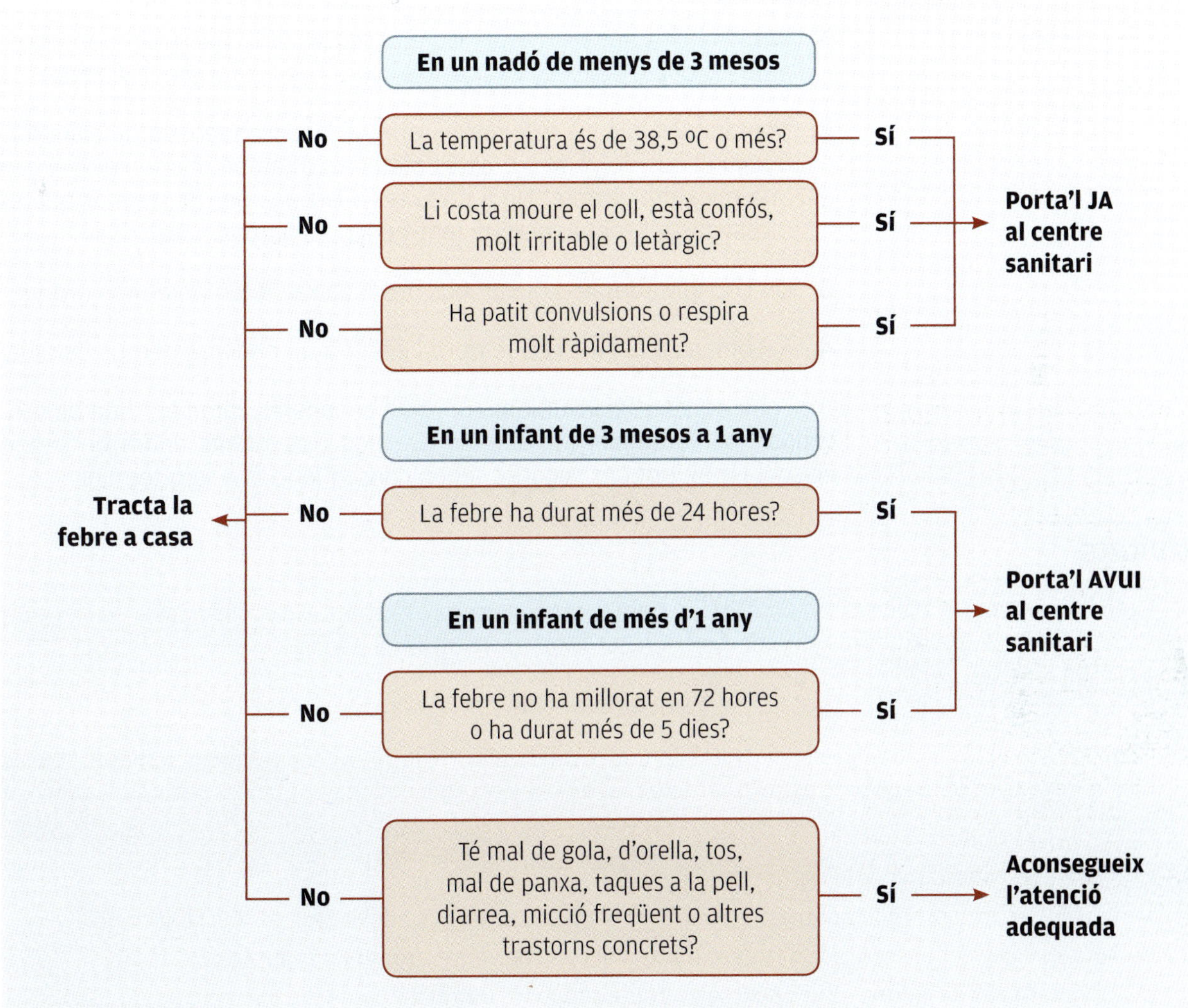

Fig. 7.6. Algoritme d'actuació en cas de febre.

L'infant que té una febre de 40 °C estarà vermell i suat, amb el front molt calent, els ulls mirant cap amunt fixos o en direccions diferents (estràbics). En aquests casos caldrà fer-li baixar la temperatura corporal amb una o més d'aquestes accions:

1. Treu-li la roba, però deixa-li el bolquer si en porta.
2. Obre una mica les finestres perquè entri frescor a l'habitació, però sense que hi faci fred.
3. Refreda-li el cap i després la resta del cos amb una esponja mullada amb aigua a 20 o 22 °C.

Quan li hagi baixat la febre no hi haurà risc de convulsions. Tranquil·litza'l, tapa'l amb un llençol lleuger i aconsegueix una visita del pediatre.

Les convulsions febrils

Les convulsions febrils les poden patir els infants de menys de quatre anys d'edat quan la seva temperatura corporal supera els 40 °C. En la majoria de casos, duren entre 30 segons i 10 minuts.

Durant els espasmes musculars de les convulsions, l'infant potser no respirarà, i tindrà la cara blavosa, els punys tancats i l'esquena rígida i formant un arc.

Les actuacions que has de seguir són les següents:

1. Posa'l al llit i deixa un espai lliure al seu voltant, perquè no es lesioni amb les batzegades. Si és possible, posa'l de costat, per si vomita.
2. Mantingues-li la via respiratòria oberta. Aconsegueix-ho netejant-li la boca i el nas de vòmits o altres materials, i també mantenint-li el cap una mica tirat enrere. No li posis res a la boca per tal d'evitar que es mossegui la llengua, perquè fent-ho li pots fer mal.
3. Un cop aturades les convulsions, fes-li baixar la temperatura corporal.
4. Recomana a la família que porti l'infant a un pediatre perquè l'avaluï.

Tot i que aquestes convulsions són molt cridaneres, rarament han de preocupar; per exemple, tan sols un de cada tres infants tindrà un segon episodi i molt poques vegades tenen conseqüències a llarg termini.

Activitats

5. Explica que són una commoció i un desmai. Com determines que una pèrdua de consciència es deu a un succés o l'altre? Com actuaràs en cada cas?
6. Pots donar aigua a una persona que està inconscient, perquè es refaci?
7. Com has d'avaluar la possible existència d'un infart cerebral? Què faràs si sospites que n'hi ha un? Busca més informació sobre aquest trastorn, sobretot pel que fa a les conseqüències que pot tenir en la persona que el pateix.
8. Què faries en cadascuna de les situacions següents?
   a) Durant un concert multitudinari una tarda d'estiu a la costa, un adolescent perd la consciència.
   b) Una jove que estava estirada a la gespa, en aixecar-se de sobte, es mareja i cau a terra.
   c) Un infant cau des d'una altura de tres metres en un parc infantil i queda inconscient.
   d) En un supermercat una persona cau a poc a poc a terra i, tot i que sembla que estigui desperta, no respon a les teves indicacions.
   e) Una noia que presencia un accident cau inconscient.
9. Estira't a terra (o a sobre dels pupitres) i representa un estat d'inconsciència, que la teva parella haurà d'explorar. Abans, el professor o la professora t'hauran donat orientacions, per exemple, *obre els ulls quan sentis la veu, enretira l'extremitat en sentir el dolor* o *dóna respostes verbals inapropiades*.
10. Indica quines diferències hi ha entre un atac epilèptic i un atac d'histèria, tant pel que fa a les causes com a les manifestacions. Digues com has d'actuar en cada cas.
11. Explica que són les convulsions febrils en infants. És un trastorn greu? Requereix l'atenció d'emergències?
12. En quines situacions cal portar l'infant amb febre al centre sanitari o demanar consell sanitari telefònic?

7.5. Hipoglucèmia i hiperglucèmia

La hipoglucèmia i la hiperglucèmia són dues complicacions relacionades amb la quantitat de glucosa a la sang de la persona. La glucosa és un glícid, un sucre que el nostre organisme fa servir com a combustible, com a font d'energia, en especial per al cervell.

7.5.1. La hipoglucèmia

La **hipoglucèmia** és el descens de la concentració de glucosa a la sang per sota de les concentracions normals.

Els motius més corrents d'aquest dèficit de sucre són el dejuni (o no haver pres prou calories en les darreres hores), l'excés d'exercici, una infecció important, la febre i també una sobredosi dels fàrmacs que fan baixar la concentració de glucosa a la sang (*hipoglucemiants*), que poden ser pastilles o insulina.

En la majoria de casos, la víctima tindrà antecedents de *diabetis mellitus*. De fet, aquesta és la complicació aguda més freqüent i més perillosa que pateixen les persones diabètiques.

Tingues-ho *en compte!*

La visió borrosa, la confusió i la descoordinació poden fer pensar a qui ho presencia que la persona està beguda i no malalta i fer-li perdre un temps preciós.

Valoració de la hipoglucèmia

La persona notarà una o diverses de les manifestacions següents de la falta de glucosa:

- Sensació accentuada de debilitat o de gana, mareig, mal de cap o visió borrosa.
- Pell pàl·lida i suada, pols fort i respiració superficial. Pot tenir una conducta confusa (no sap contestar on és o com es diu) o agressiva, amb descoordinació dels moviments.
- En els casos més greus, aquesta alteració pot evolucionar cap a la pèrdua de consciència, convulsions i fins i tot el coma.

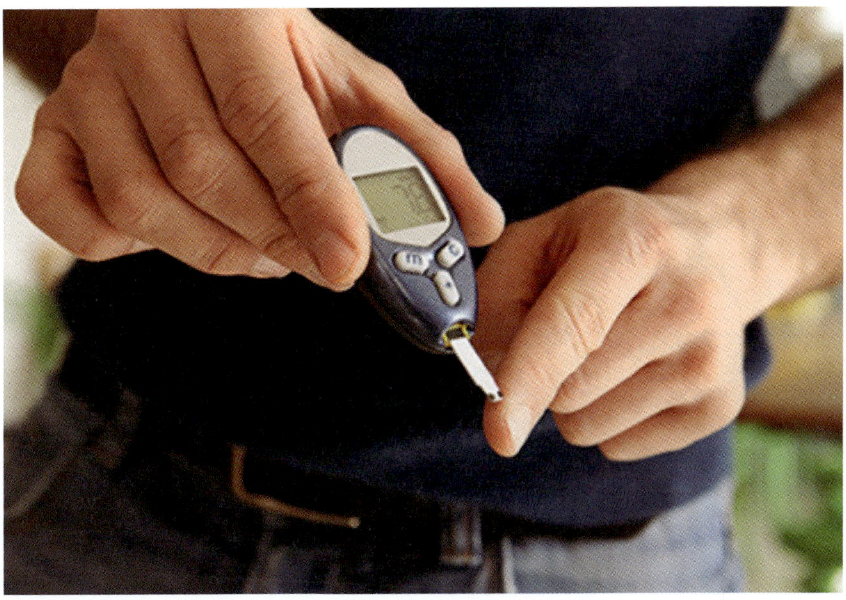

Fig. 7.7. Les persones amb diabetis vigilen els nivells de glucosa a la sang.

Actuacions de primers auxilis

Si sospites que la persona pateix hipoglucèmia, has d'actuar d'aquesta manera:

1. En els primers minuts del trastorn, quan la persona està conscient i el seu comportament està poc afectat, n'hi ha prou que segui i que prengui una beguda ensucrada (preferiblement aigua amb sucre), caramels o un bocí de pastís.

   Més endavant, quan la persona pateix trastorns del comportament, però encara està conscient, fes-la seure i, si accepta de prendre-la, dóna-li una beguda ensucrada. Si no ho accepta, legalment no la pots obligar a fer-ho i, a més, si l'hi obligues podria aspirar-la cap a les vies respiratòries i això empitjoraria la situació.

2. Després d'això, mantingues-la asseguda, tranquil·la i abrigada, i espera uns cinc minuts que millori. Si no hi ha canvi, porta-la a un centre sanitari.

3. Si està inconscient, truca al 112 i segueix les instruccions que et donin.

Encara que la persona afectada millori ràpidament, cal que en els dies següents consulti el metge o la metgessa per saber si pateix diabetis o, encara que ja sàpiga que és diabètica, per repassar les pautes d'alimentació, regular les dosis de medicaments o esbrinar si pateix alguna malaltia afegida.

Tingues-ho *en compte!*

La persona diabètica sempre hauria de portar medicació de més i tenir-ne en diferents llocs, per evitar els riscos de perdre-la. A més, en el seu entorn proper, una o dues persones haurien de conèixer la seva malaltia i les maneres de determinar la concentració de glucosa en sang i de tractar-ne les complicacions en primers auxilis.

7.5.2. La hiperglucèmia

La **hiperglucèmia** és l'augment de la concentració de glucosa a la sang per damunt de les concentracions normals.

Es pot produir tant en els infants com en persones adultes. Però és la forma d'inici de la diabetis més habitual en la infància, i això vol dir que els passarà a infants dels quals no se sap que pateixin diabetis.

També es pot donar en persones adultes amb diabetis coneguda, però que no han pres la medicació adequada durant uns quants dies.

La persona patirà manifestacions semblants a les de la hipoglucèmia, però beurà molt i orinarà molt i tindrà les mucoses seques.

Com que la hiperglucèmia i la hipoglucèmia poden donar manifestacions prou semblants, davant d'aquestes alteracions cal actuar com si es tractés d'una hipoglucèmia (la més greu i urgent de totes dues). Així doncs, dóna una beguda ensucrada a la persona i, si no millora en cinc o deu minuts, porta-la a un centre sanitari.

Activitats

13. Què et farà sospitar que una persona té una concentració anormal de glucosa a la sang?

14. Explica què faràs i que no faràs en les situacions següents:

a) Trobes una noia molt pàl·lida que s'està desmaiant i saps que es diabètica.

b) Trobes un avi inconscient que saps que és diabètic.

7.6. Agitació psicomotriu

L'**agitació psicomotriu** és una activitat excessiva, tant en el camp motor com en el del pensament, generalment sense cap finalitat clara. És l'expressió del neguit (*ansietat*) de la persona.

Aquests episodis es manifesten per uns gestos, una mímica i uns moviments específics, que poden ser aïllats o combinats, i també per l'emissió de paraules o frases particulars, plenes d'emoció i sovint poc coherents. És un quadre força cridaner.

L'agitació psicomotriu la poden causar:

- El consum de drogues o d'alguns medicaments.
- Les malalties psíquiques: els deliris (la persona pensa que li volen fer mal i reacciona espantada i amb gran abundància de moviments), com ara els de les crisis esquizofrèniques, els de la demència o els de la mania.
- Algunes malalties somàtiques.

Actuacions de primers auxilis en l'agitació

Si trobes una persona amb agitació psicomotriu:

1. Intenta calmar-la i portar-la a un ambient tranquil (amb pocs sorolls, poca llum i una temperatura agradable), perquè la reducció dels estímuls l'ajudarà a tranquil·litzar-se. Treu-ne els objectes perillosos.

   No l'has de deixar completament sola, però sovint convé tenir una taula entre tu i ella i tenir la sortida accessible, per si la situació empitjora.

2. Parla-li en veu baixa i calmada, a poc a poc, amb seguretat. No cridis, no amenacis, no jutgis, no t'hi enfrontis amb els teus comentaris; per exemple, no li diguis: «Comporta't com una persona raonable».

3. Vigila per si apareixen convulsions, cianosi, febre, deliris, dolor, etc.

4. Si tenia medicaments tranquil·litzants prescrits, com ara diazepam, anima-la a prendre'n un comprimit, dissolt en aigua.

5. Demana assistència mèdica i informa de totes les alteracions observades i dels antecedents mèdics del pacient, si els has pogut esbrinar.

La subjecció mecànica molt rarament és útil, i ni tan sols practicable, en primers auxilis.

Tingues-ho *en compte!*

No és el mateix una persona agitada, que està malalta, que una persona violenta, que no ho està. Els comportaments violents no necessiten atenció mèdica, sinó la intervenció dels cossos de seguretat.

Activitats

15. Com pots distingir entre una persona agitada i una persona violenta? Com actuaràs en cada cas?

7.7. Part imminent. Atenció a la mare i al nadó

En algun moment et pots trobar amb la necessitat d'assistir un part imminent com a socorrista. És una activitat en la qual tens moltes probabilitats de tenir èxit, perquè és un procés natural que les dones han dut a terme tot sovint amb molt poca ajuda. (Doc. 7.6)

Document 7.6

Casos reals. Una dona dóna a llum a la A-42

Una dona de 33 anys ha donat a llum a un nadó aquest divendres a la via de servei de l'A-42, atesa pel pare del nadó, que rebia instruccions per telèfon d'un tècnic del SAMUR, segons han informat fonts d'emergències de Madrid.

La parella, que es dirigia amb cotxe a l'hospital Doce de Octubre, ha trucat al 112 a les 6.30 hores, quan es trobava al quilòmetre 9, en percebre que el part era imminent. La trucada ha estat transferida al SAMUR i un tècnic del servei ha anat donant instruccions al pare mentre arribava l'UVI mòbil. El vehicle d'emergències ha tardat tot just cinc minuts en arribar, però en aquell moment el nadó, un nen, ja havia nascut. Només faltava tallar el cordó umbilical, cosa que han fet els tècnics a l'UVI mòbil. El part ha acabat ja al Doce de Octubre, amb l'expulsió de la placenta, on mare i fill es troben en perfecte estat.

Font: Europa Press. 11/03/2016

7.7.1. Valoració de la situació

Els signes que anuncien el part són, per aquest ordre:

- Contraccions de l'úter: l'embarassada explica que es fan més intenses, doloroses i freqüents, per exemple cada 2 o 3 minuts.
- Surt un moc espès i lleugerament sangonós per la vagina. És el tap mucós.
- Surt un líquid aquós per la vagina. És la bossa de les aigües, que s'ha trencat.
- Descendeix el cap del nadó: l'embarassada explica que el nota baixar.
- Es veu el cap del fetus.
- El nadó ja ha sortit.

Tingues-ho *en compte!*

Tenir el nadó en un hospital sempre és el més segur. La informació d'aquest apartat no substitueix en absolut l'atenció prenatal adequada en mans d'una persona professional.

La velocitat a la qual transcorre el part normal és molt variada. Entre el trencament de la bossa de les aigües i la sortida del nadó sol passar més de mitja hora en el primer part, però menys temps en els parts següents.

Davant dels signes de part imminent, cal que avaluïs el temps que es pot tardar a arribar a un centre sanitari. Si no n'hi ha prou, truca al 112 perquè vingui ajut professional. Mentre arriba l'ajuda, inicia el part al lloc proper més adequat, tot seguint les instruccions que un professional especialitzat et doni per telèfon.

En un part d'urgència, els dos riscos principals són l'asfíxia del nadó i l'hemorràgia postpart de la mare. I són les dues complicacions que hauràs de vigilar que no es produeixin o, si apareixen, que hauràs de contrarestar.

7.7.2. La preparació del part

En la preparació del part fes les actuacions següents:

1. Tranquil·litza la dona. La teva seguretat l'ajudarà a sentir-se millor.
2. Busca un lloc proper on puguis instal·lar-la, tan aïllat, confortable i net com sigui possible.
3. Demana-li que es posi en un lloc còmode per a ella i per a les teves actuacions: un llit, una llitera, un sofà, una taula o a terra. Si el lloc no és prou net, posa la dona al damunt de mantes o roba. Aconsegueix coixins perquè s'hi trobi més còmoda.

   Entre les natges i els genolls ha de tenir roba neta, perquè s'amari dels líquids: llençols, tovalloles, un altre tipus de roba o diverses capes de paper. Si és possible, posa-hi un plàstic a sota, com ara un hule o la cortina de plàstic de la dutxa. S'haurà de posar estirada d'esquena, amb els genolls flexionats i les cuixes separades. Posa-li un coixí sota els malucs, si en tens un.
4. Posa't guants, si pots, o renta't les mans amb aigua i sabó o com a mínim amb alcohol, fregant-te-les bé. En endavant no hauries de tocar res més que la mare, el nadó i les peces de roba que estiguin en contacte amb ells. Canvia't els guants o torna't a rentar cada cop que toquis líquids contaminats, com ara sang, orina, femta.

7.7.3. Actuacions durant la sortida del fetus

En la teva actuació durant el part:

1. Digues a la mare que respiri per la boca, tranquil·lament i que no empenyi encara, fins que no senti la necessitat de fer-ho (que és quan comencin les contraccions més intenses).
2. Espera que el fetus vagi sortint i, subjectant-li el cap, ajuda'l a sortir lentament i progressivament. Aguanta-li el cap i el cos a mesura que surti, sense estirar-lo.
3. Quan hagi tret el cap, neteja-li les secrecions de la boca i del nas fent servir un drap net.
4. Si el cordó umbilical està envoltant-li el coll, a mesura que el fetus surti tibarà el cordó i impedirà el pas de la sang. Mira de passar dos dits per sota del cordó i d'estirar-lo, per passar-lo per damunt del cap fetal.

   De vegades convé que posis les mans a cada costat del cap del fetus i, mentre la mare empeny, que estiris suaument cap a terra, de manera que ajudis a sortir l'espatlla que és més amunt.
5. Una mica després, estiraràs amb suavitat cap amunt, mentre la dona torna a empènyer, perquè surti l'altra espatlla.
6. Finalment, la dona acabarà d'expulsar el nadó i tu l'hauràs de sostenir. Fes-ho agafant-lo de les aixelles i aguantant-li el cap. Vigila perquè rellisca molt!

Mira de recordar l'hora exacta del naixement.

Document 7.7

Fases del part

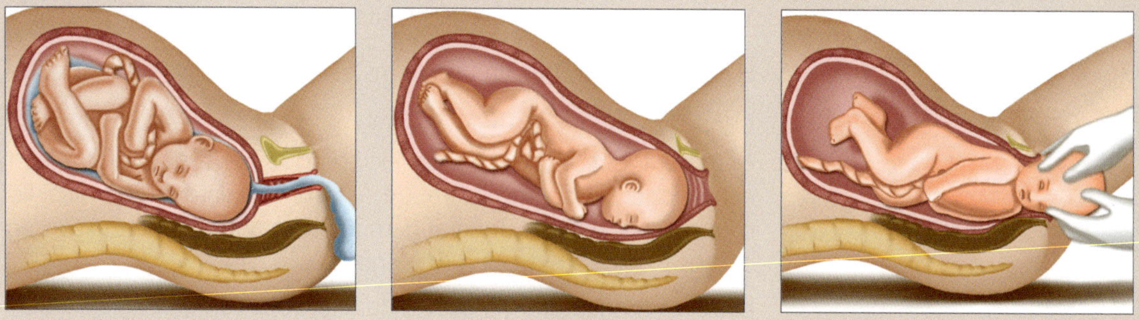

Es trenquen les membranes i el líquid amniòtic surt.

El fetus avança al llarg de la vagina.

El cap surt a l'exterior i cal ajudar a que acabi de sortir la resta del cos.

7.7.4. Les atencions al nadó

En acabar de néixer, el nadó ja requereix unes atencions:

1. El nadó neix mullat i es refreda molt ràpidament. Tapa'l de cap a peus, deixant-li la cara lliure, perquè respiri. Fes-ho amb un llençol i una manta, o un drap net i un abric. Rentar-lo no és urgent.
2. Posa'l amb la mare. Posa-l'hi a la sina, si el pot sostenir amb seguretat, o allita'l entre les seves cuixes en cas contrari. Posa'l amb el cap en contacte amb la pell de la mare. Mira que el cordó no quedi plegat entre ells.
3. Si en un minut el nadó no respira espontàniament, neteja-li la boca amb un drap i practica la ventilació artificial boca a boca i nas.
4. Si el nadó respira, és el moment d'observar-lo i d'enregistrar les dades. (DOC. 7.8)
5. En 2 o 3 minuts de respiracions, el cordó umbilical deixarà de bategar. Perquè el nadó no perdi sang cap a la placenta, estreny el cordó amb tres nusos (per a més seguretat), a 10, 15 i 20 cm del melic del nadó. Fes-los amb un cordill net i no gaire prim, perquè no segui el cordó; pots fer servir cordons de sabates nets o tires primes de roba.
6. Si l'ajut mèdic ve de camí, no cal que tallis el cordó. Si calgués fer-ho, talla'l deixant dos nusos del costat del nadó.

Document 7.8

Observa i enregistra les dades següents del nadó:

- L'hora i el minut del naixement.
- El color del nadó: rosat, blau i rosat o blau i pàl·lid.
- El plor: fort, dèbil o absent.
- Els moviments: espontanis i actius, espontanis però escassos, o s'està quiet.

Són informacions importants per a l'avaluació mèdica del nadó. Repeteix l'avaluació al cap de cinc minuts del naixement i enregistra un altre cop les dades, tant si són les mateixes com si són diferents. En qualsevol cas, mantingues el nadó vigilat.

7.7.5. Les atencions a la mare

La mare també requerirà atenció perquè surti la placenta i evitar hemorràgies postpart:

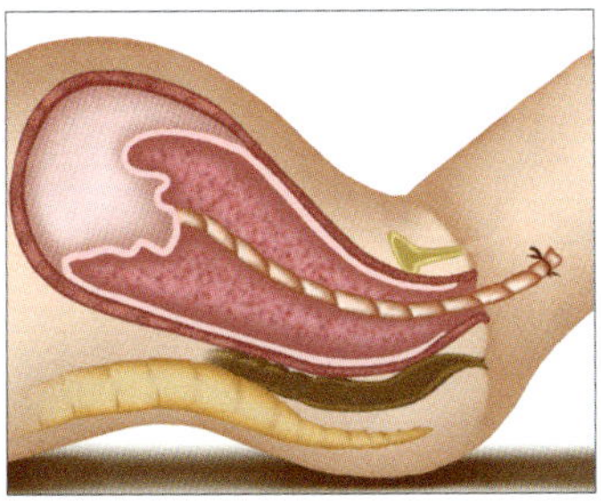

Fig. 7.8.
Expulsió de la placenta.

1. La placenta sortirà espontàniament entre 15 i 60 minuts després de la sortida del nadó, mitjançant contraccions uterines més dèbils. Espera que surti sense estirar el cordó, perquè l'estirada pot trencar la placenta o arrencar-la, i això farà que sagni.

2. Es pot estimular la sortida de la placenta posant el nadó al pit de la mare. Això, a més, alentirà l'hemorràgia postpart. També pots facilitar el procés fent un massatge suau a l'abdomen sobre tot l'úter i fent alhora compressions suaus en direcció a la vagina, perquè elimini els qualls.

3. És normal que la mare continuï sagnant després de la sortida de la placenta. Atura l'hemorràgia amb llençols o draps nets i posant la mare amb les cuixes tocant-se.

4. Mantingues la mare estirada i tapada amb mantes o abrics, perquè tindrà fred, pel cansament i per les condicions de l'ambient. Si t'ho demana, ajuda-la a rentar-se amb aigua calenta i a canviar-se la roba.

5. Avalua l'estat de la mare, perquè podria estar en xoc, en especial si ha perdut molta sang. Mira-li el color de la pell i pren-li el pols. Si el seu estat de consciència és bo, dóna-li alguna beguda dolça i temperada i digues-li que descansi. Recorda't de felicitar-la i mantingues-la sota observació, igual que el nadó.

6. Conserva la placenta perquè la pugui examinar un professional. Si cal portar-la a un centre sanitari, busca una bossa de plàstic per guardar-la. Així mateix, guarda tots els draps i tovalloles tacats de sang, per si els professionals els volen examinar.

Encara que tot hagi acabat, sempre és imprescindible el trasllat a un centre sanitari, perquè revisin la mare, el nadó i la placenta.

Activitats

16. Completa la taula següent indicant les actuacions que cal dur a terme en cadascuna de les fases de prestació de primers auxilis en casos de part imminent.

Fase	Actuacions
Preparació	
Sortida del fetus	
Cura del nadó	
Cura de la mare	

17. En grups de tres persones, simuleu el procediment complet d'atenció en un part d'urgència. Una persona farà d'embarassada i les altres dues, de socorristes.

Podeu simular la seqüència tot seguint les indicacions que un company o companya us doni per telèfon; per fer-ho, poseu l'opció de mans lliures del telèfon.

8 *Nucli formatiu* Suport psicològic en primers auxilis

Continguts

- Reaccions psicològiques en situacions de primers auxilis.
- La comunicació en la prestació de primers auxilis.
- La prestació dels *primers auxilis psicològics.*
- L'impacte en el socorrista.

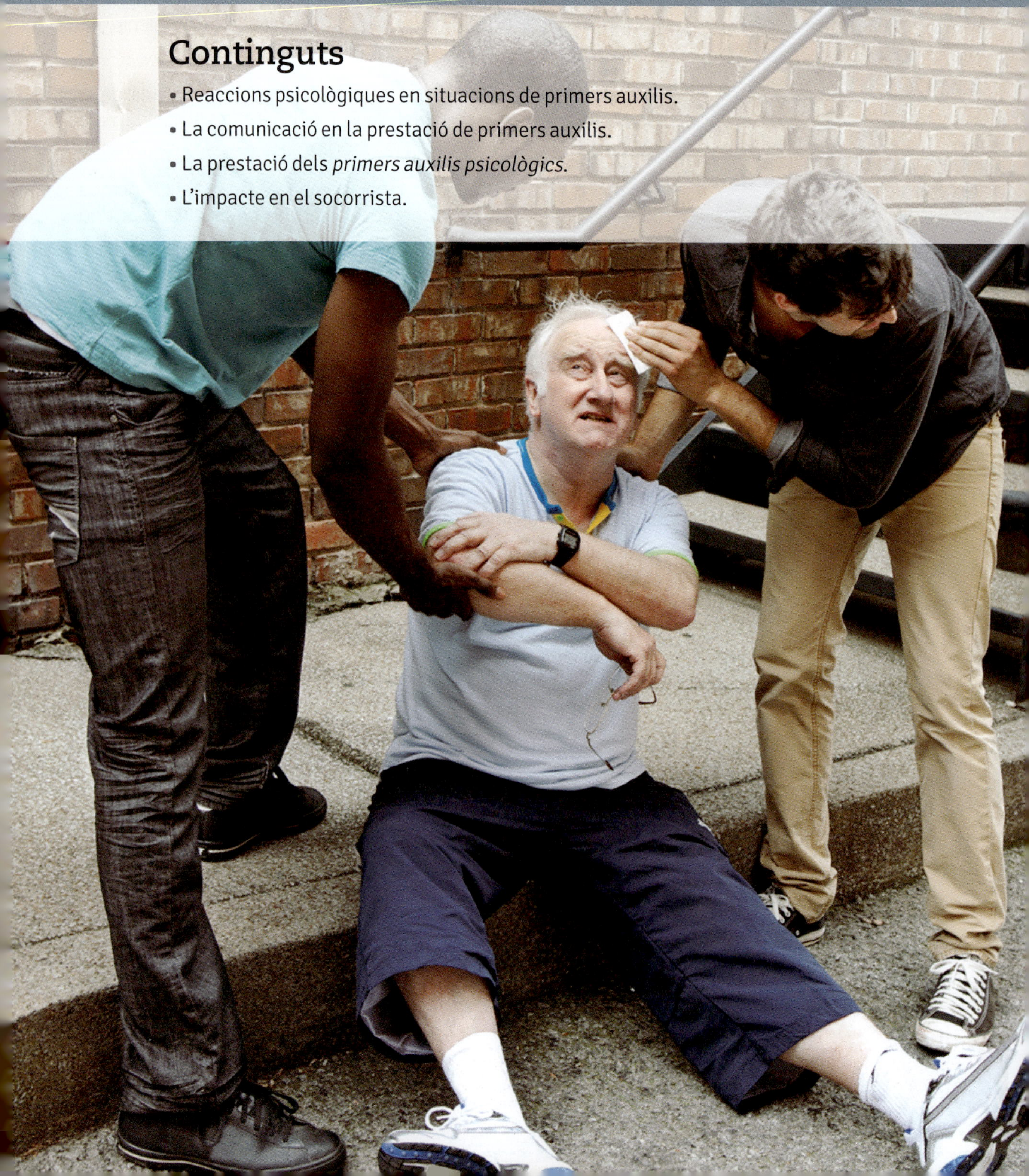

8.1. El suport psicològic en primers auxilis

És fonamental que entenguis que a primers auxilis no atens lesions (ferides, fractures, desmais, convulsions o altres conseqüències físiques dels accidents o de les malalties), sinó que ajudes persones que es troben en un situació compromesa i necessiten ajuda.

Els fets que han causat aquestes lesions solen ser imprevistos contra els quals la persona no sol estar prou preparada, per això li solen causar un fort impacte emocional, que pot afectar el seu equilibri psíquic. I això fa que, a més d'ajuda tècnica, aquesta persona necessiti també ajuda psicològica.

Tingues-ho *en compte!*

També tu, com a socorrista, pots afectar-te (veure lesions, conviure amb el patiment, no aconseguir els resultats volguts, etc.) i pots necessitar suport per pair-ho.

Per donar aquesta ajuda és important comprendre les persones implicades (siguin víctimes, acompanyants o simplement testimonis), les seves emocions i els seus actes. Això et permetrà oferir-los suport i ajuda per afrontar de la millor manera possible el fet que estan vivint i atenuar les seves pors i preocupacions.

És clar que el teu suport psicològic estarà limitat pel temps, perquè en la majoria dels casos tan sols estaràs amb aquestes persones uns minuts o potser mitja hora, però tot i així has de buscar la manera de parlar amb elles i donar-los suport mentre les estàs atenent.

Per tot plegat, les atencions de primers auxilis transcendeixen de la simple aplicació d'uns algoritmes, protocols o procediments, i cal entendre-les com a actes de suport integral a la persona.

En aquest nucli formatiu presentarem els aspectes més bàsics de la comunicació i el suport psicosocial.

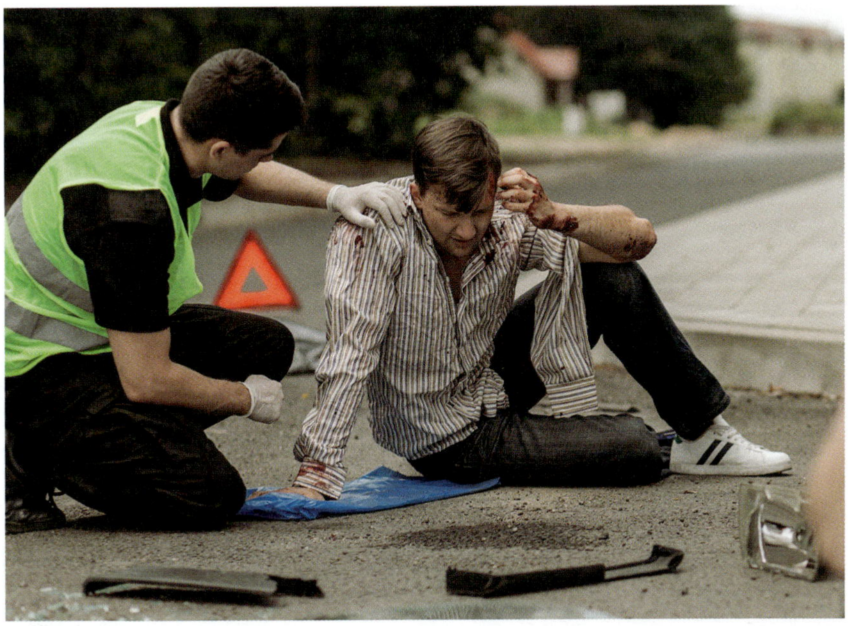

Fig. 8.1. En primers auxilis no sols atens lesions, sinó que ajudes persones.

Activitats

1. Què entens per suport psicològic en primers auxilis? Quina utilitat té?

8.2. Reaccions psicològiques en situacions d'urgències

Un accident o una malaltia sobtada són situacions inesperades, que a més amenacen la integritat de la persona. Per això causen tant neguit, tanta afectació emocional i fins i tot del comportament.

Aquesta afectació, com hem dit, la patiran tant la víctima com les persones que l'aprecien i també les que presten els primers auxilis. Un exemple d'aquesta afectació serà la mort de la víctima. (DOC. 8.1)

8.2.1. Reaccions psicològiques de la víctima

La víctima s'enfronta a una o més lesions corporals i sovint a certes pèrdues materials (com ara en un accident de trànsit). El dolor i la preocupació per la seva vida i la seva integritat anatòmica i funcional li causen un neguit intens, que sovint li impedirà tenir reaccions ràpides i adients a la situació que viu.

En funció de la magnitud del succés, de l'estat mental previ i de la seva personalitat, algunes persones seran incapaces de decidir si accepten o rebutgen una actuació apropiada de primers auxilis, mentre que d'altres mantindran una serenitat suficient i fins i tot podran col·laborar en les atencions de primers auxilis.

8.2.2. Reaccions psicològiques dels acompanyants

Les persones que són a prop de la víctima poden estar tan espantades com ella o més, perquè han vist el que ha succeït, perquè l'han trobada malalta o accidentada o perquè comparteixen el seu dolor i la seva preocupació. A més a més, solen sentir que l'haurien d'ajudar, però no saben o no recorden bé com fer-ho. El seu neguit els pot privar fins i tot de seguir les indicacions del socorrista.

Document 8.1

El dol

El dol és el conjunt d'emocions d'aflicció i abatiment i les conductes associades a elles, que es produeixen quan es perd alguna cosa o algú molt estimats. El dol altera els sentiments, el comportament i la percepció de les persones afectades.

El dol és una reacció normal i en la majoria dels casos la persona és capaç de superar-lo per si sola, amb el temps i amb l'ajut de les persones properes.

La primera fase del xoc, que és la que veuràs a primers auxilis, és el **xoc emocional**. Serà més intens com més violenta i inesperada hagi estat la mort, però també existirà en les morts esperades. El més freqüent és que la persona reaccioni amb apatia i un adormiment de la sensibilitat, però també pot estar hiperactiva i mostrar gran enteresa aparent. En aquesta fase són comuns els accessos de plor, l'opressió al pit o a la gola i fins i tot el mal de panxa o el mal de cap.

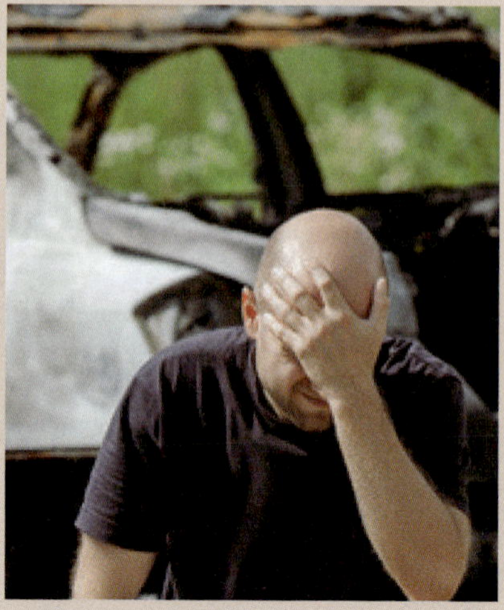

També poden sentir-se culpables, perquè han causat l'accident (el conductor del cotxe), perquè pensen que haurien pogut evitar-lo o, simplement, per la seva incapacitat d'ajudar.

Algunes persones poden reaccionar agressivament, per la seva frustració per no poder actuar, per no poder canviar els fets, perquè senten que no estan rebent l'atenció que necessiten o simplement com una reacció pròpia de la seva personalitat.

De tota manera, malgrat la tensió del moment, la majoria d'acompanyants, com passava amb les víctimes, mantindran una capacitat funcional suficient i podrem comptar amb elles per col·laborar en l'ajuda.

Document 8.2

Model de comportament expansió-contracció

En una situació d'urgència moltes persones es comporten d'una forma desorganitzada i poc eficaç, però entén que són reaccions normals davant d'una situació anormal. El model contracció-expansió permet descriure aquestes conductes:

- **Expansió**. Mostra emocions exacerbades, pensaments desorganitzats i comportament inquiet i sense objectius clars. Poden arribar a l'atac de pànic, en què la persona perd el domini de si mateixa i es comporta de manera caòtica.
- **Contracció**. Mostra una preocupació obsessiva i paralitzant pel problema, ruminació cognitiva (pensaments repetitius sobre el fet), emocions restringides i d'evitació, actes escassos i poc espontanis, tendents a la retirada més que a l'acció. La persona es mostra incapaç d'enfrontar-se a la situació.

8.2.3. Reaccions psicològiques del socorrista

El socorrista, que no és un professional sanitari, també pateix sorpresa i dificultat per sobreposar-se. A més, sovint l'accident o les circumstàncies en què es troba la víctima són desagradables per a qualsevol persona no avesada a aquestes situacions.

Però si la persona que socorre la víctima recorda bé els coneixements i les habilitats pràctiques apresos en primers auxilis, li serà més fàcil saber què cal fer i dur-ho a terme amb confiança en ella mateixa. D'aquesta manera podrà oferir un ajut útil.

Activitats

2. Completa la taula següent indicant per a cada participant les reaccions psicològiques més comunes en situacions de primers auxilis.

	Reaccions psicològiques
Víctima	
Testimonis	
Socorrista	

3. Explica quines reaccions són les més habituals en la primera fase de dol. Posa'n un exemple.

8.3. La comunicació en la prestació de primers auxilis

Tingues-ho *en compte!*

Aprèn a comunicar-te correctament i càlidament amb les víctimes; així les ajudaràs a afrontar la seva situació i facilitaràs el seu reequilibri psíquic.

Qualsevol intervenció en primers auxilis requereix una comunicació eficaç entre la persona que presta l'ajuda i la que la rep.

La persona que presta l'ajuda ha de saber comunicar-se adequadament amb les víctimes, per esbrinar com es troben (preguntant sobre el seu estat, les seves emocions o les seves pors) per donar-los instruccions fins que puguin ser evacuades, o per demanar-los que col·laborin en els procediments. Així mateix, parlarà amb la resta de persones presents per calmar-les i per instruir-les sobre com poden ajudar en l'atenció.

8.3.1. Elements de la comunicació

Per comunicar-te correctament amb les víctimes i altres persones, cal repassar els elements bàsics de la comunicació:

- En el procés comunicatiu intervenen dos parts: una persona **emissora** que elabora, codifica i emet el missatge i una **receptora**, que el descodifica i l'interpreta. A primers auxilis aquests rols els assumiran el socorrista i la víctima (o altres persones implicades) alternativament, tot creant *feedback* o **retroacció** entre elles.
- El **missatge** que es transmet. El formen tant les paraules emeses (*comunicació verbal*) com la forma d'emetre-les: el volum i el to de la veu, la vocalització, els gestos, les expressions, etc. (*comunicació no verbal*).
- El **canal** o mitjà pel qual es transmet el missatge. Els mitjans visual i acústic són els més utilitzats, però en la prestació de primers auxilis psicològics també serà important el canal tàctil.
- El **context**. És l'ambient físic i emocional existent durant la interacció. Sens dubte la prestació de primers auxilis comporta un context especial: situació desagradable, ansietat intensa, manca de temps, escassesa de recursos, etc. Haurem de saber, per tant, que el context on actuem serà, probablement, desfavorable per establir una comunicació fluida.

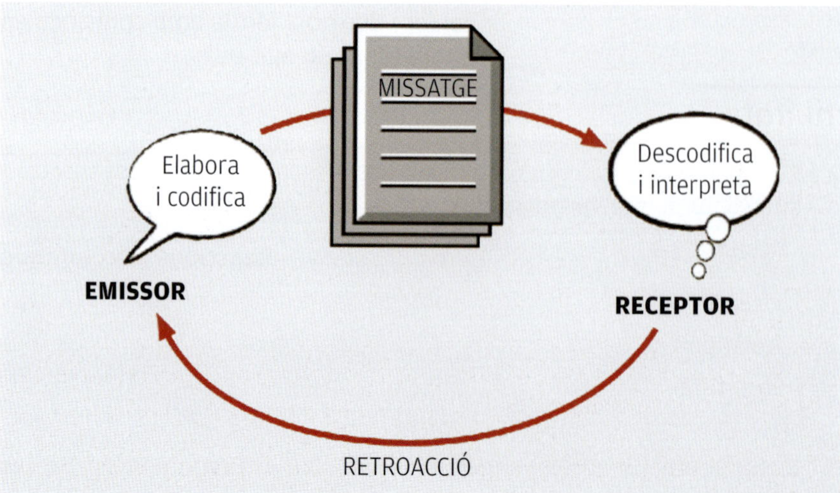

Fig. 8.2.
Elements de la comunicació.

8.3.2. Recursos comunicatius durant l'atenció urgent

Comunicar-se efectivament en un context tan complicat com l'indicat, requereix posar en pràctica tots els recursos comunicatius dels que es disposa, per tal d'aconseguir una comunicació tècnicament eficaç i que col·labori en el suport psicològic.

Mira d'usar-los el millor possible, dins de les teves possibilitats:

- Mantingues la tranquil·litat, malgrat la tensió de la situació i l'ansietat de les persones que es trobin al lloc del succés.
- Posa't a prop de la víctima, per facilitar la comunicació verbal i la proximitat emocional i així millorar la interacció.
- Fes servir el llenguatge verbal amb precisió. Usa les paraules adequades i precises, elaborant un missatge ben construït, sintètic i amb termes que la persona receptora pugui entendre sense dificultats.
- Vocalitza tan bé com puguis. Parla si pots tenint la víctima davant teu perquè et vegi. Utilitza una veu càlida, un volum suficient i una modulació que remarqui els punts principals.
- Procura reduir les pertorbacions de l'entorn i adequa el ritme de la teva exposició a la capacitat de la víctima per entendre-la amb el mínim esforç possible.
- Utilitza el llenguatge corporal (la postura, els gestos, els moviments de les mans, les expressions facials, etc.) per complementar i reforçar el missatge verbal. De vegades fins i tot el substituirà, quan no sigui possible intercanviar paraules, per exemple amb víctimes molt greus, amb persones amb dificultats per expressar-se o que no coneixen el teu idioma.
- Escolta a la persona i anima-la a expressar-se (*escolta activa*), de manera que puguis entendre no només el que et diu, sinó també el que et vol dir. Demostra-li que l'entens i que hi ets per ajudar-la en el que puguis.
- Fes servir l'*empatia* o capacitat de posar-se en el lloc de l'altra persona. T'ajudarà a observar el seu comportament i a interpretar les seves emocions i les seves necessitats. Amb això facilitaràs la retroacció i l'atendràs millor.

El factor més limitant en aquestes situacions és el temps, que sol ser molt reduït, per la qual cosa hauràs de concentrar-te en una comunicació directa i centrada en el problema. Però quan hagis realitzat les atencions físiques i tinguis més temps, podràs centrar-te en l'ajuda psicològica i donar-li una atenció més personalitzada.

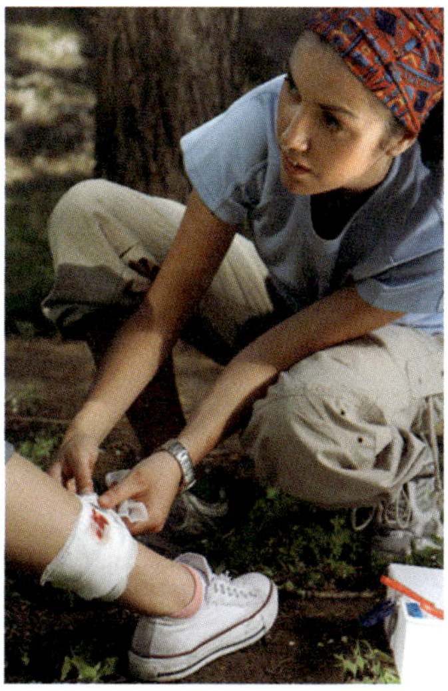

Fig. 8.3.
Establir una bona comunicació facilita la intervenció.

Tingues-ho en compte!

És important que puguis emprar aquestes estratègies, per comunicar-te amb la persona que atens, per saber com es troba, per atenuar-li el neguit, per tranquil·litzar-la i per demanar la seva col·laboració si es necessari.

Activitats

4. Explica com es concreta el paper dels diferents elements de la comunicació en la prestació de primers auxilis.

5. Escriu 10 consells que ajudin a aconseguir una pràctica comunicativa eficient en primers auxilis.

8.4. La prestació del suport psicològic en primers auxilis

El **suport psicològic en primers auxilis** és el conjunt d'estratègies senzilles d'intervenció psicològica, prestades per professionals no especialitzats, poc després de la crisi.

L'objectiu d'aquest suport és ajudar la víctima i els testimonis a restablir l'equilibri psicològic i emocional o, almenys, atenuar l'impacte sofert.

8.4.1. Condicionants en la prestació d'aquests auxilis

Si atenem als condicionants que intervenen en la prestació d'aquest suport, no s'escapa que els objectius que perseguim hagin de ser prous modestos, doncs:

- El donen persones que no són professionals sanitaris ni encara menys estan especialitzades en atenció psicològica.
- Es presta en el lloc dels fets, que no és un entorn propici per a la intervenció.
- Es dóna en els moments immediatament posteriors al succés, on les persones encara estan atordides per l'emoció intensíssima (del que se'n diu en fase de *xoc*).
- Sovint s'ha de prestar mentre s'estan duent a terme les avaluacions i les atencions.
- Hi ha poc temps per fer-la, mentre es dóna l'ajuda i fins que se'n fan càrrec els professionals.

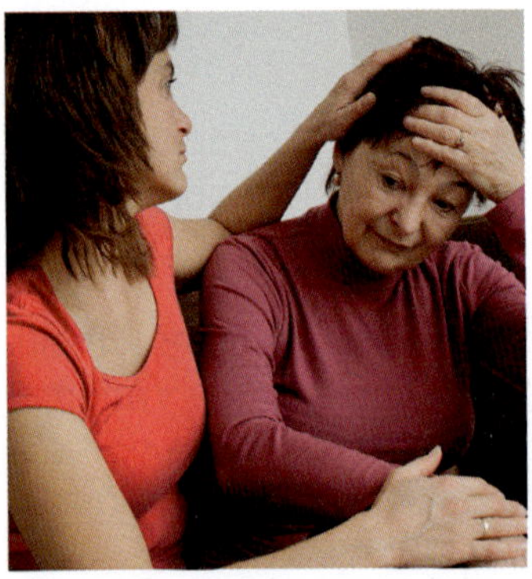

Fig. 8.4.
Amb el suport psicològic pots ajudar la persona a restablir l'equilibri emocional.

Però no tot és negatiu: el suport en un moment tan sensible és molt útil, encara que només sigui per l'alleujament quan algú es fa càrrec d'atendre el problema, en especial si transmet una sensació de serenitat i eficàcia.

8.4.2. Actuacions de suport psicològic

Algunes de les actuacions de primers auxilis que estan al teu abast són les següents.

Demana ajuda a les persones del voltant

Has de començar preguntant a les persones del voltant si alguna és professional sanitària, doncs se suposa que tindran més coneixements i pràctica dels que tens tu en l'atenció sanitària i hauran de fer-se càrrec de la situació. En cas que hi sigui, explica-li el que saps i ofereix-li la teva col·laboració, que agrairà en una situació amb pocs mitjans a l'abast. El mateix passarà si durant l'atenció de primers auxilis s'apropa algun professional.

Si no n'hi ha cap, fes-te càrrec de la situació i tria les persones que puguin i vulguin col·laborar.

Potser trobaràs algú que dubtarà de les teves decisions o que les criticarà obertament, fins i tot mentre es manté al marge de la prestació d'auxili. Mira de passar per alt els seus comentaris, però, si cal, parla-li directament, pregunta-li pels seus coneixements sobre primers auxilis i demana-li que s'encarregui i es responsabilitzi de donar-los a la víctima. Si no accedeix a fer-ho, demana-li amb fermesa que ajudi en el que pugui o, si més no, que no destorbi.

Entre les persones properes en pots trobar alguna que s'hagi deixat endur per l'ansietat i la preocupació i hagi patit una crisi nerviosa o fins i tot un atac de pànic. Si tens gent que et pugui ajudar, demana a algú que se'n faci càrrec i que tranquil·litzi aquesta persona i l'allunyi de l'àmbit de l'atenció de primers auxilis.

***Tingues-ho** en compte!*

Els infants són molt perceptius i captaran de seguida els teus sentiments d'inseguretat. Per guanyar-te la seva confiança, parla primer amb el familiar o una persona en la qual l'infant confiï; si ells t'accepten i creuen que pots ajudar, la seva confiança es transmetrà a la víctima.

Per parlar amb la víctima, mira de posar sempre el teu cap a l'alçada del seu. Explica-li sempre què passa i què li vols fer i no el separis de la persona de la seva confiança que estava amb ella.

Capta les emocions de la víctima

Fer-ho és el primer pas per poder ajudar-la a manejar-les. En el parell de minuts que tardaràs a fer l'avaluació urgent, tens temps per parlar amb la víctima i captar les seves emocions usant l'escolta activa, l'observació del llenguatge no verbal i l'empatia.

Sigues honesta i amable. Explica-li qui ets i per què ets allà, pregunta-li què ha passat i deixa-la respondre a la seva manera, parlant i alhora reflexionant en veu alta. Dóna-li temps per expressar-se, sense forçar-la a parlar ni dirigir les seves respostes. Deixa que parli lliurement de l'experiència que ha viscut i dels seus sentiments, sense aclaparar-la ni expressar-te tu per ella.

Tingues en compte que les seves emocions poden ser diverses i que a més poden variar al llarg del temps d'atenció.

Transmet confiança

Quan atenguis les víctimes, has de donar impressió de seguretat i de tranquil·litat. Serà molt més fàcil si realment saps el que estàs fent. Aquesta impressió es transmet amb el llenguatge no verbal més que amb el llenguatge verbal: amb els gestos, les expressions de la cara, el to i el volum de la veu i la seguretat de les actuacions.

Convé que parlis amb to serè i ferm i amb un volum de veu suficient, però no exagerat, i que actuïs amb calma i lògica. La teva seguretat en els gestos transmet tranquil·litat i ajuda a fer que els altres col·laborin en l'ajut. Crearàs un ambient de confiança si parles a la persona ferida mentre li fas l'exploració i el tractament, si li expliques el que faràs, si intentes contestar les seves preguntes allunyant les pors (però sense enganyar-la) i contestant que no coneixes la resposta quan sigui el cas.

Tranquilitza la víctima

Si la víctima està molt alterada, al tranquil·litzar-la facilitaràs la intervenció i contribuiràs a disminuir la tensió de l'ambient. El procés comença quan parles amb ella i la deixes expressar-se. Si la persona se sent escoltada i compresa i pot compartir amb algú els seus sentiments, el seu patiment s'alleujarà.

És important que li facis entendre que les seves reaccions (por, angoixa, impotència, pèrdua del domini d'ella mateixa) són normals en aquella situació, de manera que augmentis la seva autoestima i puguin començar les seves estratègies d'afrontament.

***Tingues-ho** en compte!*

Aplica tècniques d'autocontrol

Per atenuar situacions d'ansietat desfermada i reduir l'estat de nerviosisme pots demanar a la persona que apliqui tècniques senzilles d'autocontrol, com respirar fent inspiracions i expiracions profundes i lentes durant uns minuts, moure lentament els grups musculars que noti rígids o engarrotats, o que provi de relaxar-se esvaint els pensaments més negatius.

Pregunta-li què necessita i mira de proporcionar-l'hi entre tots els que sou allà. Digues-li que compti amb tu si necessita ajut i està al teu abast.

Assegura't que estigui prou tranquil·la abans de demanar-li el consentiment per a les actuacions amb major risc.

Has de seguir al costat de la víctima mentre espereu l'arribada dels serveis professionals. Pots aprofitar per informar els familiars, si la víctima ho vol, i potser demanar-los que s'encarreguin de les tasques que havia assumit ella per a aquelles hores, encara que sigui recollir un infant a la sortida de l'escola.

Si la persona que atens s'està morint, continua amb ella, donant-li atenció i contacte físic, evitant que mori sola.

***Tingues-ho** en compte!*

Si la persona sent que l'atens, sentirà alleujat el patiment.

Preserva la intimitat de la víctima

Una persona lesionada o malalta necessita preservar la seva intimitat encara més que normalment. Procura evitar tant com sigui possible que els xafarders s'estiguin observant què ha passat i què fas.

Mira de donar-los feina (aconseguir ajut, mantenir la seguretat en un accident de trànsit, buscar recursos per donar els primers auxilis, etc.) o, si més no, demana'ls que es girin d'esquena per preservar la intimitat de la víctima.

Dóna les explicacions que calgui als familiars

Explicar als familiars i persones properes de la víctima el que ha passat és, en principi, una tasca dels serveis mèdics o de l'autoritat, però en algunes circumstàncies potser et podrà tocar fer-ho a tu, sigui perquè s'han assabentat dels fets i han vingut o perquè la persona ha demanat aquesta comunicació.

Abans d'explicar res, comprova que parles amb la persona adequada, per exemple preguntant-li directament per la seva identitat i per la seva relació amb la víctima. Després, explica-li què ha passat, honestament i senzillament; no siguis vague ni exagerat, perquè causaràs una alarma innecessària.

Si no saps respondre a alguna pregunta, digues-li així. Deixa les explicacions mèdiques complexes per a qui pugui donar-les, en general, els serveis professionals quan coneguin el cas.

Activitats

6. Explica què és el suport psicològic i quines són les seves circumstàncies en una situació d'urgències.
7. Explica alguna de les actuacions en primers auxilis que redueixin el malestar psíquic de la víctima.
8. Explica què pots fer amb les persones que entorpeixen l'assistència de primers auxilis.
9. Busca cinc notícies a la premsa relacionades amb accidents o la prestació de primers auxilis. Descriu per a cada una d'elles com hauries actuat per prestar ajuda psicològica en el lloc dels fets en aquells primers moments.

8.5. Quan no tot surt com vols

L'atenció de primers auxilis que dònes quan practiques els teus aprenentatges en el centre educatiu és força diferent de la necessària quan trobes de sobte una o més víctimes, amb la pressió dels minuts que passen i amb l'absència de recursos i de suport per algú expert. Si no et dediques professionalment a l'atenció sanitària en primers auxilis és fàcil que, quan ho necessitis, hagis oblidat la seqüència exacta d'actuacions o l'habilitat tècnica per dur-les a terme.

Si no segueixes el protocol que donarà els millors resultats és probable que la víctima no es recuperi per complet o fins i tot que no sobrevisqui. Però també pot ser que facis el millor tractament en aquelles circumstàncies i que la víctima no millori com esperaves.

Oferir auxili en una urgència és una situació de tensió per a la persona que fa de socorrista i li causa ansietat, com a les altres persones implicades. Després d'haver ajudat solen sortir-li les emocions a la llum amb més o menys violència i fins i tot pot tenir una reacció psicològica de defalliment. En el millor dels casos, tot i sentir-se contenta o satisfeta d'allò aconseguit, és comú que quedi preocupada, perquè després de transferir la víctima als professionals no sabrà el desenllaç del cas ni si els seus esforços han tingut èxit o no.

En el pitjor dels casos, si la víctima ha mort o li queden lesions molt greus, el socorrista pot sentir-se insatisfet de la seva actuació o culpable pel que no ha fet o ha fet malament.

Quan el teu ajut hagi acabat practica tècniques de relaxació o autocontrol emocional, fes balanç d'allò que has fet i comenta-ho si cal amb un amic o amiga o amb els professionals. Però si uns dies més tard la situació continua neguitejant-te molt, pots recórrer als serveis professionals que tenen els professionals d'urgències i emergències. (Doc. 8.3)

Però recorda que si has fet el que has pogut, no se't pot demanar més.

Document 8.3

Tècniques de relaxació

Són procediments que ajuden a reduir l'ansietat: des de la *respiració diafragmàtica* o les tècniques de relaxació progressiva, per usar-les en el mateix moment, fins a altres, que usaràs en les hores següents. Entre aquestes hi ha passejar, xerrar (sobre els fets o sobre altres assumptes que t'interessin), caminar per un parc, fer exercici, llegir o veure una pel·lícula, etc.

La reducció de l'ansietat et permetrà reaccionar de manera més adequada en les situacions que percebis com a amenaçadores.

Activitats

10. Busca al web alguns recursos de suport psicològic per a socorristes i personal que treballa en emergències: grups d'autoajuda, mesures de prevenció, tècniques de ventilació emocional, etc.

11. Plantegeu a classe una sessió de relaxació amb respiració diafragmàtica. Podeu utilitzar altres tècniques com relaxació progressiva, relaxació diferencial, etc. Després expliqueu per escrit els beneficis que us ha aportat aquesta primera sessió.

Ara ***practica!***

Primers auxilis en accident o patologia orgànica

Plantejament

En aquesta activitat de simulació, haureu d'aplicar una atenció conjunta de primers auxilis, que variarà segons la situació que trobeu.

Desenvolupament

Preparació:

- En parelles, desenvolupeu amb detall una situació que requereixi l'aplicació de primers auxilis per accident o patologia orgànica. Per exemple, en un accident laboral per caiguda des d'una certa altura, especifiqueu les característiques de la víctima (sexe, edat, complexió, etc.), les lesions que ha patit, l'estat en que es troba, l'entorn (interior, exterior, metres d'altura, accessibilitat de la zona, distància als centres sanitaris, etc.), etc. I el mateix per a la complicació d'una malaltia.
- Aquesta descripció l'entregareu al professor o professora.
- El professor o professora seleccionarà una persona que faci de víctima i li explicarà quina és la situació i com ha de comportar-se en el seu paper. Després adjudicarà el rol de socorrista a una o dues persones més, indicant-los també quina és la situació.

Execució:

- La simulació s'inicia en el moment que els socorristes troben la víctima. Aquests hauran d'actuar amb certa rapidesa, fent les avaluacions, prenent les decisions i actuant com creguin correcte.
- Si és necessari alertaran o demanaran consell telefònic i actuaran en conseqüència.
- Tindran present el suport psicològic i les atencions que la víctima continuï necessitant fins que els serveis professionals se'n facin càrrec.

Avaluació:

La resta de la classe observarà les diferents actuacions i avaluarà cada socorrista o grup de socorristes, argumentant la seva avaluació. És útil fer-ho sobre una petita graella d'observació. Les avaluacions serviran per a la reflexió posterior sobre les actuacions ofertes.